血液病良方选粹

陈安民　石　琳　主　编

河南科学技术出版社

·郑州·

内 容 提 要

本书由陈安民全国名老中医药专家传承工作室全体同仁集体编纂,分上、中、下三篇。上篇血液病概论简明扼要地叙述了血液病的基本知识、治疗大法、组方原则,充分体现了全国名老中医陈安民教授在血液病治疗方面的学术思想;中篇系常用于血液病治疗的传统良方;下篇系现代医家治疗血液病的经验方。其中传统良方73首,现代良方261首,既有传承又有创新,所选方剂均为临床实践验证确有良效的方剂,堪为现代中医治疗血液病良方集成,是临证治疗不可或缺的工具书。每方均按方名、出处、组成、用法、功效、主治、方解、临床疗效程式规范编写,现代良方按现代血液病名排序,方便临床查阅。本书广泛适用于各级中医临床医师、中西医结合工作者、中医师承人员、中医院校学生及自学中医者参阅。

图书在版编目(CIP)数据

血液病良方选粹/陈安民,石琳主编.—郑州:河南科学技术出版社,2019.3
ISBN 978-7-5349-9457-9

Ⅰ.①血… Ⅱ.①陈… ②石… Ⅲ.①血液病-验方-汇编 Ⅳ.①R289.5

中国版本图书馆 CIP 数据核字(2019)第 006368 号

出版发行:河南科学技术出版社
地址:郑州市郑东新区祥盛街 27 号 邮编:450016
电话:(0371)65788639
网址:www.hnstp.cn
策划编辑:吴 沛
责任编辑:吴 沛
责任校对:刘逸群
封面设计:张 伟
责任印制:张艳芳
印 刷:河南新华印刷集团有限公司
经 销:全国新华书店
开 本:720 mm×1020 mm 1/16 印张:15.5 字数:300 千字
版 次:2019 年 3 月第 1 版 2019 年 3 月第 1 次印刷
定 价:38.00 元

《血液病良方选粹》编委会

毛　序

中医对血液病的认知：早在《黄帝内经》中就有血溢、血泄等病名；汉代张仲景在《金匮要略》中列专篇论述吐血、便血等证治；元代葛可久在《十药神书》中设专方治疗失血证；清代唐容川著《血证论》，对有关血液病的脉因证治做了较系统的论述；而在其他医学典籍中，所述虚劳、癥瘕、积聚等病症，也多与血液病有关。

近年来，血液病的发病率有增长趋势，人们对血液病谈虎色变。人们的首要选择依然是化疗、放疗及手术治疗，而往往忽略了中医药这座宝库，如果你走进这座宝库，你会发现她的治疗方法丰富多样，远无化疗、放疗那样凶险可畏。她的方法具有安全有效、易于接受、价格低廉、毒副作用小等优点，在这座宝库里，还可以寻得食疗、针灸、心理、气功等诸法。

中医学认为，血液病与五脏有密切关系。前人云："血生于脾，总统于心，贮藏于肝，宣布于肺，施泻于肾。"又云："气为血帅，血为气母；血之生成由乎气，气之运行载于血。"可见血液病关乎五脏六腑的气血生成与循环。至于血液病的致病因素有内因、外因、不内外因：外因如环境污染，内因如焦虑抑郁，不内外因如农药残留等。血液病的治疗非常棘手，非一朝一夕可以见功，而中医药有扶正不忘祛邪，攻积不弃补虚的长处，攻补兼施，药食同用，助正伏邪，带瘤生存，实践多验，委实可信。

陈安民教授原系河南省中医院院长，他谙熟经典，旁涉诸家，虽然多年从事中医管理工作，但手不离卷，不时问疾，形成了良好的读书临证之风，退休之后夜以继日地攻读经典，探索血液病的奥秘，"日与病谋，夜与心谋"，如此二十余年，潜心临证医道日进。他全面搜集血液病资料，细心分析，去粗存精，每方必明其理，每药必晓其性，以治病救人为目的，以全心奉献为规范。可谓大医精诚之心，精益求精之术，为病家谋福利。他历经数载，编著成《血液病良方选粹》。此书内容详细，层次分明，法理有据，方药实用。对血液病的治疗，大有裨益。

扁鹊云："人之所患，患病多；医之所患，患道少。"近年患血液病者日多，而医道却少。陈安民教授所撰血液病之专著，为治疗血液病添了"道"，"道"多受益者亦多，此患者之幸事也。

初阅书稿，有此感悟，乐为序。

毛德西

丁酉大暑

前　言

　　本书所言"方"者即药方、医方。"方"乃方方正正，不偏不倚。医学取"方"者意寓整齐规范，方正平稳，内涵科学法度。《隋书·经籍志》："医方者，所以除疾疢，保性命之术者也。"剂，指调剂，《汉书·艺文志》："调百药齐和之所宜"。方剂是治法的体现，是针对疾病证候，依据配伍原则，将若干药物组合成具有特定治疗功能的一组药物，并标明药物用量、制法和用法的规范化医疗文书，中医理、法、方、药均蕴涵其中，从一个方剂即可看出医生理论根基，患者何病何证及方剂配伍之妙。

　　方剂之构成最主要的是药物，一味、数味、十数味乃至数十味不等，依其作用科学配伍。言其科学配伍者乃依君臣佐使的组方原则制方，方中诸药各有所主，主治者"君"也，辅佐者"臣"也，与君相反而相助者"佐"也，导引归经引药至病所者"使"也。方中诸药精密组合使其充分发挥疗效，此中医方药之妙也。

　　中医方剂的制定必须在中医理论指导下进行，只有符合中医理论的方剂才能生发其应有的疗效；否则，杂药乱投不成其方，大多不能达到预期疗效。这其中的关键就在于真切辨证，明析病机，针对病机立法，而后选方或者自行拟方，方可为治。

　　本书所列各方，含有汉、宋、明、清各个朝代良方，有些处方所列剂量为原书剂量，与今用量有所不同，但有重要参考价值。药物组成及其用量需因人、因症、因时、因地制宜。因病症之轻重，体质之强弱，年龄之老幼，性别之男女，邪气之强弱，中人之深浅，地处之四方，时令之变化等不同，在处方遣药与其用量上均会有所不同，这正是辨证论治在选药及用量上的精准体现，故而运用古方、验方须得自明自辨，不可胶柱鼓瑟。

　　中医原无血液病病名，当然也没有独立的血液病方书。近百年来特别是近五十年来，现代医学领域中血液病学科得以快速发展，此也促进了中医血液病学科的发展，不少中医院建立了血液病专科，积极进行专病专药研究，并逐步发展与完善了中医血液学学说及血液病相关理论，在血液病的防治方面也取得了较大的进展，亚砷酸治疗急性早幼粒细胞白血病即是在中医民间验方基础上研制的有效药物，已被世界医学界公认。传统中医著作中虽未明确某方某药治疗某种血液病，但其治疗相关疾病如虚劳、急劳、发斑、血证、恶核、癥积等的方剂甚多，而今用于血液病治疗，每获良效。当代医家在血液病的治疗中不断探索研究，也积累了丰富的经验，创制了不少行之有效的良方。为方便血液病临床诊疗，我中医传承工作室全体同仁历经三年查阅了大量中医著作，特别是现代医家血液血病专著及血液病学术资料，汇选了具有显著疗效的方剂，梳理编辑而成《血液病良方选粹》，以资临床参考。

本书分上、中、下三篇。上篇为血液病概论，系统介绍对血液病的认识及其治疗大法、制方原则、防治措施；中篇介绍常用于血液病治疗的传统良方；下篇推介现代医家血液病良方。每方均按方名、出处、组成、用法、功效、主治、方解、临床疗效程式规范编写，以求切合临床实用。

由于查阅资料有限，定有不少良方遗漏，同时由于我等水平浅陋，对方药应用与解析一定会有不妥之处，敬请同仁提出宝贵意见，以冀臻于完善。

陈安民

2017 年 7 月于郑州

凡　例

1. 本书所载方剂均为历代中医前贤及现代医家著作、杂志及大型血液病专业学术会议交流经验方。

2. 为便于查寻，所列方剂均注明出处、出自何人。

3. 方剂名称均按原创处方名称载入，无方名者则依据方药组成与功能予以命名，抑或冠以制方人姓名为其方名。

4. "方解"遵从原创方解照录，无方解者编者按其治证、病机及药物性能在方中所发挥的效能予以解析；原著所载现代药理研究予以保留，以资临床参考。

5. 原方另列临证应用药味加减化裁者未再另列条目，一并在"方解"中叙述。

6. "临床疗效"条目，原著、原方有记载的照录入编，无疗效记载者不再列此条目。所列见效时间多是制方用方者经验之谈，仅供用方参考。

7. 所选前贤经典方剂多是在血液病临床治疗中较为常用的方剂，并非血液病专用方剂，所治疾病、证候均系编者临床实践心得体会，并非原著所载。

目　录

下篇　当代良方

上篇 血液病概论

什么是血液病

血液以液态存在于人体之中，其在体内运行循环周流不息，灌注着全身所有的组织器官，行施其滋润营养、转输代谢、促进生长发育等诸项生理功能，是人体赖以生存的物质基础，故而血液有"生命之河"之称。血液一旦发生异常变化，则会累及人体的所有组织器官，严重危害机体健康以致危及生命。

血液病是以血液的质和量、造血器官，以及出、凝血机制的病理改变为主要表现的疾病，贫血、出血、血瘀、发热是为血液病四大基本证候，任何年龄、任何人群、任何季节均可发生。

中医学古文献中无血液病之病名，但根据文献记载及其临床症状的描述，血液病可归属下列一些疾病：虚劳、虚损、急劳、热劳、冷劳、童子劳、癥积、肥气、痞气、疳积、眩晕、黄疸、血证、发斑、紫斑、葡萄疫、肌衄（紫癜）、鼻衄、齿衄、牙宣、血淋、赤浊、崩漏、脉痹、骨痹、阴疽、石疽、失荣、恶核、马刀、侠瘿、瘰疬、温病等。据其不同疾病、不同阶段的临床表现判断，可归属的证候大抵不外乎气虚、血虚、气血两虚、阴虚、阳虚、阴阳两虚、五脏诸虚等。五脏诸虚证：心气不足、心血不足、肝血不足、脾虚、肾虚、脾肺气虚、心脾两虚、肝肾阴虚、脾肾阳虚、里虚诸不足等；出血诸证：齿衄、鼻衄、舌衄、肌衄、崩漏、溺血、便血等；此外尚可常见发热、癥积、痰核、胸痛、胁痛、身痛、肢节骨痛、黄疸及其他杂症。

常见的血液病有哪些

血液由血细胞与血浆两部分组成，以液态在人体内循血脉周流全身，灌注各组织器官，其本身没有固定的部位，故而血液发生病变则无固定的脏腑定位，也缺乏明显的特异性症状与体征。

血细胞包括红细胞、白细胞和血小板。人体的造血器官是骨髓。血细胞和血浆中的凝血物质及造血器官发生异常改变即是血液病。血液病根据其发病的源头可分为原发性和继发性两大类，根据其病情险恶状况及预后可将其分为良性和恶性血液病。

临床上对血液病常常依据血液组成成分及造血状况分类。截至目前，已知的血液病已达 100 多种，常见的血液病有：

1. 红细胞病变所致的血液病　缺铁性贫血、巨幼细胞性贫血、再生障碍性贫血、纯红细胞再生障碍性贫血、珠蛋白生成障碍性贫血（地中海贫血）、阵发性睡眠性血红蛋白尿症、蚕豆病、遗传性球性红细胞增多症、自身免疫性溶血性贫血等。

2. 各种原因引起的白细胞异常疾病　白细胞减少症、粒细胞缺乏症、类白血病反应、嗜酸性粒细胞增多症、传染性单核细胞增多症等。

3. 由各种原因引起的造血系统良性及恶性增生疾病　真性红细胞增多症、血小板增多症、骨髓纤维化、急性非淋巴细胞白血病、急性淋巴细胞白血病、慢性粒细胞白血病、慢性淋巴细胞白血病、多发性骨髓瘤、淋巴瘤等。

4. 由遗传因素造成的凝血功能障碍的血液病或后天获得性出血性疾病　遗传性出血性毛细血管扩张症、血管性紫癜（药物性、感染性、老年性等）、过敏性紫癜、原发性血小板减少性紫癜（ITP）、血栓性血小板减少性紫癜（TTP）、血友病等。

除"紫癜"外，传统中医学中无现代血液系统各种疾病病名，但血液病所表现的各类证候，中医学中均有相应的论述和记载。根据现代血液病各病种临床表现，可归属于中医学的以下病证：

①虚劳：包括所有贫血疾病及各种血液病之后期呈现虚弱证候阶段，以气血虚弱为主要表现；②急劳：涵盖各种急性血液病的早期阶段；③血证：包括所有出血性疾病，如过敏性紫癜、原发性血小板减少性紫癜、血友病等；④血瘀证：包括骨髓增殖性疾病，见有肝脾肿大、淋巴结肿大者；⑤热证：涵盖血液病，见外感发热或内伤发热者，如白血病初期，各类血液病后期及合并感染者。总体可归纳为血虚、血证、血瘀、发热四大证候。

血液病病因病机

血液之为病，无非血实血虚。血实者血瘀、热毒蕴结血分、充斥骨髓及全身各组织器官；血虚者均由化生不足乃致枯竭，或由失血、慢病耗血导致。血实血虚者病因繁多复杂，其与六淫、七情、疫毒、饮食起居、劳伤、理化毒邪、体质、遗传等密切相关，其发病机制不外正虚、血瘀、热毒交织，相互影响，相互转换，从而导致复杂多变的血液系统疾病。

1. 外感六淫之邪　风、寒、暑、湿、燥、火是自然界不同时令之主气，如若太过、不及，即会导致疾病发生，六气也就成了"六淫"。

（1）风邪。《素问·风论》云："风者，百病之长也至其变化，乃生他病也"，又云："风者，善行而数变……"六淫之中，风邪为首。风为阳邪，其性轻扬，善行数变，致病迅速，变化多端，常挟寒热燥湿等外邪伤人。血液病初起，症见发热恶寒、无汗（或少汗）、头痛、咳嗽、咽喉肿痛，或咳血、咯血、鼻衄等，多属风热郁肺、肺卫失宣，此乃风火蕴毒充斥肺卫所致。此等证候多见于血液病中之急性白血病、过敏性紫癜、传染性单核细胞增多症等病之初起。

（2）寒邪。寒为阴邪，其性伤阳、收引、凝泣。《素问·举痛论》："寒则气收……"《素问·调经论》："血气者，喜温而恶寒，寒则泣不能流，温则消而去之……"《素问·离合真邪论》："寒则血凝泣……"《素问·举痛论》："寒气入经而稽迟，泣而不行……"寒邪可分外寒、内寒。外寒者冬季主令，其所袭人而伤人体阳气，阳气有伤则血液运行迟滞郁涩而致血病；其所因者寒性凝滞而主收引，血遇寒则凝，脉遇寒则收，故寒邪内侵，常见血脉凝滞而致瘀。内寒者乃人体阳气虚衰，导致气血化生不足甚则衰竭；脾肾阳虚、生化无权、精血乏源而发生贫血；又脾气虚弱失于统摄而致出血；阴寒内盛，与痰搏结，形成寒痰，寒痰凝滞于颈项、腋下，或留滞于筋骨之间，日久不化，则形成瘰疬痰核，或成骨瘤。此者多见于血液病中恶性肿瘤的患者，如淋巴瘤、骨髓瘤及白血病细胞浸润之患者。

（3）湿邪。湿邪也为阴邪，长夏为多，其性重浊，黏滞。其伤人易损伤机体阳气，阻碍气机。日久湿从热化，湿热郁蒸，熏蒸肝胆，可见黄疸；湿从寒化，损伤脾肾阳气，可致水气内停，而面浮肢肿，黄疸晦暗；此者多见于溶血性贫血、阵发性睡眠性血红蛋白尿、遗传性球形红细胞增多症等。湿邪凝聚不化亦可成为痰湿，流注筋脉经络而为痰核，见于淋巴白血病、淋巴瘤、骨髓瘤、白血病细胞浸润。

（4）燥邪。《素问·阴阳应象大论》云："燥胜则干"。燥为秋令主气，其以干燥为特性。燥邪可分外燥、内燥、凉燥、温燥，其中凉燥、温燥属于外燥范畴。外燥致病，易伤津气；呈现热象者为温燥，类似风热表证；无热象者是为凉燥，类似风寒表证。另外尚有热盛伤津、失血，或久病精血内夺等引起的津气耗伤而致燥者，是为内燥。在血液病中，有因外感而发热恶寒，干咳无痰或少痰，口干咽燥，唇裂等，此为外燥致病，多见于某些血液病的初起阶段；内燥往往在血液病过程中，热盛伤津、失血阴损而致燥者多为肺胃阴伤证、肝肾阴虚证等。

（5）暑邪。暑为阳邪，其性炎热，且多挟湿邪。如蚕豆病多在夏季发病，且具黄疸，其发病与暑湿有关。暑邪也为热邪，其所中人，处于不同层次、不同脏腑便呈现不同的热象而为不同的热证，伤及卫表则现表热证，伤及气分则见大热大渴之证，伤及营血则见神志昏蒙及血证，伤及肝肾则呈现阴虚之证。热邪盛极则为毒，其伤人益甚益深，所致病证更急更危更重，如急性白血病、急性重型再障等。

（6）火邪。火邪亦乃阳邪，火乃热之极。火邪具有急迫疾速的特性，故火热之邪致病发病急，传变快，变化多。临床上常呈现出一派火热炽盛的阳热证候。火邪分为实火、虚火两大类。实火源于自然界，外感风、寒、暑、湿、燥邪入里皆可化火。刘河间云："六气皆从火化。"六气何以化火？六气郁而不散久久不得发，越即转化为火。其所致病变多为血液病之速发重症，如急性白血病、霍杰金氏淋巴瘤及非霍杰金氏淋巴瘤、急性重症再生障碍性贫血、急性过敏性紫癜、急性非特异性血小板减少性紫癜等。

情志抑郁，思虑过度，致使气血阴阳失调郁积为火。《素问·调经论》云："阴虚则内热……阳盛则外热"，明代龚信的《古今医鉴·病机》云："血属阴，不足则生热……气属阳，有余便是火"，此即内火。内火亦有虚实之分，但其性则一，只是成因与症情有所不同。火邪在血液病中致病较为广泛，火邪伤人，内迫营血，损伤血络，血液妄行，造成各种出血证候；热入营血，血热互结而为瘀血；热入营血，耗伤阴血，可致贫血；火热毒邪内侵骨髓，可致髓热髓枯，抑制造血，亦可出现贫血，或致造血比例失调而为骨髓增生异常综合征、白血病、特发性血小板减少性紫癜、骨髓增殖性疾病及恶性血液病。虚火为无根之火，其势较缓，不若实火强烈，但也会灼伤血络，迫血妄行，导致血证，或成为某种血液病阴虚火旺之证。

六淫之邪可单独侵入人体，又可兼挟或转化后伤人。外感六淫是引起血液病发生的主要原因之一，其中火邪尤为突出。

2. 外感疫疠毒邪　随着时代的发展与科技的进步，人们认识到世间尚有除风、寒、湿、燥、暑、火六淫邪气以外的致病因素，如明朝医家吴又可在《温疫论》中明确指出天地之间有"温疫之邪"："温疫之邪，非风非寒，非暑非湿，乃天地间别有一种异气所感。"这种"温疫之邪"包括病毒、细菌等生物性致病因子，同时也包括非生物致病因素的物理性、化学性致病因素（含药物性致病因素）。再生障碍性贫血、白血病等之发病，均与"温疫之邪"密切相关。疫疠毒邪所致血液病不同于外感六淫之邪，所致之病往往来势猛、致病急、病情重，治不及时或治疗不当，短时间内即可造成死亡。物理、化学及药物性致病因素致病有急有缓，此与患者禀赋体质及致病因子的质和量有密切关系。

（1）病毒感染。病毒可引发多种疾病。目前肯定与血液病发病相关的病毒有：微小病毒 B19，与再生障碍性贫血、原发性血小板减少性紫癜等发病有关；肝炎病毒，感染后可引起白细胞减少症，肝炎病毒感染后 3~6 个月，部分患者可继发严重型再生障碍性贫血，此类患者往往病情严重，治疗效果欠佳；EB 病毒，感染可引起伯基特淋巴瘤；人体 T-细胞亲淋巴性病毒，可引起白血病和淋巴瘤；某些流感病毒，感染在儿童可引起类白血病反应和传染性单核细胞增多症等；上呼吸道病毒，感染往往会导致过敏性紫癜。

（2）细菌感染。如伤寒杆菌感染引起的肠道传染病可引起白细胞减少及嗜酸粒细胞减少；A 组溶血性链球菌感染引起的猩红热可以引起白细胞增多，甚至可引起类白血病反应。有时细菌不会直接引起血液学改变，但血液病患者一旦合并感染，常使治疗复杂化，增加治疗的难度。

（3）寄生虫感染。寄生虫（如血吸虫、钩虫）和原虫（弓形虫、阿米巴和疟原虫）感染等均可引起血液系统的改变。最直接的改变为贫血，其他如因脾肿大而继发脾功能亢进，可有嗜酸细胞增多、白细胞减少、血小板减少、贫血甚至全血细胞减少等。

3. 饮食不节　中医学很早就认识到"血者水谷之精也""五谷之精液，和合而为血"；《灵枢·决气》："中焦受气取汁，变化而赤，是谓血"；《景岳全书·脏象别论》："肾之精液，入心化赤而为血"；明代胡慎柔的《慎柔五书·虚损》："盖人以血为主，胃乃生血之源"；《灵枢·五味》："谷不入，半日则气衰，一日则气少矣。"清代喻昌的《医门法律·虚劳门》："饮食多自能生血，饮食少则血不生，血不生则阴不足以配阳，势必五脏齐损。"这些精辟的论述都明确地指出饮食中的精微物质是造血的原料，经过脏腑的气化作用而生成血液。血液的源头补充要靠食物，营养物质缺乏则会导致"造血原料"的绝对或相对不足，从而引发血液病。且气之与血是相互资生的关系，血乃气生，无气则血无以生，而气乃谷所化，脾胃虚弱则气血生成不足而成贫血病证。

另外，《素问·痹论》有云："饮食自倍，肠胃乃伤"；唐代孙思邈的《备急千金要方·道林养性》："饱食即卧，乃生百病"；宋代严用和的《严氏济生方·宿食门》云："若禀受怯弱，饥饱失时，或过餐五味、鱼腥、乳酪，强食生冷果菜，停蓄胃脘，遂成宿滞。轻则吞酸呕恶，胸满噫噎，或泄或利；久则积聚，结为癥瘕、面黄羸瘦，此皆宿食不消而主病焉。"此云饮食有节是保持健康的必要条件，饮食不节，则致气机逆乱，正气损伤，致生疾病。以上从正反两个方面说明脾胃病与血液病有着非常密切的渊源。

清代唐容川的《血证论·创血》："气虚不能统血，气寒不能生血。"脾胃损伤对血液病发病可产生多种机制，致生多种疾病：气血化生乏源，可致贫血；脾胃损伤，中阳不振，运化无权，生湿生痰；阻碍气机，血行不利，而致痰血瘀滞；脾虚失于统摄，又可引起出血。总之脾胃损伤，在血液病中可见贫血、出血、瘀血、痰郁痰结等多种证候。

饮食不节系指多种不良饮食习惯，包括偏嗜食饮，食饮没有规律，不能定时定量，饥饱无度，饮食不洁等。饮食不节必伤脾胃。病原微生物、寄生虫虫卵、农药及重金属污染，均可损伤脾胃甚至肝肾骨髓而影响造血功能致生血液病。食物偏嗜直接导致各种疾病，例如：吃荤不吃素；吃素不吃荤；既不喜欢吃肉又不喜吃青菜，又很少吃水果，一日三餐仅食谷类食物，就很容易患血液病或其他疾病。酗酒直接损害胃和肝脏，引起胃出血、酒精性肝硬化等。长期过量饮酒可引起叶酸缺乏或继发性铁粒幼细胞贫血。

从现代饮食营养学的观点来看，营养物质的缺乏和不良饮食习惯均可导致血液病的发生。与血液病直接相关的物质有铁、叶酸、维生素 B_{12}、维生素 C、维生素 B_6、维生素 B_2 及维生素 E、铜等微量元素。如食物中缺乏铁元素，胃肠道吸收有障碍或丢失铁过多，均可造成铁缺乏症，进而成为缺铁性贫血。

人体不能自行合成维生素 B_{12}（即甲钴胺）。维生素 B_{12} 主要来源于肠道内细菌的合成产物或进食的动物性食物，如肝、肾、肉类、禽蛋、海产品等。长期素食，甚至连禽蛋、乳品都不吃，加之慢性肠炎腹泻，或需要量增加等，就很容易导致维生素 B_{12} 缺乏而发生巨幼细胞性贫血。

叶酸广泛分布于食物及水果中，尤其绿叶蔬菜和动物肝、肾中含量较多。如果所摄取的食物中叶酸含量过少，或对叶酸需求量大幅度增加（如妊娠、哺乳、婴儿期以及溶血性贫血、恶性肿瘤患者），或长期腹泻等，致维生素、叶酸缺乏，日后均可发生巨幼细胞性贫血。

另有维生素 C，人体既不能合成也无法储存，只能靠不断地摄取以满足机体的需要。如若饮食物中维生素 C 缺乏则胶原合成发生障碍，血管壁的完整性受之影响，毛细血管的脆性和通透性增加，从而导致坏血病，则见牙龈肿胀渗血、鼻衄、黑便及血尿，甚至脑出血等出血性病证，同时也会导致叶酸吸收障碍，从而引发叶酸缺乏所致巨幼细胞性贫血。

维生素 E 缺乏则红细胞易遭受氧化损伤，从而导致贫血。在血液病中维生素 E 的缺乏多见于 6 周内的新生儿，特别是早产儿。患者会有贫血、网织红细胞增多、红细胞形态异常、血小板增多和水肿等症。

4. 劳逸失度　劳逸失度亦是引起疾病的重要因素，过度劳伤或过于安逸，都必然耗伤人体气血，影响气血运行，影响脏腑功能，导致疾病的发生。《素问·宣明五气篇》云："五劳所伤，久视伤血，久卧伤气，久坐伤肉，久立伤骨，久行伤筋，是谓五劳所伤。"明代龚廷贤的《寿世保元·饮食》："终日稳坐，皆能凝结气血，久即损寿。"明代皇甫中的《明医指掌·经论总抄》："心劳神损，肺劳气损，脾劳食损，肝劳血损，肾劳精损。"隋代巢元方的《诸病源候论·虚劳病诸候》："夫虚劳者，五劳、六极、七伤是也。五劳者，一曰志劳，二曰思劳，三曰心劳，四曰忧劳，五曰瘦劳……六极者，一曰气极，令人内虚，五脏不足，邪气多，正气少，不欲言。二曰血极，令人无颜色，眉发堕落，忽忽喜忘。三曰筋极，令人数转筋，十指爪甲皆痛，苦倦不能久立。四曰骨极，令人酸削，齿苦痛，手足烦疼，不可以立，不欲行动。五曰肌极，令人羸瘦无润泽，饮食不生肌肤。六曰精极，令人少气，嗡嗡然内虚，五脏气不足，发毛落，悲伤喜忘。"这些论述都明确指出过劳过逸都会致人之虚，进而致劳，进而致损，此就包括了虚损的血液病，如再生障碍性贫血及各种血液病后期的所有证候。

脏腑虚衰不足即可致生血液病。张山雷的《脏腑药式补正·肾部》所说："肾水既亏，血液未有能充足者。"肾水之亏源于劳倦伤脾，水谷之精下注于肾严重不足，房劳伤肾而致肾精亏虚。其他脏腑亦然，如肝脏劳伤，肝本身为藏血之脏，又肝肾同源，如是同样成为血液病的致病因素。肺者主气，气虚无以生血，无力摄血，也就可以致生血虚、血证。况肺主人之一身之气，肺气虚五脏之气皆虚，其中脾肾气虚直接影响造血生血而致血液病。心者藏血，主一身之血，可知血液病与心脏有密切关系。所以五脏之中，任何一脏劳损均与血液病的发生、发展、转归密切相关，究其根本，在脾肾两脏，此因脾为后天之本是为气血化源，肾为先天之本是为元气生机所在。

《素问·痿论》："肾气热，则腰脊不举，骨枯而髓减，发为骨痿。"这里又明确指骨枯髓减而发"骨痿"。"骨痿"者，由于肾气热，或邪热伤肾，阴精耗损，骨枯髓虚所致。症见腰脊酸软，不能伸举，下肢痿弱，不能起床行动，伴有面色暗黑，牙齿干枯等。此亦骨髓造血功能被邪热干扰致肾精不足，精血不能按正常比例化生，抑或造血功能枯竭而形成难治性血液病，如白血病、再生障碍性贫血、骨髓瘤、骨髓增生异常综合征等。

由此可见，血液病之形成，不管是伤气、伤血、伤及五脏，均可导致多种血液病的发生。

5. 七情内伤　注重精神因素是中医病因学说的最大特色之一。七情即喜、怒、忧、思、悲、恐、惊七种情志活动。情志太过不及，均可致病。关于情志致病论述大量见于《黄帝内经》与后世诸家著作。《素问·上古天真论》："恬淡虚无，真气从之，精神内守，病安从来。"此言情绪平和安定则气血运行不乱，阴平阳秘动态守恒健康无病。

情志失于控制，首先导致气机紊乱。《素问·举痛论》云："百病生于气也。怒则气上，喜则气缓，悲则气消，恐则气下……惊则气乱……思则气结"；《灵枢·寿夭刚柔篇》："忧恐忿怒伤气"；《灵枢·邪气藏府病形》："若有所大怒，气上而不下，积于胁下，则伤肝。"脏腑正常生理功能的发挥，权在气机畅达运行，如若气机当升不升，当降不降，气上气下，气缓气消，气结气乱，均是气机不循常道运行，必致脏腑功能失常而发病。

情志不节，会耗阴伤阳。《素问·阴阳应象大论》云："暴怒伤阴，暴喜伤阳。"阴损阳伤，阴阳失衡致发疾病，自是血液系统疾病也包括其中。情志内伤，必伤脏腑。《灵枢·百病始生篇》云："喜怒不节则伤藏……"《素问·阴阳应象大论》云："怒伤肝……喜伤心……思伤脾……忧伤肺……恐伤肾……"《素问·举痛论》云："怒则气逆，甚则呕血……"《灵枢·邪客》云："心者，五脏六腑之大主也，精神之所舍也。故悲哀愁忧则心动，心动则五脏六腑皆摇。"情志内伤脏腑，脏腑功能必定失常，脾之运化统血、肾之藏精生髓、肺之主气、心主血脉、肝之疏泄藏血均受影响，致使人体血液的化生、运行、濡润、充养发生障碍，致生血液疾病。

情志畅达是正常生理，一有怫郁则致病生。其病理机制多为郁滞而致气血运行不畅，进而生热甚则化火为毒；另则气血郁结不行而成瘀血结块结肿致生血液系统疾病。元代朱震亨的《丹溪心法·六郁》云："气血冲和，万病不生，一有怫郁，诸病生焉……故人身诸病，多生于郁……"清代叶天士的《临证指南医案·郁》云："郁则气滞，气滞久则必化热，热郁则津液耗而不流，升降之机失度，初伤气分，久延血分，延及郁劳沉疴。"金代刘完素的《素问玄机原病式·火类》云："五志所发皆为热……"清代费伯雄的《医醇賸义·火》云："所欲不遂，郁极生火……"均说明情志不畅可影响到气血运行、生热、化火、化毒，耗伤气血阴阳精髓而发生血液系统疾病。

现代医学研究表明，精神紧张、焦虑可以影响机体内环境的平衡，促使肾上腺皮质激素分泌增加，继而淋巴细胞减少，免疫系统的功能受到损害，机体的抵抗力下降，疾病乘虚而起。由是观之，七情内伤是引起血液病发生的主要原因之一。

6. 痰浊内停 痰浊是血液病变过程中所形成的病理性产物，若不能及时清除，又可形成血液病的致病因素。

隋代巢元方的《诸病源候论·痰饮病诸候》云："痰饮者，由气脉闭塞，津液不通，水饮气停在胸府，结而成痰。"痰浊的产生，与肺、脾、肾三脏关系密切，在血液病变的过程中：由于外邪袭肺，肺失宣肃，肺不布津，聚液成痰；外感湿邪，或饮食不节，或劳倦过度，损伤脾胃，运化无权，水湿内停，可聚湿成痰；肾阳虚衰、开阖不利、脾失温养、运化失职，水湿上泛，亦可聚湿成痰；湿热内侵，热蒸水湿为痰；实火、虚火皆可灼炼津液而成痰浊。

元代朱震亨的《丹溪心法·痰》云："痰之为物，随气升降，无处不到。""凡人身上中下有块者多是痰……"如若痰浊内停，阻碍气机，血行不畅，痰血互结，易成癥积。常见于血液病中肝脾肿大的患者，若痰与热结，或痰与寒结，留于颈项或腋下，则形成瘰疬痰核，痰滞筋骨之间，日久不消，可形成肿瘤。元代朱震亨的《丹溪治法心要·痰》云："凡人身结核，不红，不痛，不作脓，皆痰注也。患者诸药不效，关脉伏而大者，痰也。眼胞，眼下如烟熏黑者，亦痰也。"此多见于血液病中造血系统的恶性肿瘤患者。痰饮流注经络血脉则阻碍气血流行而致痛证，呈现不同部位之骨痛、肌痛，这也是某些血液病常见的症状。

7. 瘀血内阻　血行不畅滞涩迟缓为血郁，血运停滞常淤结而成黏稠半固态以致成块成积不再随气运行为瘀血，也称之为血瘀。血不运行而为瘀，可为离经之血，可为脉中瘀块，或停留于脏腑，或瘀于肌肤、滞留不消。瘀血是血液病过程中最常见病理性产物，也是再生继发性疾病的病因。

瘀血成因：一为阳气虚损，鼓动无力，可因血流缓慢而成瘀血；二为肝气郁结，疏泄不利，可因血的运行受阻而致瘀血；三为寒入经脉，血脉凝涩不行而致瘀血；四为热入营血，热血互结而成瘀血。当瘀血形成之后，反过来又影响血液病的变化。瘀血滞留不去，则阻碍新血的生成而加重贫血；瘀血内阻，血不归经，又常导致出血加重，或反复出血不止。血液病的一些症状体征也为瘀血所致，如发热、自汗盗汗、癥积等。清代喻昌的《医门法律·虚劳门》云："血瘀则荣虚，荣虚则发热……"清代唐容川的《血证论·瘀血》云："瘀血在肌肉，则翕翕发热，自汗盗汗""瘀血在经络脏腑之间，则结为癥"。明代方隅的《医林绳墨·积聚》云："积者，痰之积也，血之积也"等，所论即是。

在血液病变的过程中，痰浊、瘀血都是常见的病理性产物，又是血液病中的致病因素，故痰浊、瘀血与血液病之间形成了因果和恶性循环的关系。

8. 理化伤害　两千年前古人就认识到外伤可以导致内在疾病的发生，如《素问·缪刺论》曰："人有所堕坠，恶血留内。恶血留内，腹中满胀，不得前后。"此处所述"恶血留内，腹中满胀"于血液病中可见。但当时的科技水平有限，不可能有诸多理化伤害，就现时来看，诸多理化因素伤害机体都可以致使血液病发生。如长期生活在严重污染的环境中或长期从事某些有害职业，会使人体的免疫及造血系统受损，大大增加了罹患血液病的可能。目前较肯定的物理致病因素常常为电离辐射，包括高能辐射，如带电粒子（阿尔法、贝塔粒子或质子），不带电的中子和波长极短的电磁辐射如 X 线或 γ 线。机体接受大剂量的放射线后有可能发生再生障碍性贫血、真性红细胞增多症、骨髓纤维化、恶性淋巴瘤、骨髓增生异常综合征及多发性骨髓瘤等。

至于化学因素，目前已证实与血液病有关的有害化学物质有苯、铅、砷、农业杀虫剂（如 DDT）等。随着石油、塑料、橡胶、油漆、染料、制药及制鞋等工业的迅猛发展，苯及其衍生物被广泛采用造成环境污染，接触苯的机会越来越多，苯的急慢性中毒会引起白细胞、血小板减少、再生障碍性贫血、白血病等。

9. 药物因素　药物如同其他物质一样都具有两面性，它既可以治疗人们的疾病，也可因其毒副作用引发血液病。

（1）骨髓抑制性药物。常用于治疗肿瘤如消化道肿瘤，或治疗自身免疫性疾病如系统性红斑狼疮等，在用到足够大剂量时会发生骨髓损害如骨髓抑制引起的白细胞减少、血小板减少、贫血甚至白血病或其他恶性肿瘤。这类药物包括各种抗癌药物，如环磷酰胺、氮芥、5-氟尿嘧啶、氨甲喋呤等。

（2）特殊药敏体质。由于体质特殊，对小剂量的某些药物发生类过敏样反应而引起血液系统改变，也可能由于某些药物应用到一定剂量，造成骨髓干祖细胞发生增殖分化障碍，而发生血小板减少、白细胞减少、全血细胞减少、溶血性贫血，甚至再生障碍性贫血和白血病。最多见的致血液病的抗生素类如氯霉素、磺胺类药物、头孢类抗生素等。其他药物如用于各种原因引起的发热和疼痛的解热止痛药包括苯胺衍生物（非那西丁）、吡唑酮衍生物（安替匹林、氨基比林、保泰松）、水杨酸类（水杨酸、阿司匹林）、安乃近、索米痛片、镇痛片、小儿退热片、使痛宁、克感敏、感冒清和速效伤风胶囊等也含有不同剂量的解热止痛药；镇静、安眠药如司眠脲、苯巴比妥等；抗结核药物（异烟肼、对氨基水杨酸）；噻嗪类利尿剂和激素如双氢克尿噻、已烯雌酚及抗甲状腺药物（甲巯咪唑、丙硫氧嘧啶）等；植物碱，如奎宁和奎尼丁等；抗疟药物如伯胺喹啉、氯奎等。这些药物致生血液病，有的与长期用药、剂量过大有关，有的则与服药时长、剂量无明显的相关性。

（3）治疗银屑病的药物。如乙双吗啉、乙亚胺、双酮嗪。患者服药1~7年后可发生急性白血病，类型多为急性早幼粒细胞白血病（M3）。

10. 遗传因素　现代研究证实，许多血液病的发生与遗传有关，如血红蛋白病、红细胞葡萄糖-6-磷酸脱氢酶缺乏症、先天性再生障碍性贫血（常染色体隐性遗传性疾病，近亲结婚子女更易发病）、遗传性球形红细胞增多症（多属于常染色体显性遗传）、血友病A和血友病B（性联隐性遗传性疾病）、血友病C（属不完全性常染色体隐性遗传性疾病）、遗传性出血性毛细血管扩张症等。

除此之外，肠道寄生虫如钩虫等均可引起贫血，慢性消耗性疾病后期也多并发贫血，胃肠手术特别是大部、大段切除术后摄取营养锐减也会导致贫血。

血液病的临床表现

大凡疾病，虽在脏腑，但皆有外在征象。由于血液周流全身，灌注人体所有组织器官，一旦发生血液病即会引发全身各组织器官的异常变化，故而，临证之时严密地全方位地关注身体各部位的异常变化，对于及时早期诊断血液系统疾患有着重要的意义。

1. 面色　健康的面色，无论是偏红、偏白，还是偏黄、偏黑，均红润而有光泽。如若面色萎黄、苍白、虚浮无华，多是贫血貌，气血虚弱；如若红赤如醉酒貌，或紫暗缺乏光泽，是血液瘀滞的临床表现，在血液病常见于真性红细胞增多症。

2. 唇舌 正常口唇红润而有光泽，正常舌体淡红而附薄白舌苔，如若口唇色淡，舌质颜色浅淡而少血色，多为贫血；若舌红光无苔状如生牛肉样（镜面舌、牛肉舌），多为巨幼红细胞性贫血；若唇黯、舌质紫黯，多为真性红细胞增多症或原发性血小板增多症；舌面有血疱（排除咬伤血疱），则多是血小板减少性紫癜；口唇黏膜及舌面常有溃疡，排除维生素缺乏症则常与白细胞减少或粒细胞缺乏症有关。

3. 眼睛 眼结膜色淡多是贫血之征；目黯（黑眼圈、黑眼窠）白睛血斑多是血小板减少或为血瘀疾患所见；白睛黄染多为溶血性贫血、阵发性睡眠性血红蛋白尿及蚕豆病。

4. 毛发 发为血之余，血虚不能很好营养润泽毛发。毛发枯槁不泽、毛发细脆易折、脱发，多为气血虚弱、肝肾不足之贫血证候。

5. 指甲 指甲平塌凹陷、易折易裂多为贫血患者常见；指甲青紫常见于真性红细胞增多症之血瘀疾患。

6. 口腔 口腔黏膜溃疡、牙龈肿胀、增生、疼痛，经过口腔科系统治疗不见好转，同时合并有发热、乏力、皮肤出血点（或瘀斑）、外周血检查异常如有贫血、白细胞增高（或降低），或有幼稚细胞等应考虑有血液系统疾病的可能，如急、慢性白血病、重型再生障碍性贫血、急性造血功能停滞等。各种急、慢性白血病常见的口腔症状有牙龈出血、牙龈增生肥大、肿胀、坏死、溃疡等，尤其急性粒-单核细胞白血病、急性单核细胞白血病及急性组织细胞白血病，牙龈肿胀增生可包裹牙齿。急性再生障碍性贫血、急性造血功能停滞、白细胞减少症或粒细胞缺乏症的患者常常合并有口腔溃疡甚至发展成黏膜水肿、坏死，时好时坏，久治不愈；粒细胞缺乏症患者还可发生坏死性咽峡炎。

7. 出血 出血是各种血液病的主要表现之一。常见出血证候为：肌肤出血斑点或青紫斑块，轻微刺伤、划伤即出血不止，碰撞挤压皮下即见大片青紫瘀斑、血肿，鼻衄、齿衄、口腔血疱，女子月经过多如崩如注，或不分周期淋漓不断。

（1）皮肤出血点：是皮肤毛细血管出血的表现，其大小如大头针的针尖或小米粒，不高出皮面，压之不褪色。皮肤出血点多见于单纯性紫癜、各种原因引起的血小板减少、再生障碍性贫血、各种急性白血病发病时及白血病化疗后的骨髓抑制期血小板减少等。

（2）皮肤瘀斑：是皮下出血的表现，不向下层（肌肉）扩散，颜色为紫色，呈片状，随着皮下出血的吸收，瘀斑的颜色可从紫色变为黄绿色。碰撞后皮肤瘀斑一般14天左右可以自行吸收。如无碰撞、外伤而自发皮肤瘀斑应考虑血液异常的可能。血液病的皮肤瘀斑常见于各种原因引起的血小板减少、血小板功能异常如血小板无力症、巨大血小板综合征、遗传性或获得性各种凝血因子缺乏如各型血友病、急性白血病中的急性早幼粒细胞白血病（M3）及其他各种原因引起的弥散性血管内凝血 DIC。

（3）皮肤血痘：是重症血小板减少的表现，血痘似粟粒、绿豆大小，高出皮肤，血痘之间可夹杂出血点及瘀斑。其可与皮肤出血点、瘀斑并见。

（4）皮肤血肿：表现为皮下有大片出血斑，造成局部肿胀，若出现在四肢则见局部增粗。血肿多为凝血因子缺乏、凝血功能障碍、纤溶亢进所引起。

（5）口腔、舌面血泡及牙龈出血：主要见于血小板减少引起的出血，如重型再生障碍性贫血、急性原发性血小板减少性紫癜、急性白血病中的急性早幼粒细胞白血病（M3）等。

（6）关节出血：多见于重型血友病，以承重关节如膝、踝关节部位出血多见。过敏性紫癜也会见此症，但症状较轻。瘀血留于关节腔内日久不消，可致关节肿大变形强直，有碍关节活动功能。

（7）肌肉出血：以遗传性凝血因子缺乏症如血友病、纤维蛋白原缺乏症、弥漫性血管内凝血多见。

（8）月经过多：见于血小板低于 5 万/毫米^3（50×10^9/升）的再生障碍性贫血、慢性原发性血小板减少性紫癜，也见于血管性假性血友病和遗传性毛细血管扩张症等。

（9）消化道（呕血、柏油样便）及泌尿道（尿血）出血：在血液病中一般不首发出现，呼吸道出血（咯血）通常较少见。

（10）视网膜出血（眼底出血）：表现为视物不清或有黑色或暗红色的影子。除眼科疾病外，可见于重型再生障碍性贫血、重症原发性血小板减少性紫癜、各种急性白血病和多发性骨髓瘤等。

（11）手术后或外伤后出血不止：常见于血小板减少、血小板的功能异常、凝血因子缺乏、血友病等。

（12）新生儿脐带残端出血不止：见于各种先天性凝血因子缺乏症。

8. 不明原因的尿色改变　血液病中全程血尿多见于急性再生障碍性贫血、急性白血病，尤其是急性早幼粒细胞白血病、血友病、各种急慢性血小板减少性疾病。

终末血尿往往是膀胱部位的炎症所致，一般与血液病无关。

酱油色尿常常是血管内溶血的表现，常见于阵发性睡眠性血红蛋白尿症，睡眠时尿色加深，疾病发作时有腰部的酸痛、四肢酸软、食欲减退、贫血，还可有巩膜黄染、轻度齿衄、鼻衄、发热等。

蚕豆病是进食新鲜蚕豆后所引起的急性血管内溶血，体内红细胞缺乏葡萄糖6-磷酸脱氢酶的人食用新鲜蚕豆后即发本病。

血管外溶血常常会出现浓茶色尿，主要是尿胆原增多导致尿色的改变。其典型代表疾病为遗传性球形红细胞增多症，一半患者家族中有同样的病人。

食用某些食物或服用某些药物尿色也会改变，如过多食用柑橘、南瓜或服用维生素 B_2 后，尿液可呈金黄色，但并非是血液病。

9. 发热　发热是血液系统疾病的另一常见症状。经过系统检查找不到原因的发热，应想到血液病的可能，尤其是血液系统恶性肿瘤。

发热可为低热、高热、间断性发热、不规则发热、周期性发热等。

如感冒经久不愈，表现为持续低热或间断性发热，应考虑慢性粒细胞白血病或慢性淋巴细胞白血病。

周期性高热是霍奇金病的典型症状之一。不规则的高热或低热经久不退时，应考虑恶性淋巴瘤、恶性组织细胞病、白血病等的可能。

血液系统恶性疾病的任何阶段均可见发热症状。发热可能为低热，也可能高达 39℃ 以上，可伴有畏寒、多汗、盗汗、消瘦、衰竭及全身骨骼疼痛等症状。

发热原因一是患者体内存在大量血液肿瘤细胞，这些肿瘤细胞本身可刺激机体产生一系列的发热物质，引起机体发热。另一原因是感染，这类发热一般会有明显的感染灶，以口腔炎、扁桃腺炎、肛门周围感染和肺部感染多见。某些恶性血液病或溶血可发生骨髓坏死，除发热外还会伴有骨骼疼痛。

10. 骨骼及关节疼痛　骨骼及关节疼痛是急性白血病、多发性骨髓瘤及其他部位的实体癌瘤转移至骨髓引起骨骼破坏造成的。

多发性骨髓瘤除骨骼疼痛外，还可出现疼痛局部的包块或骨折。

自发性骨关节疼痛主要表现于急性淋巴细胞白血病，部分儿童急性淋巴细胞白血病患者常以骨关节疼痛为首发症状，常被误诊为风湿性关节炎等。

白血病细胞浸润引起的骨骼疼痛常无局部关节红、肿、热、痛表现。胸骨下段压痛对白血病的诊断有重要意义。此外，各种病因引起的骨髓坏死常有发热及局部骨骼疼痛。

11. 不明原因的头晕、乏力　神疲、乏力、四肢酸软、懒动、心悸、气短，动则尤甚，在血液系统疾病中极为常见，常常是各类贫血疾病及其他血液病并见血色素低下的表现。缺铁性贫血、巨幼细胞性贫血、再生障碍性贫血、溶血性贫血、骨髓增生异常综合征（MDS）、阵发性睡眠性血红蛋白尿（PNH）、恶性淋巴瘤、多发性骨髓瘤、恶性组织细胞病、骨髓纤维化、急性白血病及老年急性白血病等，常有头晕、倦怠乏力、精神不振的症状。

而头昏、头痛、头晕、眼花、耳鸣、手足麻木等症状突出者多为血瘀证所致，常见于骨髓增殖性疾病，如真性红细胞增多症（PV），红细胞的增多可以使血液变得稠厚，引起高黏滞综合征，其临床表现主要为上述血液流动缓慢引起的一系列症状，患者面色如同醉酒样，口唇则似缺氧而呈暗紫色。

12. 不明原因的上腹部包块　左上腹包块一般是脾脏肿大，右上腹包块多为肝脏肿大。

（1）慢性粒细胞白血病的主要体征为脾脏肿大，有时脾肿大为疾病的首发症状。若合并骨髓纤维化或原发性骨髓纤维化，脾肿大更为显著。

（2）慢性淋巴细胞白血病起病缓慢，脾肿大往往伴发无痛性淋巴结肿大。

（3）急性淋巴细胞白血病以儿童多见，往往表现为脾肿大伴发热、骨及关节疼痛及淋巴结的肿大。

（4）遗传性球形红细胞增多症、自身免疫性溶血性贫血常见肝脾肿大，多合并有巩膜黄染甚至胆结石。

（5）传染性单核细胞增多症是由于病毒感染所致，肝脾肿大的同时常合并有发热和颈部淋巴结肿大，儿童尤为多见。

13. 颈部、腋下及腹股沟的无痛性淋巴结肿大或肿块 浅表淋巴结（颈部、腋窝及腹股沟处）肿大有疼痛和无痛之分。疼痛者一般为其邻近组织感染所致，无痛性浅表淋巴结肿大往往提示有恶性病的可能。

（1）慢性淋巴细胞白血病：淋巴结肿大是慢性淋巴细胞白血病的常见体征，随着疾病的进展淋巴结逐渐增大，由局部发展到全身各处，多为对称性，其中最常见的部位是颈部、腋窝和腹股沟处。小的浅表淋巴结往往不被患者所注意，仅在体检时发现，大的浅表淋巴结可有核桃、鸡蛋样大小，由于没有痛感，患者也多麻痹而不在意。

（2）急性淋巴细胞白血病：早期表现可为淋巴结肿大、低热、乏力、白细胞异常，白细胞分类中可见不成熟的白细胞，查体时发现有肝及脾肿大，骨髓穿刺即可确诊。

（3）恶性淋巴瘤：是一组原发于淋巴结或其他淋巴组织的恶性肿瘤，分为霍奇金淋巴瘤和非霍奇金淋巴瘤两大类。其典型症状是浅表淋巴结无痛性肿大，肿大的淋巴结初期可活动，后期可互相粘连，融合成块状，质地硬韧如软骨。肿大的淋巴结压迫神经可引起疼痛或其他压迫症状。深部淋巴结肿大多表现为纵隔增宽或腹腔有包块，可引起邻近器官的压迫症状如咳嗽、呼吸困难或腹痛。霍奇金淋巴瘤的转移一般是邻近淋巴结的转移，而非霍奇金淋巴瘤的转移常常越过邻近的淋巴结而转移至骨髓。

14. 血栓 血液成分在血管内凝固的过程称为血栓形成。血液病中高黏滞综合征的患者往往容易继发血栓形成。血液病中的血栓部位一般在四肢末端，如脚趾的血栓可以引起疼痛、跛行；发生在眼底的血栓可以引起视物障碍；内耳供血障碍可发生耳鸣、听力减退甚至失聪，当然也可引起心、脑血管血栓形成。血液病中许多疾病可发生高黏滞综合征，如真性红细胞增多症、原发性血小板增多症、巨球蛋白血症、多发性骨髓瘤等。血小板增多可见于许多疾病或生理情况，如恶性肿瘤、慢性炎症、急性炎症、急性失血、急性溶血、药物反应等。

15. 不明原因的消瘦 凡不明原因的进行性消瘦，应考虑是否有恶性血液病的可能。引起消瘦的恶性血液病一般为慢性血液病如慢性粒细胞白血病、多发性骨髓瘤、恶性淋巴瘤等。

16. 血沉加快　血沉是红细胞沉降的速度，它受红细胞数量及血浆蛋白变化的影响。若检查发现血沉增快应考虑以下疾病：各种贫血如缺铁性贫血、溶血性贫血等、浆细胞病如巨球蛋白血症、多发性骨髓瘤、各种急慢性白血病、恶性肿瘤等。血沉不是血液病的特异性反应，其他疾病和正常的生理也可使血沉增快，如风湿病、急慢性感染、心肌梗死、女性月经期、妊娠期妇女及老年人，当予甄别。

17. 周围血常规异常　白细胞、红细胞、血小板、中性粒细胞、嗜酸性粒细胞、嗜碱性粒细胞、单核细胞等数量多少、形态变化、排列状况，以及有否幼稚细胞、网织红细胞的数量等，对早期发现血液病都有重要意义。

18. 血液病十二危候

（1）高热持续不退。多为急性白血病高危阶段或合并难治性感染疾患。

（2）出血不止。无论何种部位，如若一直出血不止即刻会发生出血性休克而毙命。

（3）口腔大片血疱。需高度警惕脑出血。

（4）血小板 1 万/毫米^3 以下。肌肤大面积肿硬瘀血紫斑，随时即可发生内脏大出血。

（5）血色素在 30 克/升以下。此为极重度贫血，病情危重，难以维持基础生命活动需求。

（6）中性粒细胞绝对值在 500 个/毫米^3 以下。此为粒细胞缺乏症，极易引发难治性感染性疾患。

（7）白细胞居高不下。白细胞居高不下，治之无效，此为系白血病危候。

（8）巨脾。脾脏肿大达骨盆腔，治之不见回缩，坚硬如石者，血瘀之极。

（9）多组淋巴结明显肿大坚硬如石。是为淋巴瘤后期。

（10）多处骨痛。全身多处骨痛，是为白血病细胞骨骼浸润。

（11）面色铁青晦暗无华。多次频繁输血致成血色病，排铁效微，五脏衰竭。

（12）骨髓三系极度低下。骨髓三系极度低下，治无起色，此为重度骨髓抑制，难以再度化生气血。

大凡血液病出现上述十二危候中的任何一种证候，都是棘手难以回转的危候，当高度警惕，积极谨救治。

血液病治疗主导思想

1. 阴阳互根，气血互生，整体共调　《素问·阴阳应象大论》云："阴阳者，天地之道也，万物之纲纪，变化之父母，生杀之本始，神明之府也。治病必求于本。""求于本"者，本之阴阳。因阴阳学说是中医基本理论的总纲，用以诠释人体全部生命现象。阴是营养生命的物质，阳乃人生活动的全部表现。生命活动由营养物质转化而来，营养物质又需生理功能正常运行而生成，此即阴生于阳、阳生于阴之理，也即阳根于阴，阴根于阳，阴阳互根，相互资生，相互为用。诚如《石山医案·营卫论》云："阴中有阳，阳中有阴，阴阳同一气也。"阳化气，阴成形，二者相反相成、相辅相成，一分为二，合二为一，二者是不可分割的统一体。二者保持相对平衡状态即是正常生理，健康无病；二者失衡，偏盛偏衰，病则由生，是谓"阴平阳秘，精神乃治，阴阳离决，精气乃绝"。无论生理或病理，二者变化自始至终相互影响。故而治疗疾病需得遵从阴阳之"本"，须得二者兼顾，注重二者互生关系，不可偏离"阴平阳秘""以平为期"的总则。清代徐灵胎的《内经诠释》云："阳从阴化，养阳即所以养阴。阴从阳生，养阴即所以养阳。"清代韦协梦的《医论三十篇》云："阴虚补阴，而必兼顾其阳；阳虚补阳，而必兼顾其阴。"治疗血液病要以阴阳为纲，自始至终都要注意阴阳燮理变化，补阴之中需兼以补阳，补阳之中需兼伍补阴。诚如明代张介宾所云："善补阳者，必于阴中求阳，则阳得阴助而生化无穷；善补阴者，必于阳中求阴，则阴得阳升而泉源不竭。"

血必依气而生。《灵枢·营卫生会篇第十八》云："中焦亦并胃中，出上焦之后，此所受气者，泌糟粕，蒸津液，化其精微，上注于肺脉，乃化而为血，以奉生身，莫贵于此，故独得行于经隧，命曰营气。营卫者，精气也；血者，神气也。故血之与气，异名同类焉。"关于益气生血的理论在《黄帝内经》的基础上历代医家均有更深刻的认识与临床实践，述说更为确切。元代杜思敬的《济生拔粹》云："血不自生，须得生阳气之药，血自旺矣"；《医门法律·气血阴阳虚》云："血脱益气，古圣人之法也。血虚者，须以参、芪补之，阳生阴长之理也"；《锦囊秘录·阴阳论》云："治血必先理气，血脱益气，立补血汤方，以黄芪一两为君，当归四钱为臣，气药多而血药少，使阳生阴长，盖阳统乎阴，血随乎气也。又如失血暴甚欲绝者，以独参汤一两顿煎服，纯用气药，斯时也，有形之血不能速生，几微之气所当急固，使无形生出有形，盖阴阳之妙原根于无也。"这里充分强调了治疗血虚、血脱之证首补其气的重要性，此也说明气乃生机，可谓"一分气一分生机，一分生机可生一分血"矣！

"气为血之帅，血为气之母"。气虚时可以补气为主，佐用补血之品；血虚时可在补血之时，加用补气之品，此气血互生之理，亦乃"孤阳不生，孤阴不长""阳中求阴，阴中求阳"是也。

气血者，阴阳也，正如唐容川的《血证论》所说："气血阴阳乃一也。"补阴使精足即可生血，温阳而益气，气旺则可生血。由是观之，温阳即益气，滋阴即补血，气血阴阳则一也，故而治疗血液病需当气血阴阳共调。

总之，血液病的治疗始终要统一权衡辨识气血阴阳各部变化，总体共调，以防纠彼偏而出此偏，越纠越偏，越调越乱，顾此失彼，病情好好歹歹，总不见明显好转。

2. 先天为根，后天为本，肾脾并重　治疗血液病，先天后天并补，脾肾并重是其重要原则。

《医宗必读·辨治大法论》云："《经》曰：治病必求于本。本之为言，根也。故善为医者，必责根本，而本有先天、后天之辨。先天之本在肾……后天之本在脾……治先天根本，则有水火之分。水不足者，用六味丸，壮水之主以制阳光；火不足者，用八味丸，益火之源以消阴翳。治后天根本，则有饮食、劳倦之分。饮食伤者，枳壳丸主之；劳倦伤者，补中益气丸主之。"肾为先天生发之根，脾为后天生化之源，无先天之根则无生命，无后天生化之源则难以维系生命。后天之所化生一则源源不断地充实先天生机，一则充实脏腑器官形体四肢百骸而使人体得以生长发育，并保持身体各部正常生理功能。补益先天则生机旺盛，补益后天则生命泉源不竭，生命与时俱进，长久运行。先天后天得补而充实旺盛，则诸虚亏损皆因治本而得痊愈。因此，补益脾肾在五脏补法中居于首要地位。肾主骨藏精生髓，精可生血，血可化精，精血互生，补肾即可生精化血，是谓从生发源头补起，是谓从根而治。补脾者乃脾胃为后天之本，气血化生之源，此《内经》之谓"中焦受气取汁变化而赤是为血也"；"受气"者乃受先天生发之气，"取汁"者乃取后天水谷之精微汁液，二者相合，气化成一，是为血也。补血生血者仅补先天而不补后天则仅有生血之生机而无生血之后源，仅补后天而不补先天则仅有精微而不得先天生机之气化则不能化赤为血。故而，补益先天健运后天，二者不可偏废，补肾健脾应摆到同等重要的位置。当然，在临床治疗中并非各取五成，而应根据脾肾病机侧重何脏、症状孰轻孰重，整体权衡，有机和合，方可达到科学组方增进疗效。《医法心传》云："凡治病不外先天、后天，固以脾、肾为主矣。"此之谓也。

治疗血液病首重脾肾，但心、肺、肝三脏并不是可以忽略的。人体是一个有机的整体，脏腑之间相互联系，相互影响。在生理上相互协调，相互促进，病理上脏腑之间又可相互影响，当一脏腑发生病变时，会影响到其他脏腑及全身生理功能。五脏皆可致生血虚。心主血脉，心气虚则血脉不盈而虚，此当益心气而充血脉。肺气虚弱，水道失调，津液不布，津血不能互化而致血虚者，又当补肺益气布津生血；肝阴亏虚，阴虚火旺，阴血被灼所致血虚者，则应滋补肝阴以养血。当然，在组方之时仍需在补益脾肾基础上调补心肺肝三脏是为正法。

对于血液病而言，五脏皆可致生血证。肝肾阴虚，虚火旺盛，灼伤血络而出血，治当滋补肝肾，凉血止血；心火亢盛，肺热叶焦，致热盛伤络而见出血证候，治宜清心肃肺，凉血止血；脾虚不摄，血失所统而溢出脉外，治当健脾固摄而止血。

五脏也可致生血瘀。心气虚无力推动血液运行而致瘀；肝气郁不能疏泄而致气滞血瘀；肺气虚无气鼓脉而血瘀；脾气虚升降失司血运不畅致生血瘀；肾为元阳之宅，肾气虚弱，不能温煦五脏，脏寒而血运迟滞也致血瘀。

由是观之，血液病的治疗，首要注重先天之本肾脏与后天之本脾脏生理病理变化，同时勿忘心、肺、肝三脏，既有侧重，也当兼顾。

3. 遣方用药，和中求效　中医治疗，讲求中和、中庸，勿太过，勿不及，且需注意与自然界和谐统一。《素问·五常政大论》曰："必先岁气，无伐天和。无盛盛，无虚虚，而遗人夭殃；无致邪，无失正，绝人长命。"

中医治疗，以人为本。以人为本的真正意义在于维护人体的正气，人有正气方可生存，方可御邪祛邪，所以治病的全过程必须时时顾护正气。《素问·五常政大论》曰："病有久新，方有大小，有毒无毒，固宜常制宜。大毒治病，十去其六，常毒治病，十去其七，小毒治病，十去其八，无毒治病，十去其九，谷肉果菜，食养尽之。无使过之，伤其正也。不尽，行复如法。"此条经文明确说明，根据药力强弱毒性大小设定了祛邪档次，即令平和无毒副反应之药品也只能"十去其九"，所余一分病邪，以谷肉果菜食养收功。如若病未痊愈，宁肯再重复以上治法，也"无使过之，伤其正也"。又《素问·六元正纪大论》曰："大积大聚，其可犯也，衰其大半而止，过者死"，此言体内气滞血瘀痰凝而为积聚肿块结节痰核之治也只能"衰其大半"而后予以调养善后。《慎斋遗书·缓》曰："夫病有新久，新则势急，宜治以重剂，久则势缓，宜调以轻剂。一切内外伤，邪气已退，药宜间服，当以饮食调之，于中有缓急之意存焉。若服药过度，反伤其气，病益绵延不愈，或者反致增添新病，医须识此，庶无虚虚之害矣"，其言凿凿，将临证用药原则、方法说得确切明白，明确警示切勿服药过度。

根据病情轻重施以不同层次的治疗措施。《素问·至真要大论》曰："微者调之，其次平之，盛者夺之。"指出病情轻微的予以调理之法，病情较重的，对于造成不平衡相对亢盛的一方采取平复之法，对于病情严重其过于亢盛的一方采用力度较大的疗法夺而却病。三层次疗法均使机体阴阳达到平衡状态疾病痊愈。

中医治疗和中求效，还体现在运用饮食营养疗法予以辅助治疗，以达康复痊愈。《素问·藏气法时论》曰："毒药攻邪，五谷为养，五果为助，五畜为益，五菜为充，气味合而服之，以补益精气。"虚人、老人、少儿尤须平缓治疗和中求效。《医学源流论·治病缓急论》有论："至于虚人与老少之疾，尤宜分别调护，使其元气渐转，则正复而邪退。医者不明此理，而求速效，则补其所不当补，攻其所不当攻，所服之药不验，又转求他法，无非诛伐无过，至当愈之时，其人已为药所伤。"

慢病虚证治疗当从长计议。血液病多起病缓慢，病程较长，且虚证较多，补其所虚多需漫长时日，经月经季而愈者少有之，多半需经年而治。清代冯兆张的《冯氏锦囊秘录》曰："人身之阴，难成而易亏，所谓受于天，与谷气并而充身者也。然益阴之药，必无旦夕之效。"《本草经疏·治法提纲》曰："病属于虚，宜治以缓。虚者，精气夺也。若属沉痼，亦必从缓。治虚无速法，亦无巧法。盖病已沉痼，凡欲施治，宜有次第，故亦无速法。"

长期服药，往往伤及脾胃，或由药之偏性伤及其他器官正常生理功能而见毒副反应，有见于此，在制方之时即需周全考虑，预见药后反应，予以规避，此亦"治未病"思想在立方中的具体运用。例如益气养血之品多甘温补中碍胃，制方之时需配伍消导助消化之品，如砂仁、木香、枳壳、山楂之属；恐其致生胃热，可加连翘等；若虚不受补胃气上逆而致呕恶，可于方中配伍陈皮、半夏、藿香、竹茹、生姜和胃降逆；如若伤脾致泄，可伍以炒白术、车前子、炒薏米、炒山药等；若平素肝阳亢盛血压较高者宜伍用川牛膝、夏枯草、广地龙之属，如此等等，确保用药平和、安全、有效及长期用药的依从性。

缓图治本，心安勿躁，安全求效。非实勿攻，非虚勿补，求效应符合气血化生之生理规律，求效心切，治疗失当，大剂猛剂重剂，为害正气，致伤元气，虚虚实实，实实虚虚，变端丛生病情复杂难辨，实医者过度治疗之害。就目前的医疗水平而言，治疗部分血液病难以速效、高效。临床治疗尚需戒除贪功浮躁之心，医患密切配合，安心治疗，积极治疗，坚持治疗，不可妄求高效、速效，力避不切合临床实际的过度治疗，力避虚虚实实之误。即令不获痊愈，亦可保命延年、减轻苦痛，保证基本生存质量，取得很好的疗效。医者患者皆需明白此理。当然，这里并不是说我们可以心安理得地故步自封，不积极探寻追求高效、速效，而是在力所不能的情况下切勿强求，以免原发疾病未得治疗反生新病，给患者带来更大的痛苦。

4. 回归医学宗旨，以人为本　无论治疗何种疾病都不可脱离医学初衷。医学原创的初始目的：一是为了减轻以至消除各种致病因素强加给人们的各种痛苦，保全各种生理功能，保证生活质量；二是维护生命，延长寿命。如果我们费尽心机耗费了许许多多的财力、物力，病情非但没有减轻反而加重了，生命非但没有延长反而很快死亡了，这种治疗则与医学原创初衷完全背道而驰，这种医疗不是我们需要的。然而，这种加重病情、催促命期的治疗还在大量地实施着，而且进行的相当认真、辛苦，此即"过度治疗""无为治疗""无效治疗"。这种治疗，大治不如小治，小治不如不治，不治可生，治之反促命期。由此可以考虑三种情况：一是治疗效果与治疗初衷一致的应坚持治下去，直至达到我们预想的治愈目的；二是"与狼共舞"，与疾病共存，即治疗能取得一定效果而不能彻底治愈，能减轻病痛，不至于太大影响患者生活质量与自然寿命，就不要放弃，坚持治疗，使患者带病生存；三是对于业已证明无论采取何种治疗都将增加患者痛苦的则不再直折病势，只需健脾益肾，固其先天后天，益气养血，扶正固本，以各种疗法最大限度地保全人的正气，保得一分正气就能保得一分生机，使能继续与疾病抗争，直至终结自然病程。如是则更为人道，更具医学人文精神。带病生存同样是一种不错的明智的选择。

确保中药治疗的依从性，长治方可见效，长治才能久安。虚证久治，慢病缓治。难治的血液病病程较长，甚至还常常会有反复。疗效不满意就放弃治疗就是任由疾病发展，病情就会日重一日，终致殒命。漫长的疗程不仅使患者难耐，对医生也是一种意志的考验。在对待难治性血液病的治疗上，医患双方都要有信心、有耐心，要密切配合，积极治疗，坚持韧的治疗。漫长的治疗过程可以变换给药方式，汤剂—丸剂—膏剂可以视季节、病情交替进行，以提高中药治疗的依从性。长期缓治，使人病共存，干扰和阻抗死亡的进程，对于尚未攻克的血液病同样是治疗所获效果，对于患者来说也是一种可以接受的选择。此即人为本，病为标；病为本，工为标；生为本，岁为标；效为本，法为标。以本为本，是为上工；标本相合，方显疗效。保命延生第一，生存质量第一，符合医学的根本宗旨。

此外，在治疗过程中，尚需重视医患沟通相互配合的问题。《素问·汤液醪醴论》曰："病为本，工为标，标本不得，邪气不服……"那么，要想制服邪气就需标本相得，医患双方须得紧密配合。作为医者，要对患者积极开展血液病防治知识科普教育，在对疾病的认知度、树立正确的治疗观、生活起居注意事项、饮食疗法等诸多方面予以科学指导，着力调动患者的主观能动性，务使积极参与治疗，如是医患结合，标本相得，对于提高疗效、缩短病程、提高生存质量都将大有裨益。

血液病四大基本治法

1. 补法　《灵枢·经脉篇》曰："盛则泻之，虚则补之"；《素问·至真要大论》："衰者补之，损者益之"；《素问·阴阳应象大论》曰："因其衰而彰之，形不足者温之以气，精不足者补之以味。"血液病，虚证者十居七八。从血液病之脏腑功能失调所致的病证来看，虚证较多，兼挟实证者大多是因虚致实，兼挟发热者也多因虚、瘀、毒致热，无论是血虚、血瘀、血证与发热，脏腑虚损所致者居多，故而补益之法是治疗血液病最为常用的第一基本治法。

补法之中，依据虚损之不同又有颇多具体补益之法，如补气、补血、气血双补、滋阴、壮阳、阴阳并补、五脏之补（单补、并补），诸如补心、补肺、健脾、养肝、滋肾、补益心脾、滋补肝肾、温补脾肾等，但在血液病的治疗中最常用的补法为气血双补、滋阴壮阳之法。

益气养血之方常用的有当归补血汤、八珍汤、归脾汤、补中益气汤等；滋补肝肾生精化血之属如六味地黄汤、左归丸等；温肾壮阳促发生化之机方剂如金匮肾气汤、右归丸等；气血阴阳同调共补之方剂有十全大补汤、人参养荣汤、滋髓生血方等。另外，血液病因其病程长正气耗伤较甚，常见虚汗自出不能抵御风寒者，常辅以收敛补虚之剂玉屏风散、牡蛎散补虚固表敛汗。

2. 活法 《素问·至真要大论》曰："逸者行之"，此言气滞血郁，流行不畅，血液稠厚、黏滞、郁阻，血行迟滞缓慢，如此之治需得施以活法促其流行畅达，使血运恢复常态。

活法在此是指活血之法，针对血瘀证而设。血瘀包涵两层意思，一是郁而行缓，二是瘀阻不行。郁而行缓为其轻症，是为血郁；瘀阻不行为其重症，是为血瘀。总其临床表现常见血郁/瘀局部郁胀、肿胀，按压多无下陷痕迹，舌黯、唇黯、目黯、指（趾）黯，头痛、身痛、胸痛、胁痛、骨痛，以及脉沉、伏、缓、涩等。活血之法多与理气之药相伍，有时也需配伍利水除湿及温通之品。血乃阴液，水亦阴液，水是血液的主要成分。水之不行，血也瘀阻，运行障碍。施以温化者乃热则流通也。

其具体治法有：益气活血法，基本方剂为八珍汤、十全大补汤等；行气活血法，方用四物汤加行气活血之品，如木香、枳壳、香附、赤芍、桃仁、红花等；利水活血法方用四物汤加活血利水之品，如益母草、泽兰、牛膝、车前、防己等。

活血通络法，常用方剂为身痛逐瘀汤、加味桃红四物汤等；活血祛瘀法常用桃红四物汤、血府逐瘀汤等。

3. 清法 《素问·至真要大论》曰："热者寒之，温者清之"。大凡体温升高之热证及自感身热不适而体温正常者均属清法治疗的范畴。由于血液病气血阴阳失调而致发热，此类发热多为低热，但热毒盛极之时也可出现中等以上发热，通过调补阴阳清热解毒之法使其恢复平衡状态，无偏无胜，发热自除。血液病常用清热法：

（1）补虚清热：

1）益气清热：明代张介宾的《景岳全书》曰："无根之热者，宜益火以培之。"

代表方剂：补中益气汤、当归补血汤、玉屏风散等。

2）滋阴清热：明代张介宾的《景岳全书》曰："阴虚之热者，宜壮水以平之。"

代表方剂：六味地黄汤、知柏地黄丸、大补阴丸等。

运用滋阴清热之法需当注意顾护胃气，以免寒凉滋阴腻胃影响纳谷运化。对寒热错杂证候，必须明辨阴阳何胜何衰，不可杂药乱投。清代魏荔彤的《金匮要略方论本义》曰："治有热虚劳，必先滋其阴。而滋阴又必顾其阳，此乃阴阳并理，而不相害悖之道。"清代张倬的《伤寒兼证析义》曰："大都阴虚则热，阳虚则寒，阴阳俱虚，则寒热之证错乱而见，又当审其偏胜而为处方。设不如此，日以不寒不热之剂投之，则偏者愈偏，胜者愈胜，永无均适之期矣！"

3）益气养阴清热：用于气阴两伤之发热之证。

代表方剂：竹叶石膏汤、生脉饮等。

（2）凉血清热：用于血分热毒之证。

代表方剂：犀角地黄汤、化斑汤等。

（3）祛瘀清热：血液瘀阻，滞而不行，郁而化热。血行畅达，其热自除。

代表方剂：桃红四物汤、血府逐瘀汤等。

（4）清髓解毒：热毒之邪侵扰营血，进犯骨髓，其热高弛张，病情险恶，多为白血病、粒缺合并感染之发热。

代表方剂：清瘟败毒饮、五味消毒饮、清髓解毒汤等。

（5）清脏腑热：心火亢盛则心悸烦躁、口舌糜烂、小便赤涩者，用导赤散以泻心火；肝胆实火则头痛目赤、胁痛口苦，烦躁易怒，便干尿黄者，用龙胆泻肝汤以清泻肝胆之热；胃有积热则见牙痛龈肿、口糜、口热气臭者，用清胃散以清胃热；肺热咳嗽者，用泻白散以清肺热；肾虚火亢，证见潮热盗汗，舌红、少苔，脉数者，宜用知地黄汤以泻肾火等。

4. 消法 《素问·至真要大论》曰："坚者软之，结者散之，留者攻之"；《素问·阴阳应象大论》曰："血实宜决之。"

消法，此指软坚、消积、散结之法，该法针对瘀极而见有形征可触之结核积块而设。症见淋巴结肿大（瘰疬、马刀、夹缨）、肝脾肿大或身体其他部位肿块。此类肿块多气滞、血瘀、痰郁、湿停郁结日久凝聚而成。通过行气、活血、化痰、软坚、散结而使积块缩小以致最终得以消除。具体治法有：

（1）活血消瘀：气滞血瘀，可见有形包块，为时不久，其瘀尚且轻浅。治当行血活血，消瘀散瘀。

代表方剂：失笑散，血府逐瘀汤等。

（2）活血软坚：血瘀蓄积成块，气机痞塞不通，肚腹胀满。

代表方剂：桃核承气汤，大黄䗪虫丸，桂枝茯苓丸等。

（3）消积散结：血瘀日久，结块坚硬硕大。

代表方剂：三甲散、鳖甲煎丸、膈下逐瘀汤等。

（4）化痰消积：浅表淋巴结肿大，如大豆、樱桃、大枣、核桃大小不等，或多或少，或集聚成块，坚硬不移，不痛，多居颈项两侧、耳后、颌下、腋窝、腹股沟等处。

代表方剂：消瘰丸、加味二陈汤（二陈汤加丹参、牡蛎、大贝、夏枯草）等。

血液病治疗组方原则

1. 求本原则 生血必须激发造血生血原始机制。肾气为先天之本，元气之根，寓人生机，脾为后天之本，气血生化之源，肾脾实为化生血液之脏，肾脾盛衰直接关乎气血盛衰。治病必求其本，温阳益气而助生血功能生血机制，故当健运脾肾之气、脾肾之阳；又养血补血必须补充足够的生化之精微物质——水谷精微、肝肾阴精，故治疗当始终保持脾胃健旺，纳谷消食，以水谷之精滋补肝肾之阴而化精血。

2. 平缓原则 所谓平缓原则，平者即所制之方要和谐平和，制方之时即当考虑到方中药物在用药后可能产生的毒副反应，将其减降至最低程度、安全底线之内；缓者意勿性急贪功，大量"冲击治疗"往往于效无补，反生弊端。贫血之证累月经年，病程漫长，恢复生血造血机制及过程也很缓慢，如若造血生机稍有恢复，而因用药峻烈或其他不当而致刚刚恢复的点点造血生机受挫，则前功尽弃，治疗又将倒退至起点，实为可惜。温补勿壅、勿燥、勿过热，辅以理气行滞助消化；滋阴勿伤中阳而致呕恶泄泻，辅以健脾渗湿和胃，如此平和用药，平缓取效，实乃治疗血液病之正道。

3. 统筹原则 血液系统疾病多是病程漫长的慢性病，往往有较多而复杂的兼症，这些兼症都在一定程度上影响着造血功能和患者的心理状态及生活质量；毫无疑问，其同样影响着血液病的治愈，故而对其兼症要总体统一兼顾。如低热，宜加用清热之品，胃脘疼痛要予以理气止痛之品，腹泻要辨证施以健脾止泻之品等。此亦古训"君臣佐使"组方之旨。

4. 四维原则 阴阳、表里、寒热、虚实为中医之"八纲"，涵盖了机体所有组织器官的实质脏器与功能，是为论述疾病成因、病理、病机、症状、辨证、立法、组方的理论核心与依据，血液病也不例外。气之与血是为中医血液学的全部，气属阳，血属阴，气血囊括在阴阳总纲之中，有阳才有生机，有阴才有化源，阴阳气血四者完全统领了中医血液学的全部生理病理，故而血液病之组方须从阴阳气血四者切入，协调四者关系，才能组合出适应血液病治疗的处方。

血液病的饮食疗法

民以食为天。人类生存的最基本条件之一是食物，食不足、食不当、食不节、食不洁均可致病，甚则导致死亡。同时药食同源，有不少的食物既是食物也是药物，既可饱腹又可治病，所以，治病过程中饮食疗法占有相当重要的地位，饮食疗法与营养疗法的作用不可低估，其能促使血液病早日康复。

食治是中医的"非药物疗法"之一，也是临床治疗不可或缺的疗法之一，而且是首选疗法。唐代孙思邈在《备急千金要方》中指出："夫为医者，当须先晓病源，知其所犯，以食治之，食疗不愈，然后用药。"因为"食能排邪而安脏腑，悦神爽志，以资气血"。孙思邈是提出"食治""食疗"概念的最早的中医大家，唐代医家孟诜的《食疗本草》则是世界上现存最早的食疗专著。

我国最早的医学巨著《黄帝内经·素问》在论述药物治疗的同时提出："五谷为养，五果为助，五畜为益，五菜为充，气味合而服之，以补精益气。"这是世界饮食文化科学史上最先提出的食疗原则，也是非常完整合理的饮食原则，指出了除运用药物驱邪治病外，还必须用谷、肉、果、菜等食物均衡以益气、营养身体、增强抗病能力，确保健康。《素问·五常政大论》告诫我们，施以药物治疗勿论药性峻烈平缓，治疗后期均应施以食疗："病有久新，方有大小，有毒无毒，宜常制宜。大毒治病，十去其六，常毒治病，十去其七，小毒治病，十去其八，无毒治病，十去其九，谷肉果菜，食养尽之。无使过之，伤其正也。"这里不仅提出治疗需得辅以"食养"，同时明确指出治疗不可过度，以免伤及正气。

药膳也乃食疗，即其是采用亦食亦药的食品食用，或在饮食中加入一些药品和合烹调而为膳食食之，用以达到增进健康、预防疾病，乃至改善症状、治疗疾病的目的。饮食养生作为治疗的重要组成部分，汉代医家张仲景提出了饮食的一个重要原则："服食节其冷、热、苦、酸、辛、甘"（《金匮要略·脏腑经络先后病脉证并治第一》），"节"者，即言饮食冷热五味有度，不可太过或不及，过食或摄取不能满足需求的任何一种性味的食物，都有可能导致脏腑功能的偏盛偏衰而致脏腑功能失调，疾病遂生。

根据大众长期生活实践，总结出血液病饮食若干宜忌可做临床参考：

抑制骨髓过度增生的食品：海带、紫菜、裙带菜、海蛤、杏仁、李子、蛤。

活血祛瘀通络抗血栓、补血、壮骨、缩脾食品：海带、紫菜、裙带菜、海蛤、杏仁、桃仁、李子、蛤、韭菜、山楂、海蜇、龟板、鳖肉、牡蛎、穿山甲、核桃、蟹、虾、猪肝、蜂乳、芝麻、花生、甲鱼、泥鳅、海鳗、蚶。同时禁忌烟酒，忌食辛辣刺激食品。

血瘀证的真性红增多症、原发性血小板增多症：禁食花生、葡萄等增加凝血功能的食品。

肾功能损伤患者：低盐饮食；血液病患者戒酒，因酒精可直接引起免疫毒性，酒精的细胞毒性能抑制骨髓功能，以致出现贫血、白细胞与血小板减少。

缺铁性贫血宜吃含铁质丰富的食品：动物肝、心（牛、羊、猪、鸡、鸭等）、瘦肉、猪血、牛血、鸡血、鸭血、蛋黄、鱼、虾、淡菜、菠菜、芹菜、油菜、海带、紫菜、花生、小白菜、大豆（炒熟）、胡萝卜、小葱、山药、黑木耳、香菇、豆类、豆腐、芝麻酱、红糖、大枣、桂圆、柑橘、葡萄干、桃、李子、杏、樱桃等。其中，尤以肝、猪血、瘦肉、鱼为佳，不仅含铁丰富，且吸收率高。另外，动植物食品混合食用为佳。同时注意：食量要适中，不可过饱；勿食生冷滑肠之品，如肥肉、香蕉、柿子、梨、荸荠等；忌饮烈性酒。

口服铁剂一定要注意吸收，由于口服铁剂对胃有刺激，会伤害胃黏膜，易引起消化不良。因而，服用铁剂时可搭配健胃的药或者胃黏膜保护剂一起吃。铁剂应在饭后服，避免空腹服药，以减轻药物对胃肠道的刺激而引起的恶心呕吐。可同时服维生素C或果汁，因为酸性环境与富含维生素C的食物有利于铁的吸收，所以缺铁性贫血疗时应辅以富含维生素C的果蔬：新鲜蔬菜、山楂、柑橘、酸枣、红枣、猕猴桃、番茄、桑葚等。同时，尚需注意，服用维生素C要少吃虾类、猪肝、含钙类食品（如豆腐）和高磷酸盐食品（如牛奶）等。因河虾、海虾、龙虾等甲壳类食物中含有五价砷化合物，在服用维生素C，特别是剂量较大时，五价砷会转化成三价砷，即人们常说的"砒霜"，可引起中毒；猪肝富含微量元素铜，如与维生素C同食，维生素C会被氧化成为去氢抗坏血酸，失去维生素C的药理作用；豆腐含钙，牛奶是高磷酸盐食品，与铁剂络合则生成沉淀而失去效用。

巨幼细胞性贫血适宜富含叶酸及B_{12}食品：绿叶蔬菜、肝、肾、牛肉、鸡肉、鸡蛋、木耳、香菇、花菜、番茄、柑橘、红果（山楂）、西瓜等。叶酸在新鲜蔬菜中含量丰富，如深绿叶蔬菜、菠菜、莴苣、芦笋、胡萝卜、南瓜、水果（柑橘、葡萄）、番茄、坚果等，动物内脏（肝、肾等）肉类、蛋黄、乳制品、酵母、豆类、粗粮食品。补充叶酸，最好通过食用天然食物来补充。但须注意，叶酸性质不稳定，易受光、热分解破坏。长期储存、过度清洗和高温加热，会损失30%~40%的叶酸。

维生素B_{12}主要在动物性食品如肝、肾、肉类、蛋类、海味、乳制品中含量丰富，宜适当多食。缺乏维生素B_{12}者亦宜食用"三泥"：鸡蛋黄泥，猪、羊肝泥，鲜菜泥。

再生障碍性贫血宜营养丰富之杂食，同时多吃富含造血原料的优质蛋白、必需微量元素（Fe、Cu）、叶酸、维生素B_{12}等。

血证宜食富含维生素C的食品：樱桃、鲜枣、红果、柚子、柑橘、橙子、猕猴桃、石榴、草莓、番茄、柿子椒、绿叶蔬菜、豆芽、苋菜、油菜等。同时，宜食富含维生素P的食品：肝、肾、粗粮（糙米、大麦、麦麸、黑面）、扁豆、花生、紫菜、芝麻酱等，其能节制毛细血管通透性，增强其弹性、韧性。另外，常吃猪蹄、猪皮、花生米、紫皮茄子、鲜藕，有助于加强止血的作用。

血证忌食鱼肉、银耳、巧克力：鱼肉内含二十肽六烯酸，有抑制血小板凝结的作用，会加重毛细血管出血。沙丁鱼、金枪鱼等其含量较高，鲤鱼其含量较少。血小板减少症、血友病、维生素 K 缺乏等出血性疾病患者均不宜食鱼。银耳中含有嘌呤腺苷，也有抗血小板凝聚作用。巧克力含黄酮类物质，可降低血小板活性，致出血加重，血证忌食。

放疗、化疗后饮食：在放疗期间或放疗后，如果患者出现放化疗反应，可食用一些滋阴之品，如绿茶、藕汁、杏仁、无花果、蜂蜜、海参、鲫鱼，同时禁食辣椒、花椒、大茴等香燥、辛辣的食品。如果患者在化疗期间或化疗后出现白细胞下降，宜补充瘦肉、鱼类、大枣、桂圆、赤小豆、核桃、蘑菇、甲鱼、鹌鹑等能提升白细胞和有抗癌性能的食品；若出现食欲不振、消化不良、便溏等症时，可给予健脾和胃的食物，如薏米、山楂、山药、大枣、陈皮、猕猴桃、泥鳅、胖头鱼、塘草鱼，以减轻化疗副作用。

过敏性紫癜首先要禁食已知的和可疑的致敏食物，如鱼、虾、蛋、奶、饮料、水果等。二要禁食容易加重出血症状的食物，如三文鱼、金枪鱼、黑木耳、白木耳、巧克力、生蒜、酒类等，以防加重出血。三要避免过热过烫、辛辣刺激、坚硬粗糙、带骨带刺等容易损伤口腔、食管与胃肠黏膜而引发及加重出血的食物。四要饮食清淡，多吃新鲜蔬菜、水果。新鲜蔬菜、水果富含维生素 C，维生素 C 参与体内多种氧化还原反应，与细胞膜的保护、胶原蛋白的合成等多种生理功能有关。食用富含维生素 C 的新鲜蔬菜应切好就炒、炒好就吃，尽量缩短放置时间，以免维生素 C 大量被破坏。另需注意，铜制厨具、食具会损失食品中的维生素 C，不宜使用。

过敏性紫癜患者也宜食富含维生素 P 的食品，因其能节制毛细血管通透性，增强其弹性、韧性。富含维生素 P 的食品有：肝、肾、粗粮（糙米、大麦、麦麸、黑面）、扁豆、花生、紫菜、芝麻酱。另外，常吃猪蹄、猪皮、紫皮茄子、鲜藕等对于减轻紫癜出血有良好的食疗作用。

羊肉属于热性的食物，对一些血液病患者康复不利。特发性血小板减少性紫癜、再生障碍性贫血不稳定期、自身免疫性溶血性贫血、阵发性睡眠性血红蛋白尿、骨髓增生异常综合征及急性白血病等血液病患者，均不宜食用。同时狗肉、公鸡和海鲜类等也容易诱发病情加重，所以，有出血、感染倾向及辨证属于实热、虚热证候的血液病患者都要慎用。

血液病的预防

"不治已病治未病"是中医学的原创理论，"治未病"是治疗血液病最为积极的措施，防重于治充分体现了中医学的积极治疗思想。预防是从根本上防止血液病发生最理想、最有效的方法。预防的主要措施包括提高人们的文化素养，改善环境卫生，防止污染，消除或避开工作和生活环境中的致病因素；克服不良生活方式和生活习惯，注意科学膳食，合理营养，增强体质，提高机体的抗病能力；科学合理地使用药物；防止各种感染等。这样多方面的预防可大幅度降低血液病的发病率。

1. 加强防护，远离污染　　《黄帝内经》云"虚邪贼风，避之有时""日西而阳气已虚，气门乃闭。是故暮而收拒，无扰筋骨，无见雾露"，这些经文均告诫人们要时时避免自然界病邪的侵扰。如白血病患者应特别注意保暖，防止六淫侵袭，对于预防并发感染发热至关重要。注意环境卫生，避免潮湿或浊水的污染；空气清新无秽气感染；保持房间阳光充足，空气流通，能有效地预防过敏性紫癜、感染发热等；居室要定期消毒杀虫，注意劳动卫生，预防生产环境的有害因素，这些因素包括物理因素（如电离辐射）、化学因素（如苯、化学药物）和生物因素（如细菌、病毒、寄生虫）等，以预防血液病的发生；讲究个人卫生，勤于洗脸、洗手、洗头、浴身和漱口刷牙等，以预防血液病并发感染；隔离预防，以控制传染源，防止疾病蔓延，如遇传染性单核细胞增多症时，则应采取隔离措施；防虫兽伤害，如蛇咬伤导致 DIC 等。

另需高度警惕血液病的轻微的疑似症状，即在疾病发生轻微先兆时，就要立即采取措施予以防治。许多血液病起病缓慢，初期临床表现不明显，一旦怀疑血液病，就要及时做血液、骨髓、病理等相关检查，以便早期发现，早期诊断，早期治疗。

2. 全面调养，增强体质

（1）顺时调养：我们生活在大自然环境中，人之一生中的一切活动都与大自然息息相关，所以，我们必须和大自然保持和谐统一的关系，此即"天人相应""天人合一"，否则疾病由生。顺时调养就是要根据四时季节特点，调节精神情志、起居、饮食、生活、劳作，以养生防病。如春防风，夏防暑，长夏防湿，秋防燥，冬防寒，春夏养阳，秋冬养阴等。血液病发生、发展和六淫密切相关，而六淫致病具有季节性，如传染性单核细胞增多症，其流行以夏秋或秋冬季较多，临床表现多有发热及严重的咽峡炎症状，该病发生与燥邪密切相关，故当防御燥邪侵袭；蚕豆病与夏季暑湿有关，故应避免暑湿侵害。

（2）饮食调养：各种食物必须合理搭配。《素问·脏气法时论》指出："五谷为养，五果为助，五畜为益，五菜为充，气味合而服之，以补益精气。"《素问·五常政大论》亦说："谷肉果菜，食养尽之。"只有饮食合理搭配，才能使营养全面合理。饮食酸、苦、甘、辛、咸五味当和调不偏。如若过食咸味易致血瘀，而血瘀与多种血液病密切相关。《素问·宣明五气篇》早就指出："五味所禁：……咸走血，血病无多食咸。"若偏嗜辛辣，则助火生热，耗散气血；若偏嗜甘味，则中满腹胀，不利消化吸收等。饮食应有节制，不可过饱过饥。饮食应讲究因人制宜，如血液病虚热出血患者，食宜清淡，以滋阴凉血清热食物为首选，如莲藕、海参等，而忌食辛辣温燥之品。

（3）精神调养：首先，要注意避免强烈的或长期的精神刺激。《黄帝内经》云："百病皆生于气""怒伤肝，喜伤心，思伤脾，悲伤肺，恐伤肾"（其思含忧含愁，其恐含惊）"恬惔虚无，真气从之，精神内守，病安从来""美其食，任其服，乐其俗，高下不相慕""嗜欲不能劳其目，淫邪不能惑其心"等，都是教导人们要注意精神调养。情志异常波动，对人体极其有害，它不仅是引起疾病的主要因素，又是加重病情导致疾病恶化的重要原因。据临床观察，不少白血病患者多有强烈的精神创伤史，情志刺激可诱发血友病出血倾向。此外，某些血液病顽固而难以速效，但只要能够主动调节情志，清静养神，保持乐观情绪，就会对疾病的预后产生积极的作用。良好的心态利于疾病痊愈，患者如果能持有一个良好的精神状态，等于他的疾病好了一半。负面情绪降低疗效，影响康复进程。有的人未病即惊即恐，心理非常脆弱，治疗效果往往不好。

精神调养的另一重要内容就是要培养战胜疾病的信心、决心和毅力。治病同打仗一样，要"在战略上藐视敌人，在战术上重视敌人"。也就是说，对待疾病思想上要藐视它，敢于向疾病挑战，而且要有敢于胜利的信心和决心，至少不被疾病所吓倒；在对待具体的治疗措施上要予以高度重视，积极参与治疗，向医生提供有关疾病的所有情况，帮助医生及时而准确地掌握病情，以便医生对疾病制定科学合理的治疗方案；同时，积极发挥坚韧不拔的精神，坚持治疗。当然，治疗的过程往往并非一帆风顺，天天见好，有时是漫长而艰苦的，常常会有反复，轻取痊愈的事几乎是没有的，尤其是一些难治的血液病更是如此。治疗的过程是医生对疾病及患者体质逐步加深认识的过程，即令是名医也是如此。所以，患者与医生密切配合就包括给予医生加深认识疾病过程的时间，不要过于性急，不见起色就立马改换门庭，换了这家换那家，换来换去反而耽误了治疗，急躁求速往往于事无补，甚或南辕北辙，事与愿违。医生更要沉下心来，力戒浮躁急于求功心理。当然，治疗总不见效也需另求高明，该换时一定要换，不可从一而终。

精神调养还需满怀希望，永不放弃。充分发挥医患双方在医疗全过程中的主观能动性是战胜疾病的根本所在。在一定意义上讲，医药在治疗过程中仅起促进和辅助作用，而患者体内的各种变化则起主导和决定作用，患者万勿忽视自身的作用。要永远保持永不放弃、积极向上、乐观的、充满希望、充满阳光的心态，希望在则生命在，求生的希望可以将生命高高托起，健康的灵魂能支撑带病的身躯，健康的灵魂能够最终战胜病魔，重新找回焕发青春健康的身体。

（4）药物调养：通过药物调阴阳、和气血、养脏腑，增强体质，纠正阴阳气血偏盛偏衰，协调脏腑，扶助正气，达到防病保健的目的。药物调养要根据时令选择补品，如春季适当服用升提之品，如黄芪、党参、白术、茯苓等；夏季宜选用益气生津、健运脾胃之品，如太子参、麦冬、藿香、佩兰、绿豆等。此外，药物调养尚需充分考虑个体体质、气血阴阳盛衰状况，如素体气虚者则宜补益脾气，阴虚者当滋补肝肾，气阴不足者当益气养阴等。

（5）运动调养：运用传统的体育运动方式进行锻炼、增强体质是中医养生的一大特色。《黄帝内经》云："和于术数，不妄作劳"即是讲养生体育和劳动工作调和而不过妄。

运动调养强调：一要适度，因人、因地、因时而异；二要注重意守、调息、神形协调统一，以意领气，以气动形，从而达到内练精神、脏腑、气血，外练经脉、筋骨、四肢，使内外和谐，气血周流，形神兼养；三要循序渐进，持之以恒。我国健身术内容丰富翔实，形式种类繁多。其中广为流传的有气功、五禽戏、八段锦、易筋经、太极拳等，对于预防疾病的发生、发展及康复，均具有积极作用。

3. 明白用药，趋利避害　人的一生会生多种疾病，可以说疾病如影随形伴随我们度过一生。有病就要治疗，通常治疗措施首选药物治疗。但药物有其二重性，既有我们所需要的治疗作用，也有我们不需要的毒副作用，这些毒副作用常常会伤及血液及造血器官而引发血液病。所以，我们在治疗用药时一定要做到明明白白用药，明白其治疗作用、毒副作用、用法、用量、疗程、禁忌等，特别要注意其毒副作用，对血液系统有伤害的药物要慎用、禁用。以下列举一些对血液及血液病有不良影响的药物，望治疗应用时引起足够的重视。

（1）对白细胞有影响的化学物质和药物：对白细胞有影响的工业生产毒物较为多见，包括苯、二硝基酚、二二三、硫基乙酸、石油产品、三硝基甲苯、二氧化丁烯等，均可致粒细胞减少。急性氧化二烯中毒、己二醇慢性中毒及四氯苯可引起淋巴细胞增多，慢性磷中毒和接触四溴乙烷可致单核细胞增多，乙酸戊脂可使酸性粒细胞增多。

以下药物可引起白细胞减少：解热镇痛药氨基比林、安乃近、对乙酰氨基酚、索米痛片等；抗风湿药消炎痛、保泰松、阿司匹林、雷公藤片等；抗精神病药氯丙嗪、丙咪嗪、利眠宁、眠尔通、奋乃静、安定等；抗菌素如氯霉素、磺胺类（复方新诺明、长效磺胺）、青霉素、氨卞青霉素、头孢菌素族、新生霉素、万古霉素等；抗结核药如对氨基水杨酸、异烟肼、氨硫脲、利福平等；抗肿瘤药如氮芥、环磷酰胺、马利兰、氨甲蝶呤、阿糖胞苷、环胞苷、阿霉素、丝裂霉素、柔红霉素等；抗甲状腺药甲基硫氧嘧啶、丙基硫氧嘧啶、他巴唑、甲亢平等；利尿药双氢克尿噻、氯噻酮、利尿酸等；抗心律失常药普鲁卡因酰胺、奎尼丁、心得安等；抗糖尿病药甲磺丁脲、磺胺丁脲、氯磺丙脲等；其他如青霉胺、巴比妥类、甲基多巴、左旋咪唑、别嘌呤醇、三甲双酮、乙琥胺等。

（2）可以引起再生障碍性贫血药物：抗风湿药物保泰松、羟基保泰松、阿司匹林、消炎痛、别嘌呤醇、氨基比林、扑热息痛；抗感染药氯霉素、磺胺类药物、四环素、氨卞青霉素；抗疟疾药阿的平、氯奎、乙胺嘧啶；抗癫痫药苯妥英钠、咪嗪酰胺（卡马西平）、冬眠灵（氯丙嗪）；抗糖尿病药甲苯磺丁脲、氯磺丙胺；抗甲状腺药他巴唑、甲状腺功能亢进平、甲（丙）基硫氧嘧啶；镇静药眠尔通、利眠宁、丙氯拉嗪、碳酸锂；其他如利尿药、甲氰咪胍、秋水仙碱等以及各种抗肿瘤细胞毒药物。

（3）致继发性血小板减少药物：抗心律失常药硫酸奎尼丁；利尿药氯噻唑、氯噻酮、速尿、双氢克尿噻；磺胺药如长效磺胺、甲氧苄胺嘧啶、磺胺异噁唑；其他抗生素氨基苄青霉素、头孢菌素 1、氯霉素（引起的单纯的血小板减少较为少见）；抗结核药对氨基水杨酸钠；抗风湿药保泰松、羟基保泰松、阿司匹林；抗糖尿病药氯磺丙脲。大剂量的利福平与大剂量乙胺丁醇间歇联合用药也可引发血小板减少。

对血液及血液病有影响的药物甚多，我们不可能都一一记在心里，但我们能够做到的是，服药前一定要仔细阅读药品说明书，对血液及血液病有影响的药物一定要持慎重态度。

4. 注重先天，选择优生　广泛开展优生优育宣传教育，杜绝近亲结婚，婚前体检，咨询遗传与优生相关问题，产前进行遗传学检查，采取积极的预防措施，"不治已病治未病"，减少血液病患儿的出生，如地中海贫血、血友病等。

血液病治疗相关问题的思考

1. 与患者共同建立坚定理念：血液病是可治可愈之病　血液病并非都是疑难重症，继发其他原因的血液病，如：缺铁性贫血，叶酸及维生素 B_{12} 缺乏的巨幼细胞贫血，过敏性紫癜，类白血病反应，传染性单核细胞增多症等，去除诱因后予以积极地治疗均可达到治愈的目的。

具有遗传因素的血液病在掌握遗传规律的基础上，通过产前诊断积极预防，也可以达到优生优育、避免或减少发病。对已发病的患者积极治疗，可使疾病减轻发作，将健康损害减少到最小程度，如血友病、蚕豆病及地中海贫血等。

恶性血液病与难治性血液病的治疗，随着医学科学的发展和治疗手段的不断提高，以往认为是不治之症的某些恶性血液病也获得了很好的疗效。如急性早幼粒细胞性白血病可以完全治愈；急性非淋巴细胞白血病的缓解率可达 60%～80%，5 年以上的生存病例可达 40% 以上；急性淋巴细胞白血病的缓解率可达 90% 以上，儿童急性淋巴细胞白血病的缓解率可达 100%，5 年生存率可达 60%～80%，部分病例可以治愈；慢性粒细胞白血病、慢性淋巴细胞白血病可功能性治愈，即令尚不能彻底治愈的血液病也可达到减轻病痛长期生存的治疗效果。进入21 世纪以来，医学科学发展日新月异，对血液病认知程度不断加深，治疗水平不断提高，相信不久的将来，各种疑难血液病均能被一一攻克。医患双方都要树立起坚定的信念，血液病并非不治之症，它同其他疾病一样，早期诊断，积极治疗，规范治疗，坚持治疗，可治可愈。

对于患者而言要做到"三个正确对待"：一是对难治性血液病如白血病要有个基本的正确的认识，心态放平放稳，消除恐惧与无所作为的心理；二是要有正确的态度，战略上藐视疾病，战术上重视疾病，既来之则安之，不急不躁，稳扎稳打，步步为营，战而胜之；三是要有正确的措施，即积极治疗，好生养护，调饮食，慎起居，适寒温，畅情怀，戒恼怒，勿悲愁，勿紧张，勿劳累。

目前而言，一些疾病尚未能完全被认知，因此也缺乏特效药物与特效疗法，尤其是骨髓增殖性疾病，但就目前的疗法，减轻病痛、提高生活质量和延长生命还是能够做到的。无论是医生还是患者都应以平静坦然的心态对待难治性血液病，不要悲观，不可放弃；在我们国家，既有中医治疗，又有西医治疗，再加上患者有良好的心态，积极配合治疗，好生养护，战胜难治性血液病并非纸上谈兵、画饼充饥，治愈难治性血液病是大有希望的。

2. 充分发挥中医药独特优势，平稳安全有效治疗血液病 目前，血液病主要疗法有：病因疗法、支持疗法、化疗、放疗、干细胞移植、手术（切脾）、生物疗法、中医药治疗、中西医结合治疗。

多年来的医疗实践经验告诉我们，运用中医药治疗血液病具有独特优势。中医治疗总的指导思想是以人为本，以减轻病痛、顾护生存质量为首务，进而使患者能够健康生活，延长寿命。我以为，增加痛苦的治疗，或者是以新的病痛代替现症病痛的治疗是无为治疗，是患者和医生都不需要的。

根据血液病不同阶段的主要临床表现，血液系统疾病可归属于中医学的虚劳、血证、癥积、内伤发热、瘟毒发斑等证候。数千年来中医药治疗这些证候积累了丰富的经验，独具临床治疗优势。中医疗法适用于所有的血液病，尤以各类贫血、紫癜、白细胞减少症、粒细胞缺乏症、传染性单核细胞增多症、低增生性白血病、老年性白血病、化疗后毒副反应、干细胞移植排异反应、真性红细胞增多症、特发性血小板增多症等，更为突显中医药之优势。

（1）疗效可靠，稳定持久。中医治疗血液病因病、因人、因时制宜，辨病与辨证相结合，依据疾病的共性规律，顾全患者的个体特点，以人为本制定切合患者整体情况的最佳治疗方案，选择最切合病情的药物，既治疗疾病，又顾护人体正气，从而可以大大提高患者的生存质量，疗效相对持久稳定，可明显地减少输血、输血小板以至不需输血、输血小板而正常生活。

（2）药用安全，很少毒副反应。用治血液病的中药大多药性平和，可以长期服用，很少发生诸如恶心、呕吐、眩晕、脱发、骨髓抑制、免疫力低下等毒副反应。恰恰相反，中药可以消除或减轻化疗、放疗的毒副反应。中医治疗较少毒副反应的另一原因在于医生是按照"君臣佐使"的配伍原则遣方投药的，方中"佐使"之药就是调和诸药制约不良反应的，也就是制方之初即把用药安全放在了与治疗主病主症同等重要的位置，所以运用中药治病是平和安全的。

（3）治疗方便，费用低廉。服用中药简便易行，只要能将药物服下，即可发挥治疗作用，无复杂繁多的操作环节，无须多人参与帮助治疗，无须担心交叉感染，可免除经常打针及长期卧床之苦，不劳人烦，患者轻松，家人喜欢。一般地讲，中药制剂包括汤剂、丸剂、散剂、胶囊、膏剂、口服液、免煎配方颗粒、注射剂等，价格都相对低廉，工薪族家庭均能承受。由于多年来中药剂型在不断改革，更加方便临床应用。即令汤药也可制成软包装饮料样汤剂或免煎颗粒，上班、出差带上，可随时随地开包服用，确保正常治疗。

（4）中药能够选择性地诱导病态细胞逆转、凋亡。经现代药理研究证实，中药治疗血液病具有双向调节作用，不仅可以提高机体的免疫力，激发与增强骨髓的造血功能，一些中药尚能选择性地诱导白血病细胞凋亡，有的中药则能诱导病变细胞逆转为正常细胞。我国血液病治疗研究成果迭出，如亚砷酸治疗 M3 白血病、复方青黛片治疗慢性粒细胞白血病（CML）、冬凌草治疗急性髓细胞白血病（M2）等，均居世界领先水平。我们满怀信心地向世人宣告：中医药治疗血液病独具优势，前景广阔，形势喜人，人类终将战胜难治血液病。

3. 中西医结合治疗恶性血液病优势互补 中西医结合治疗用于恶性、难治性血液病更能突显中医和西医自身固有的优势。恶性血液病包括：白血病、淋巴瘤、骨髓瘤、骨髓增生异常综合征等，因为这些疾病有类似肿瘤的病理特征及临床表现，病情大多危重。恶性血液病的治疗主要是化疗，即选取对肿瘤细胞有毒性的一种或多种药物杀伤肿瘤细胞达到治疗目的，但化疗药物在杀灭肿瘤细胞的同时，对正常细胞也会带来伤害，致使出现多种多样的毒副反应，如恶心、呕吐、不欲食饮、脱发、骨髓抑制、脏器功能损害等。在患者体质虚弱、营养不良时，可以及经过长时多次反复化疗后或在病情缓解后，再继续使用化疗药物就会出现严重毒副反应。如果此时中医药介入治疗，则会避免或减轻此类毒副反应。

中医药是我国的传统医学，几千年的经验积淀使我们能从中选择出行之有效的治疗血液病的药物。中医理论认为，恶性血液病的病因病机为"邪毒"伤肾伤髓，根本原因在于"正气虚"，人体免疫功能低下，加之多种致病因素作用于机体，就会导致恶性血液病的发生。基于此，中医治疗采取"祛邪"和"扶正"两大基本原则辨证施治。疾病早期"邪气"盛强，当以"祛邪"为主，直折病势，常用药物有白花蛇舌草、半枝莲、蚤休、冬凌草、土茯苓、雄黄、青黛等，这类药物有杀伤肿瘤细胞、消除致病毒邪的作用。在化疗后或疾病后期，正气衰减，体质虚弱，抗邪能力低下，当以"扶正"为主，常用补益类药物如黄芪、人参、党参、当归、鸡血藤、熟地黄、何首乌、黄精、枸杞子、女贞子、补骨脂、菟丝子、巴戟天、肉苁蓉等，这类药物多有增强机体免疫力、清除残留微小病变的作用。另外，有些中药如贝母、天冬等，尚能激发已发生耐药性的化疗药物重新发挥治疗作用，确保化疗方案顺利实施。我们在恶性血液病的治疗中，早期采取西药化疗为主，中药为辅；在化疗间期、缓解期及疾病后期以中医辨证论治为主，其效果明显高于单纯西药化疗和单纯中医治疗，使很多恶性血液病患者得以长期带病生存和无病生存。中西医结合治疗恶性血液病可谓当代治疗的最佳选择，中西医结合治疗给血液病患者带来了光明的前景。

这里尚需强调的是，除了中西药物治疗外，休息是一种必需的最基本的治疗，食物是最好的药品，良好的心态是最好的康复保障。根据多年的医疗实践，临床治疗的基本原则和程序应该是：

①疗效与安全并重，勿论中医、西医，选择相对更有效更安全的疗法是明智之举，符合医疗初心；

②治疗程序：休息，食疗，药物治疗，能中不西，能吃药不打针，能肌内注射不静脉注射，能静脉注射不静脉滴注，能保守不手术，能药疗不移植；

③以人为本，生命第一，既不排中，也不斥西，疑难危重证候优选中西结合治疗。

4. 生活质量是判断疗效的金标准　疗效是检验医学的唯一的金标准。患者最关注最需要的就是疗效，作为医生我们应当千方百计首先把疗效搞上去。就目前的医疗水平而言，治疗部分血液病难以速效、高效。医患双方均需戒除浮躁之心，紧密配合，安心治疗，积极治疗，坚持治疗，功到自然成，即令不获痊愈，也可保命保康，提高生存质量。

长治才能久安。难治的血液病病程都长，即令治疗方药正确无误也很难速效，甚至还常常会有反复。疗效不满意就放弃治疗就是任由疾病发展，病情就会日重一日，终致殒命。有的患者对于病情的一时波动灰心丧气，以为治疗又如何，不同样是以死亡而告终吗？但是须知：治疗至少可以干扰和阻碍死亡的进程，至少可以减轻病痛。当然，过度治疗也会加速死亡。

疗效不能脱离医学初衷。人类生活中为什么会有医学，医学原创的初始目的是什么？答案显而易见：一是为了减轻以至消除各种致病因素强加给人们的各种痛苦，二是不至于因病因伤而很快毙命，尽可能地保全生命、延长生命。直白地说，医学是为了让人们的生存质量好些，让人们更健康、长寿。如果我们费尽心机耗费了许许多多的财力、物力，病情非但没有减轻反而加重了，生命非但没有延长反而很快死亡了，这种治疗则与医学原创初衷完全背道而驰，这种医疗不是我们需要的。这种治疗是不折不扣的"无为治疗"，多余的治疗。这种治疗，大治不如小治，小治不如不治，不治可生，治之反死。如是，干脆不治，是为不治而治；如是，可谓最佳选择，最佳治疗。

我们应该进行一番认真地思考，我们是否可将我们的认识和医疗行为回归到医学原创初衷上来：我们所实施的所有治疗能够减轻病痛，同时又能延长生命，这种治疗就可从继续进行，否则就断然停止，以免除这种无为治疗带给患者新的别样的或是更惨重的痛苦。

由此可以考虑三种情况：一是与医学初衷一致的就治下去，直至达到我们预想的目的；二是"与狼共舞"，与疾病共存；三是对于业已证明无论采取何种治疗都将增加患者痛苦的则不再予以治疗，不去触犯它的"神经"，保留人的一分正气使能继续与疾病抗争，直至终结自然病程。如是则更为人道，更具医学人文精神。带病生存同样是一种不错的明智的选择。

评判疗效的三条标准：一是生存质量，二是存活时间，三是检验指标。评判时应遵循"人本为主""人本为先"的理念，第一、二条为主，第三条为辅，是为重要参考。

在医疗实践中，多重因素都能影响治疗效果，大体可归纳为以下六个方面。

（1）医生修为：是否学验俱丰，是否德艺双馨，理论功底、实践经验、职业道德、诊疗技艺、选方、用药等所有治疗措施是否规范正确，是否能够与患者及其家属及时有效沟通，建立和谐医患关系，使患者及其家属积极密切配合治疗。

（2）药品的质与量：药材是否道地，药物采集、仓储、炮制、调配、剂量、煎煮、保存等是否合乎规范。

（3）患者素养：患者对待疾病与诊疗的心态，患者的文化素养、医药卫生知识、参与治疗的主观能动性（治疗参与度）、沟通能力、沟通状况、遵循医嘱的状况、配合治疗的状况、服药是否得法及时、自我关爱、自我调护、自身体质等情况与治疗效果都密切相关。

（4）调护与人文关怀：饮食、起居、生活照料、关爱、沟通等状况，医院、家庭、亲友、同事、单位、领导等社会诸多方面的非直接治疗因素与疗效密切相关。

（5）疾病本身：若病变为恶性、危重、罕见、新病种、病情复杂、治疗难度大等则疗效差，反之疗效要好些。

（6）医学水平：医学是一门实践性很强的学科，它是在与疾病不断地斗争中发展前进提升的，是一门永无止境的学科，致病因子愈来愈多，且不断变异变化，疾病也就更加复杂多端，人们的认知总是落后于疾病的发展变化，无认知、无实践就不可能降服变化多端的疾病，因而难取疗效是可想而知的事情。

疗效各不相同：同医不同效，同病不同效，同药不同效，同法不同效。人不同，所施药术作用病体后变化各不相同，故而疗效不尽相同，疗效有其个体特性是必然的。

时代在发展，科技在进步，血液病学科近些年来已有了飞跃的发展，全球范围内千千万万个患者在和难治性血液病拼搏着，千千万万个医生在征服血液病的征程中不停地探索前行着，相信在不久的将来，人类必将更好地征服难治性血液病。

中篇 传统良方

方1：独参汤

出处：《十药神书》。

组成：人参20~30克（去芦），加大枣5枚。

用法：水煎150毫升，随时细细服之，令患者熟睡一觉。

功效：补气固脱。

主治：主诸般失血与疮疡溃后，气血俱虚，面色苍白，恶寒发热，手足冷清，自汗或出冷汗，脉微细欲绝者。

方解：本方用一味人参大补元气，扶危救脱，单味应用，药简功专，为其处方特点。

现代临床应用：

（1）临床各科疾病凡证属于元气欲脱、诸虚垂危之证，均可以本方为基本方随症加味应用。

（2）血证治疗过程中出现元气欲脱、症情垂危之时可用本方。

方2：参附汤

出处：《正体类要》。

组成：人参4钱，附子（炮，去皮）3钱。

用法：水煎服，阳气脱陷者备用之。

功效：益气，回阳固脱。

主治：阳气暴脱证。症见手足逆冷，头晕喘促，面色苍白，大汗淋漓，脉微欲绝。

方解：方中重用甘温的人参，大补元气；附子为大辛大热之品，温壮肾阳。参附合用，上温心阳，下补命火，中助脾土，"能瞬息化气于乌有之乡，顷刻生阳于命门之内"，力专而效宏，作用迅速。

现代临床应用：

（1）本方是治疗阳衰至极，阳气暴脱证的代表方剂。凡临床上以四肢逆冷、脉微欲绝为主要表现者，即可使用本方治疗。

（2）本方现代常用于治疗休克、心力衰竭等属于阳气暴脱者。对于妇女暴崩，外伤及手术后大出血，外伤、他病而致血脱亡阳者，皆有良效。

方3：芪附汤

出处：《赤水玄珠》。

组成：黄芪30克（去芦，蜜炙），大附子10克（炮，去皮脐）。

用法：每服4钱，姜10片，水1盏，煎八分，食前温服。也可水煎服，剂量按比例酌定。

功效：温阳固表。

主治：阳虚自汗证。自汗不止，畏寒肢冷，肢体倦怠，舌淡、苔白，脉沉迟无力。

方解：方中用黄芪，大补肺脾元气而善能固护肌表；用附子辛热之品，温阳散寒。二药相伍温阳散寒、固护肌表，主治阳虚自汗。

现代临床应用：

（1）患临床血液病如失血性贫血、溶血性贫血、再生障碍性贫血、血小板减少性紫癜等血虚阳微重症者均可应用。

（2）临床各类肿瘤放疗、化疗后及各类慢性病后期证属气虚阳微重症可在本方基础上化裁应用。

方4：当归补血汤

出处：《内外伤辨惑论》。

组成：黄芪1两，当归2钱（酒洗）。

用法：上㕮咀，以水二盏，煎至一盏，去滓温服，空心食前服。也可水煎服。

功效：补气生血。

主治：血虚发热证。肌热面赤，烦渴欲饮，脉洪大而虚，重按无力。亦治妇人经期、产后血虚发热头痛，或疮疡溃后久不愈合者。

方解：方中重用黄芪，大补肺脾元气而善能固护肌表为君。张秉成云："盖此时阳气已去里而越表，恐一时固里不及，不得不从卫外以挽留之。"黄芪大补肺脾之气，以资气血生化之源。臣以当归，养血合营。二药相伍，一气一血，一阴一阳，以五倍量之黄芪为主，补正气而摄浮阳，使气旺血生，阳生阴长，虚热自除。本方乃补气生血之法，为治疗血虚发热证之代表方。

现代临床应用：

（1）各类贫血病如再生障碍性贫血、失血性贫血、溶血性贫血等均可以本方为基础方随证加味应用，其他类型血液病如过敏性紫癜、特发性血小板减少性紫癜、血友病等属血虚气弱证均可在本方基础上化裁应用。

（2）实体瘤放疗、化疗后气血亏虚发热者可用本方，也可根据证情加味应用。

方5：四君子汤

出处：《太平惠民和剂局方》。

组成：人参10克（去芦），白术、茯苓各9克（去皮），炙甘草6克。

用法：上为细末，每服2钱，水1盏，煎至七分，通口服，不拘时；入盐少许，白汤点亦得；也可水煎服。

功效：补气健脾。

主治：脾胃气虚证。气短乏力，语声低微，面色萎白，食少，便溏，舌淡、苔白，脉虚缓。

方解：方中以人参为君，甘温益气，大补脾胃之气。脾胃气虚，运化失常，故臣以白术，健脾燥湿，既助人参补脾胃之气，又增强脾之运化，以助后天生化之源。更以其苦燥之性，燥湿以利健脾，尤适脾之喜燥恶湿之性。脾主运化水湿，脾胃既虚，则湿浊易于停滞，故佐以茯苓，其味甘以健脾，淡以渗湿。炙甘草为佐使，既助参、术补中益气之力，又兼调和诸药。四药皆为甘温和缓之品，而呈君子中和之性，故以"君子"为名。本方为补气之基础方。

现代临床应用：本方为补气首方，凡脾虚气虚之证均可以此方作为基础方加味应用。血液病如过敏性紫癜、白血病、及各类贫血、骨髓抑制等气虚之证均可在此基础上加味应用。

方 6：四物汤

出处：《太平惠民和剂局方》。

组成：当归 10 克（去芦，酒浸炒），川芎 8 克，白芍 12 克，熟地黄 12 克（酒蒸）。

用法：上为粗末，每服 3 钱，水 1 盏半，煎至八分，去渣，空心食前热服。也可水煎服。

功效：补血调血。

主治：冲任虚损。月水不调，脐腹疼痛，崩中漏下。血瘕块硬，时发疼痛。妊娠胎动不安、血下不止。产后恶露不下，结生瘕聚，少腹坚痛，时作寒热。

方解：方中以当归补血、活血，熟地黄补血为主，川芎入血分理血中之气，白芍敛阴养血。故全方尽属血分药，组合得体，补血而不滞血，行血而不破血，补中有散，散中有收，故构成治血要剂，是为补血之基础方。

现代临床应用：

（1）血液病如过敏性紫癜、白血病、再生障碍性贫血，以及月经不调（功能性子宫出血等）、产后出血等属营血虚滞者均可应用。

（2）肺癌、胃癌、肝癌等实体瘤化疗、放疗后气血虚弱者均可以基础方伍以补气之品加减应用。

方 7：八珍汤

出处：《正体类要》。

组成：当归（酒拌）、党参、白芍、白术（炒）、茯苓、熟地黄（黄酒拌）各 3 钱，川芎 2 钱，炙甘草钱半，生姜 3 片，大枣 2 枚。

用法：水煎服，每日 1 剂，分 2 次温服。

功效：补益气血。

主治：气血两虚，面色苍白或萎黄，心悸怔忡，食欲不振，气短懒言，四肢倦怠，头晕目眩，舌淡、苔白，脉细弱或虚大无力等。

方解：本方由四物汤与四君子汤组成，具有双补气血的功效。四君子汤健脾益气，脾气旺盛方可很好运化水谷而生精血；四物汤乃生血养血祖方，是为补血最基本的处方，一方益气，一方补血，而达气血双补之功。更用生姜、大枣调和营卫，使气血互生互长。本方为常用基本的气血双补方剂。

现代临床应用：

（1）临床各科疾病凡证属气血虚弱者，均可以本方为基础方随证加减应用。

（2）各类贫血病如缺铁性贫血、再生障碍性贫血等可以本方为基础方随证加减，其他类型血液病如白血病、骨髓增生异常综合征、各类紫癜疾病辨证属气血虚弱者均可在本方基础上化裁应用。

方 8：十全大补汤

出处：《太平惠民和剂局方》。

组成：人参 6 克，肉桂 3 克（去粗皮，不见火），川芎 6 克，地黄 12 克（洗，酒蒸，焙），茯苓 9 克（焙），白术 9 克（焙），炙甘草 3 克，黄芪 12 克（去芦），当归 9 克（洗，去芦），白芍 9 克。

用法：上为细末，每服 2 大钱，用水 1 盏，加生姜 3 片，大枣 2 枚，同煎至七分，不拘时候温服。也可水煎服。

功效：温补气血。

主治：气血不足证。饮食减少，久病体虚，脚膝无力，面色萎黄，精神倦怠，以及疮疡不敛，妇女崩漏。

方解：本方为八珍汤加黄芪、肉桂，增强补气温阳之力，使阳生阴长，治疗气血俱虚而偏寒者。

现代临床应用：

（1）临床血液病，如再生障碍性贫血、缺铁性贫血、巨幼细胞性贫血、地中海贫血、溶血性贫血、肾性贫血、慢性病贫血、骨髓抑制等，均可以本方为基础化裁应用。

（2）临床可应用于各类肿瘤，例如：抑制肝癌肿瘤的生长，减轻肺小细胞肺癌化疗的副作用，减少化疗所致的骨髓抑制，改善消化道肿瘤恶病质患者的食欲并增强免疫等。

方 9：人参养营汤

出处：《太平惠民和剂局方》。

组成：白芍 3 两，当归 1 两，陈皮 2 两，黄芪 1 两，桂心（去粗皮）1 两，人参1两，白术（煨）1两，炙甘草1两，熟地黄（黄制）7钱半，五味子7钱半，茯苓7钱半，远志（炒、去心）半两。

用法：上剉散，每服4钱，水1.5盏，加生姜3片，大枣2枚，煎至七分，去滓温服。遗精便泄，加龙骨1两。咳嗽加阿胶，甚妙。也可水煎服。

功效：益气补血，养心安神。

主治：劳积虚损，呼吸少气，行动喘息，心虚惊悸，咽干唇燥等。

方解：本方为十全大补汤加减而成，功能温补气血，加五味子、远志、桂心以养心安神，用于治疗气血亏虚、心神不宁。

现代临床应用：

（1）临床血液病如缺铁性贫血、再生障碍性贫血、血小板减少性紫癜等均可以本方为基础随证加减应用。

（2）临床可用于各类肿瘤放疗、化疗后气血亏虚证，对肺癌、乳腺癌等的化疗有减毒增效之功。

方10：归脾汤

出处：《重订严氏济生方》。

组成：白术，茯神（去木），黄芪（去芦），龙眼肉，酸枣仁（炒，去壳），各1两；人参、木香（不见火）各0.5两；炙甘草2.5钱；当归1钱；远志1钱。

用法：上㕮咀，每服4钱，水1.5盏，加生姜5片，大枣1枚，煎至七分，去滓温服，不拘时候。也可水煎服。

功效：益气补血，健脾养心。

主治：

（1）心脾气血两虚证。心悸怔忡，健忘失眠，气短乏力，食少，面色萎黄，舌淡、苔薄白，脉细弱。

（2）脾不统血证。妇女崩漏，月经超前，量多色淡，或淋漓不止；便血；皮下紫癜；舌淡，脉细。

方解：方中黄芪甘温，补脾益气；龙眼肉甘平，既补脾气，又养心血，共为君药。人参、白术皆为补脾益气之要药，与黄芪相伍，补脾益气之功颇彰；当归补血养心，酸枣仁宁心安神，二药与龙眼肉相伍，补心血，安神志之力更强，均为臣药。佐以茯神养心安神；远志宁神益智；更佐理气醒脾之木香，与诸补气养血药相伍，补而不滞。炙甘草补益心脾之气，并调和诸药，用为佐使。引用生姜、大枣，调和脾胃，以资化源。本方为治心脾两虚，气血不足证之常用方。

现代临床应用：

（1）临床各类血液病如再生障碍性贫血、慢性病贫血、白细胞减少症、特发性免疫性血小板减少性紫癜、骨髓增生异常综合征等证属心脾两虚，均可以本方为基础方随证加减应用。

（2）临床应用于各类肿瘤放疗、化疗后，如乳腺癌化疗后骨髓抑制、肝癌TACE 术后、原发性肺癌等晚期癌症慢性消耗之证。

方 11：补中益气汤

出处：《脾胃论》。

组成：黄芪（病甚、劳役热甚者 1 钱）5 分，炙甘草 5 分，人参（去芦）3分，当归身（酒焙干或晒干）2 分，陈皮（不去白）2 分或 3 分，升麻 2 分或 3分，柴胡 2 分或 3 分，白术 3 分。

用法：上㕮咀，都作一服，水 2 盏，煎至 1 盏，去滓，食远，稍热服。也可水煎服。

功效：补中益气，升阳举陷。

主治：

（1）脾胃气虚证。少气懒言，体倦肢软，饮食减少，面色㿠白，大便稀薄，脉虚软。

（2）气虚下陷证。脱肛，子宫脱垂，久泻，久痢，崩漏，气短乏力，舌淡，脉虚。

（3）气虚发热证。身热，自汗，渴喜热饮，气短乏力，舌淡，脉虚大无力。

方解：方中重用黄芪为君，其性甘温，入脾、肺经，补中气、固表气，且升阳举陷。臣以人参，大补元气；炙甘草补脾和中，君臣相伍。三药相配，既可大补一身之气，又可甘温除热。佐以白术补气健脾，助脾运化，以资气血生化之源；其气既虚，营血易亏，故佐用当归以补养气血；陈皮理气和胃，使诸药补而不滞。更加升麻、柴胡为佐使，升阳举陷，与人参、黄芪配伍，可升提下陷之中气。本方为治气虚发热及脾虚气陷证之代表方。

现代临床应用：

（1）各类贫血病如再生障碍性贫血、失血性贫血、缺铁性贫血等辨证为中气不足、气虚下陷或气血虚弱而发热者，均可以本方为基础加减应用。

（2）各类肿瘤晚期如非小细胞肺癌、直肠癌、胃癌等中气不足，倦怠乏力均可应用。

方 12：参茸丸

出处：《全国中药成药处方集》。

组成：熟地黄 1 两，龟板 8 钱，山药 8 钱，当归身 8 钱，益智仁 5 钱，茯神 5 钱，元肉 5 钱，茅术 5 钱，牛膝 5 钱，故纸 5 钱，枸杞子 5 钱，辰砂 5 钱，远志 3 钱，焦栀 3 钱，草梢 3 钱，酒柏 3 钱，柏仁 3 钱，枣仁 3 钱，酒母 3 钱，山参 3 钱，鹿茸 3 钱，琥珀 2 钱，贡桂 2 钱，盐砂 2 钱。

用法：上为细末，炼蜜为小丸，如梧桐子大。每服 2 钱，早晚空服，白水送下。

功效：滋阴补肾，益精助阳，补气养血。

主治：气血衰弱，体弱神倦，气短乏力，腰膝酸痛，怔忡健忘，自汗晕眩，失眠惊悸，消化不良，溏泄清白，肾虚阳痿，遗精滑精。

方解：本方气血阴阳同补，以鹿茸补肾补阳，熟地黄、龟板、当归、枸杞子、元肉滋阴养血，人参、山药等补气健脾，益智仁、故纸、牛膝等补肾填精，黄柏、知母、琥珀、辰砂等清热镇静安神等，集补气、健脾、滋阴助阳、安神定志、活血通淋等作用于一身，而具滋阴补肾、益精助阳、补气养血之功。

现代临床应用：各类疾病证属精血亏虚、肾阳不足者均可加减应用，有效治疗再生障碍性贫血，尤其肾阳虚型者，以及男子阳痿早泄、女子宫寒不孕等。

方 13：左归丸

出处：《景岳全书》。

组成：大怀熟地黄 8 两，山药 4 两（炒），枸杞子 4 两，山茱萸 4 两，川牛膝 3 两（酒蒸），菟丝子 4 两（制），鹿胶 4 两（敲碎，炒珠），龟胶 4 两（切碎，炒珠，无火者，不必用）。

用法：上先将熟地黄蒸烂杵膏，加蜜炼丸，桐子大，每食前，用滚汤或淡盐汤送下百余丸。也可制为蜜丸，每丸约重 15 克，早、晚空腹时各服 1 丸，淡盐汤送下。当今多做浓缩水蜜丸如梧桐子大，每服 8~10 粒，1 日 3 服。也做汤剂煎服。

功效：滋阴补肾，填精益髓。

主治：真阴不足证。头目眩晕，腰酸腿软，遗精滑泄，自汗盗汗，口燥咽干，渴欲饮水，舌光、少苔，脉细。

方解：方中重用熟地黄滋肾以填真阴，枸杞子益精明目，山茱萸涩精敛汗。龟鹿二胶，为血肉有情之品，鹿胶偏于补阳，龟胶偏于滋阴，两胶合力，沟通任督二脉，益精填髓，有"阳中求阴"之义。菟丝子配牛膝，强腰膝，健筋骨。山药补益脾肾，共收滋肾填阴、育阴潜阳之效。

现代临床应用：

（1）临床应用于各类血液病如治疗贫血，补肾以生血。治疗再生障碍性贫血疗效显著，且可减轻药物毒副作用。左归丸加味可用于治疗原发性血小板减少性紫癜、功能性子宫出血等。

（2）临床应用于各类肿瘤患者放疗、化疗后的骨髓抑制，如抗乳腺癌骨转移、骨质破坏、骨髓抑制；左归丸加黄芪可增强化疗对肿瘤的抑制作用。

方 14：右归丸

出处：《景岳全书》。

组成：熟地黄 8 两，山药 4 两（炒），山茱萸 3 两（微炒），枸杞子 4 两（微炒），菟丝子 4 两（制），鹿角胶 4 两（炒珠），杜仲 4 两（姜汁炒），肉桂 2 两（渐可加至 4 两），当归 3 两，制附子 2 两（渐可加至五六两）。

用法：将熟地黄蒸烂杵膏，余为细末，加蜜炼丸，如弹子大。每嚼服二三丸，以滚白汤送下。也可蜜丸，每服 9 克。亦可作汤剂煎服。

功效：温补肾阳，填精益髓。

主治：肾阳不足，命门火衰证。年老或久病气衰神疲，畏寒肢冷，腰膝软弱，阳痿遗精，或阳衰无子，或饮食减少，或大便不实，或小便自遗，舌淡、苔白，脉沉而迟。

方解：方中附子、肉桂温壮元阳，鹿角胶温肾阳、益精血，共为君药。熟地黄、山萸肉、枸杞子、山药滋阴益肾、填精补髓，并养肝补脾，亦取"阴中求阳"之义，共为臣药。佐以菟丝子、杜仲补肝肾、强腰膝。当归养血补肝，与补肾之品相合共补精血。集诸补药于一方，"益火之源，以培右肾之元阳"，本方为治命门火衰之常用方。

现代临床应用：

（1）本方补肾生血，临床应用于各类贫血，治疗再生障碍性贫血疗效显著。

（2）临床应用于各类肿瘤患者放疗、化疗后的骨质破坏、骨髓抑制；另外，本方可增强化疗对肿瘤的抑制作用，提高免疫力。

方 15：金匮肾气丸

出处：《金匮要略》。

组成：干地黄 8 两，山药、山茱萸各 4 两，泽泻、茯苓、牡丹皮各 3 两，桂枝、炮附子各 1 两。

用法：为末，炼蜜为小丸，每次服 3 钱，每日 1~2 次，开水或淡盐汤送下。也可做浓缩水蜜丸如梧桐子大，每服 8~10 粒，每日 3 服。也做汤剂煎服，用量按原方比例酌减。

功效：温补肾阳，化气行水。

主治：治肾阳不足而致的腰酸脚软，半身以下常有冷感，少腹拘急，小便不利（或小便反多），脉虚弱，以及脚气、痰饮、消渴、转胞等症。

方解：地黄滋肾填精；山茱萸养肝涩精；山药、茯苓健脾渗湿；泽泻泄肾中水邪；牡丹皮清肝胆相火；桂枝、炮附子温补命门真火，引火以归元。诸药合用，共有温补肾阳之效。

现代临床应用：

（1）可用于血液病如再生障碍性贫血、慢性病贫血、骨髓增生异常综合征等辨证属肾阳虚者。

（2）可用于慢性肾炎、不孕不育、遗尿，以及性神经衰弱、冠心病心律失常、糖尿病、高血压病等肾阳不足者。

方 16：泰山磐石散

出处：《景岳全书》。

组成：人参、黄芪、当归、川续断、黄芩各 1 钱，白芍药、熟地黄各 8 分，白术 2 钱，砂仁、炙甘草各 5 分，糯米一撮。

用法：水煎服，每日 1 剂，分 2 次温服。

功效：补气健脾，养血安胎。

主治：妇人妊娠气血两虚，胎动不安，面色淡白，倦怠无力，不思饮食，舌淡，脉浮滑无力（或沉弱），或屡有堕胎之患者。

方解：本方所治胎动不安、堕胎是由气血两虚，不能营养胎元，冲任不固所致。治宜补气健脾，养血安胎为主，兼佐以固肾、调气之品。方中用八珍汤去茯苓加黄芪双补气血以养胎元，续断补益肝肾而固胎元，砂仁调气以安胎，糯米补养脾胃，黄芩与白术同用是为安胎要药。诸药合用，气血调和，冲任得固，而使胎动不安者得安，胎欲堕者可固。腰酸痛较明显者，加杜仲、菟丝子以补肝肾。

现代临床应用：除用于气血两虚胎动不安或屡有堕胎之虞者，可用于慢性再生障碍性贫血患者强烈要求生育而已怀孕者。

方17：香砂六君子汤

出处：《医方集解》。

组成：人参10克（去芦），白术9克，茯苓9克（去皮），甘草6克（炙），陈皮9克，半夏12克，木香6克，砂仁6克。

用法：水煎服，每日1剂，分2次温服。

功效：健脾和胃，理气止痛。

主治：脾胃气虚，寒湿滞于中焦。纳呆，嗳气，脘腹胀满或疼痛，呕吐泄泻等症。

方解：方中以人参为君，甘温大补元气，健脾养胃；以白术为臣，苦温健脾燥湿；佐以茯苓，甘淡渗湿健脾。茯苓、白术合用，健脾除湿之功更强，促其运化；木香辛、苦、温，行气止痛、健脾消食；砂仁辛温，芳香理气行滞，降中有升；甘草甘温调中。全方乃以六君子汤健脾益气，加木香、砂仁理气止痛。

现代临床应用：大凡血液病证属于脾胃气虚型均可应用，并常用于血液病及各类肿瘤放疗、化疗后恶心、呕吐、厌食等胃肠道反应，有助于提高患者免疫力。

方18：参苓白术散

出处：《太平惠民和剂局方》。

组成：莲子肉500克（去皮），薏苡仁500克，缩砂仁500克，桔梗500克（炒令深黄色），白扁豆750克（姜汁浸，去皮微炒），白茯苓1 000克，人参1 000克（去芦），甘草1 000克（炒），白术1 000克，山药1 000克。

用法：上为细末，每服2钱，枣汤调下，小儿量随年龄酌减。也可为散剂，也可作汤剂煎服。

功效：益气健脾，渗湿止泻。

主治：脾胃虚弱。食少，便溏，或泻，或吐，四肢乏力，形体消瘦，胸脘闷胀，面色萎黄，舌苔白、质淡红，脉细缓或虚缓。

方解：本方以四君平补脾胃之气为主，配以扁豆、薏苡仁、山药之甘淡，莲子之甘涩，辅助白术，既可健脾，又能渗湿而止泻。加砂仁之辛温芳香醒脾，佐四君更能促中州运化，使上下气机贯通，吐泻可止。桔梗为手太阴肺经引经药，配入本方，如舟楫载药上行，达于上焦以益肺。本方证而兼见肺气虚，久咳痰多者，亦颇相宜，此即培土生金法的运用。

现代临床应用：

（1）各类疾病证属脾胃气虚型均可加减应用，临床用于各类贫血如失血性贫血、缺铁性贫血等见脾虚泻泄者尤宜。

（2）临床应用于各类肿瘤放疗、化疗后，可提高机体免疫力，减轻结直肠癌术后的毒副作用，有效控制卵巢癌相关腹水；降低宫颈癌等肿瘤组织缺氧的程度，从而提高同期放化疗疗效；提高进展期胃癌患者的生活质量，降低化疗副作用；明显缓解肺癌骨转移患者的临床症状。

方 19：保 和 丸

出处：《丹溪心法》。

组成：山楂 6 两，六曲 2 两，半夏、茯苓各 3 两，陈皮、连翘、莱菔子各 1 两（一方有麦芽）。

用法：共为末，糊丸，每服 0.5~3 钱，开水或炒麦芽汤送下。若作汤剂，各药用量按原方比例酌减。

功效：消积和胃，清热利湿。

主治：食积停滞。症见胸脘痞满，腹胀时痛，嗳腐厌食，或大便不调，食疟下痢，舌苔厚腻而黄，脉滑。

方解：方中山楂、莱菔子、六曲均善于消食，山楂长于消肉食油腻；莱菔子长于消麦面之积，更兼豁痰下气、宽畅胸膈；六曲长于消酒食陈腐之积。根据所伤饮食的不同，可确定主药和辅药。半夏、陈皮、茯苓行气化滞，和胃利湿，连翘散结清热，均为佐使。各药合用，而为消积和胃，清热利湿的方剂。

现代临床应用：饮食不节伤食而致消化不良，血液病放疗、化疗后食少纳呆、食滞不化者宜用。

方 20：竹叶石膏汤

出处：《伤寒论》。

组成：竹叶 2 把，石膏 1 斤，半夏半升（洗），人参 1 两，麦冬 1 升（去心），甘草 2 两（炙），粳米半升。

用法：上七味，以水一斗，煮取六升，去滓，内粳米，煮半熟，汤成去米，温服一升，日三服。也可水煎服，每日 3 服。

功效：清热生津，益气和胃。

主治：热病气阴两伤，或热病后余热未尽，症见身热汗出，烦渴欲呕，舌红而干，脉虚数。

方解：本方即白虎汤去知母，加竹叶、制半夏、人参、麦冬而成。人参、麦冬益气养阴，制半夏降逆止呕，甘草、粳米和胃养胃，竹叶清热除烦使余热由小便出，如此加味化裁使大寒之剂的白虎汤变为清养之剂，故凡在热病过程中出现气阴两伤的证候，均可应用。

现代临床应用：热病后期气阴两伤，胃有虚热食欲不振者；血液病放疗、化疗后气阴两伤，低热烦渴欲呕，纳呆食少，舌红，少津者宜用。

方 21：旋覆代赭汤

出处：《伤寒论》。

组成：旋覆花 3 两，人参 2 两，生姜 5 两，代赭石 1 两，炙甘草 3 两，半夏（洗）半升，大枣 12 枚，擘 4 枚。

用法：以水 1 斗，煮取 6 升，去滓再煎，取 3 升，温服 1 升，每日 3 服。也可水煎服。

功效：降逆化痰，益气和胃。

主治：胃虚痰阻气逆证。胃脘痞闷或胀满，按之不痛，频频嗳气，或见纳差、呃逆、恶心，甚或呕吐，舌苔白腻，脉缓或滑。

方解：方中旋覆花性温而能下气消痰，降逆止嗳，是为君药。代赭石质重而沉降，善镇冲逆，但味苦气寒，故用量稍小为臣药。

生姜于本方用量独重，寓意有三：一为和胃降逆以增止呕之效，二为宣散水气以助祛痰之功，三可制约代赭石的寒凉之性，使其镇降气逆而不伐胃。半夏辛温，祛痰散结，降逆和胃，并为臣药。人参、炙甘草、大枣益脾胃，补气虚，扶助己伤之中气，为佐使之用。诸药配合，共成降逆化痰，益气和胃之剂，使痰涎得消，逆气得平，中虚得复，则心下之痞硬除而嗳气、呕呃可止。后世用治胃气虚寒之反胃、呕吐涎沫。中焦虚痞而善嗳气者，亦取本方益气和胃，降逆化痰之功。

现代临床应用：本方常用于胃神经官能症、胃扩张、慢性胃炎、胃及十二指肠溃疡、幽门不完全性梗阻、神经性呃逆、膈肌痉挛等属胃虚痰阻者。在血液病用于化疗后脾胃虚弱、胃气上逆所致呕吐、呃逆。

方 22：陈皮竹茹汤

出处：《金匮要略》。

组成：陈皮3钱（2斤），竹茹4钱（2升），大枣5枚，生姜4钱（半斤），甘草2钱（5两），党参4钱（1两）。

用法：水煎，每日3服。也可水煎服。

功效：益气清热，降逆止呕。

主治：久病体弱，或胃虚有热，气逆不降所致的呃逆或呕逆，舌嫩红，脉虚数。

方解：本方立法在于清补降逆，而以降逆为主，使气顺、热清，胃得和降，则呃逆、呕逆自止。方中陈皮理气和胃、降逆止呕，竹茹清胃热、止呕逆，两味为君药。党参益气和胃，与陈皮合用，可增强理气补虚的作用；生姜和胃止呕，与竹茹配伍，可增强降逆止呕的功效，均为臣药。甘草、大枣益气和胃为佐使。诸药合用，具有益胃气、清胃热、降胃逆的作用。本方清而不寒，补而不滞。

若兼胃阴不足，症见口渴，干呕，呃逆，食少，舌红、苔少而干，脉细数者，可予本方加入麦冬、石斛、芦根、枇杷叶等以滋养胃阴，降逆止呕。

现代临床应用：本方常用于急慢性胃炎、重症肝炎、顽固性呕吐、膈肌痉挛、胃及十二指肠溃疡、肾功能衰竭等病属胃虚夹热呃逆证者。用于血液病放疗、化疗后胃虚有热，气逆不降所致的呕吐、呃逆。

方 23：银翘散

出处：《温病条辨》。

组成：连翘、银花各 1 两，苦桔梗、薄荷、牛蒡子各 6 钱，竹叶、荆芥穗各 4 钱，生甘草、淡豆豉各 5 钱。

用法：共杵为散，每服 6 钱，鲜苇根汤煎，香气大出，即取服，勿过煮。也可水煎服。

功效：辛凉透表，清热解毒。

主治：温病初起。发热无汗，或有汗不畅，微恶风寒，头痛口渴，咳嗽咽痛，舌尖红，苔薄白或微黄，脉浮数。

方解：银花、连翘既有辛凉透邪、清热之功，又芳香辟秽解毒。薄荷、牛蒡子辛凉之性疏风清热而利咽喉。荆芥穗、淡豆豉辛温之性助君药开皮毛而逐邪，芳香辟秽。竹叶清上焦热，佐芦根清热生津，桔梗宣肺止咳。甘草既可调和诸药，护胃安中，又可合桔梗清利咽喉。本方谨遵《黄帝内经》"风淫于内，治以辛凉，佐以苦甘；热淫于内，治以咸寒，佐以甘苦"之旨。

现代临床应用：

（1）用于血液病如过敏性紫癜、血小板减少性紫癜、传染性单核细胞增多症、急性再生障碍性贫血、急性白血病初期等辨证属风热、热毒证候者。

（2）用于流行性感冒、急性扁桃体炎、麻疹初起，以及乙脑、流脑、腮腺炎等初起属卫分风热证候者。

方 24：白虎汤

出处：《伤寒论》。

组成：石膏碎 1 斤（50 克），知母 6 两（18 克），炙甘草 2 两（6 克），粳米 6 合（9 克）。

用法：上四味，以水 1 斗，煮米熟汤成，去滓，温服 1 升，每日 3 服。

功效：清热生津。

主治：阳明气分热盛证。壮热面赤，烦渴引饮，汗出恶热，脉洪大有力。

方解：本方证是由伤寒化热内传阳明之经，或温病邪传气分所致，即阳明气分热盛证。里热炽盛，向外熏蒸，迫津外泄，故见壮热面赤，汗出恶热；热灼津伤，则烦渴引饮；脉洪大为里热炽盛之象。治宜直清里热，除烦生津。方中石膏辛甘大寒，善于清解阳明经热邪，透热出表，除烦止渴，故重用为君药。知母苦寒质润，苦寒可助石膏清泄肺胃实热，质润能滋阴润燥以救阴，为臣药。君臣相须为用，既可大清气分之热，又能滋阴生津，功效倍增。炙甘草、粳米益胃和中，并防石膏、知母大寒伤胃，为佐使药。四药合用，使热邪得清，津液得复，诸证自愈。白虎为西方金神，此方以其命名，比喻其清热之力浩大。

现代临床应用：

（1）本方为治疗阳明气分热盛证的代表方。临床以大热、大渴、大汗、脉洪大为辨证要点。

（2）现代本方常用于治疗感染性疾病，如大叶性肺炎、流行性乙型脑炎、流行性出血热、牙龈炎，以及小儿夏季热、糖尿病等属气分热盛者。

（3）在血液病方面，加银花、连翘等组成银翘白虎汤，应用于骨髓增生异常综合征、传染性单核细胞增多症、白血病之发热及其他血液病合并感染邪热炽盛阶段。

方 25：羚犀白虎汤

出处：《温热经纬》。

组成：石膏、知母、炙甘草、粳米、羚羊角、犀角（用水牛角代替）。

用法：每日 1 剂，水煎，分 2 次服。

功效：清营凉血，清热除烦。

主治：温热病，气血两燔。见高热烦渴，神昏谵语，抽搐等症。

方解：石膏、知母、炙甘草、粳米原为白虎汤，治疗外感热病阳明经大热、大渴之证，加羚羊角、水牛角清肝、心二经邪热，肝者藏血，心者主血，肝心之热得清则血分邪热即清，诸药合用则可清营凉血而治气血两燔之证。

现代临床应用：用于发热性疾病高热不退者，血液病发热心烦且见血证者。

方 26：柴葛解肌汤

出处：《伤寒六书》。

组成：柴胡 12 克，干葛 9 克，甘草 3 克，黄芩 9 克，羌活 6 克，白芷 6 克，芍药 6 克，桔梗 6 克，石膏 3 克。

用法：水 2 盅，加生姜 3 片，大枣 2 枚，槌法加石膏末 3 克，煎之热服。也可加生姜 3 片，大枣 2 枚，石膏 12 克，水煎温服。

功效：解肌清热。

主治：外感风寒，郁而化热证。恶寒渐轻，身热增盛，无汗头痛，目疼鼻干，心烦不眠，咽干耳聋，眼眶痛，舌苔薄黄，脉浮微洪。

方解：本方以解肌清热为主，证属三阳合病。方以葛根、柴胡为君。葛根味辛性凉，辛能外透肌热，凉能内清郁热；柴胡味辛性寒，既为"解肌要药"，且有疏畅气机之功，又可助葛根外透郁热。羌活、白芷助君药辛散发表，并止诸痛；黄芩、石膏清泄里热，四药俱为臣药。其中葛根配白芷、石膏，清透阳明之邪热；柴胡配黄芩，透解少阳之邪热；羌活发散太阳之风寒。如此配合，三阳兼治，并治阳明为主。桔梗宣畅肺气以利解表；白芍、大枣敛阴养血，防止疏散太过而伤阴；生姜发散风寒，四者均为佐药。甘草调和诸药而为使药。诸药相配，共成辛凉解肌，兼清里热之剂。

现代临床应用：

（1）各种血液病中常应用于合并感染之中等以上发热。

（2）临床常用于治疗感冒、流行性感冒、牙龈炎、急性结膜炎等属外感风寒、邪郁化热者。

方 27：小柴胡汤

出处：《伤寒论》。

组成：柴胡 30 克，黄芩、人参、半夏、甘草（炙）、生姜（切）各 9 克，大枣（擘）4 枚。

用法：上七味，以水 1 斗 2 升，煮取 6 升，去滓，再煎，取 3 升，温服 1 升，每日 3 服。也可水煎服。

功效：和解少阳。

主治：

（1）伤寒少阳病，邪在半表半里，症见往来寒热，胸胁苦满，默默不欲饮食，心烦喜呕，口苦，咽干，目眩，舌苔薄白，脉弦者。

（2）妇人伤寒，热入血室。经水适断，寒热发作有时。

（3）疟疾、黄疸等内伤杂病而见以上少阳病证者。

方解：本方治疗以和解少阳为主。少阳经病表现为三焦经及胆经的病证。少阳病证，邪不在表，也不在里，汗、吐、下三法均不适宜，只有采用和解方法。本方中柴胡苦平，入肝胆经，透解邪热，疏达经气；黄芩清泄邪热；法夏和胃降逆；人参、炙甘草扶助正气，抵抗病邪；生姜、大枣和胃气，生津。用以本方，可使邪气得解，少阳得和，上焦得通，津液得下，胃气得和，有汗出热解之功效。

现代临床应用：

（1）血液病有发热者，结合血液本病辨证，加用小柴胡汤治其发热。

（2）临床常用于感冒、流行性感冒、疟疾、慢性肝炎、肝硬化、急慢性胆囊炎、胆结石、急性胰腺炎、胸膜炎、中耳炎等而见少阳证者。

方 28：柴胡达原饮

出处：《通俗伤寒论》。

组成：槟榔、厚朴、草果、柴胡、黄芩、甘草、枳壳、青皮、桔梗、荷叶梗。

用法：水煎服，每日1剂，分2次服。

功效：疏肝解郁，行气化湿祛痰。

主治：痰湿阻于膜原，胸膈痞满，心烦懊憹，头眩口腻，咳痰不爽，间日发疟，舌苔粗如积粉，扪之糙涩。

方解：方中厚朴除湿散满、化痰下气，草果辛香辟秽、燥湿止呕、宣透伏邪，槟榔行气破结，三药气味辛烈，能直达膜原，逐邪外出，共为主药。柴胡、黄芩、转枢少阳枢机而除寒热，枳壳、青皮疏肝理气，桔梗、荷叶梗清上透邪，甘草调和诸药为辅。各药合用，使秽浊得化，热邪得清，邪去病解。

现代临床应用：外感热病，寒热交作，胸膈痞满，舌苔厚腻，不能食者；血液病发热，胸膈痞满，呕恶纳呆，舌苔厚腻者宜用本方治之。

方 29：五味消毒饮

出处：《医宗金鉴》。

组成：金银花15克，野菊花6克，蒲公英6克，紫花地丁6克，紫背天葵子6克。

用法：水1盅，煎8分，加无灰酒半盅，再滚二三沸时，热服，被盖出汗为度。

功效：清热解毒，消散疔疮。

主治：疔疮初起。发热恶寒，疮形如粟，坚硬根深，状如铁钉，以及痈疡疖肿，红肿热痛，舌红、苔黄，脉数。

方解：本证多由热毒壅滞于肌肤所致，治疗以清热解毒，消散疔疮为主。方中金银花、野菊花，清热解毒散结。金银花入肺胃，可解中上焦之热毒；野菊花入肝经，专清肝胆之火，二药相配，善清气分热结。蒲公英、紫花地丁均具清热解毒之功，为痈疮疔毒之要药。蒲公英兼能利水通淋，泻下焦之湿热，与紫花地丁相配，善清血分之热结。紫背天葵子能入三焦，善除三焦之火。

现代临床应用：

（1）血液病中，常用于合并感染、疮疖、肛周脓肿，用于清热解毒。

（2）临床常用于急性乳腺炎、蜂窝组织炎等外科急性感染，急性泌尿系感染、胆囊炎、肺炎、流行性乙型脑炎等性传染病具有热毒证候者。

方30：仙方活命饮

出处：《外科发挥》。

组成：穿山甲（炙）、白芷、天花粉、皂角刺（炒）、归尾、甘草、赤芍、乳香、没药、防风、贝母各1钱，陈皮、银花各3钱。

用法：水煎服，或水酒各半煎服。本方用于疮痈红肿热痛之时，除内服外，药渣可捣烂调蜜糖局部外敷。

功效：清热解毒，消肿排脓，活血止痛。

主治：疮疡肿毒初起，局部红肿热痛，或身热微恶寒，舌苔薄白或微黄，脉数有力，属于阳证者。

方解：方中主以银花，清热解毒，为治痈疮要药。辅以防风、白芷祛风，除湿，排脓以消肿；归尾、赤芍、乳香、没药活血散瘀以止痛。佐贝母、花粉清化热痰以散结，陈皮理气行滞以消胀。使以穿山甲、皂角刺穿透经络直达病所，以溃脓消肿；甘草清热解毒。合而用之，则有清热解毒、消肿排脓、活血止痛的作用。本方以酒煎服，乃因酒性善走，能使诸药直达病所。不会饮酒之人，可用清水煎服。凡痈疮肿毒，属于阳证而体实者，本方均可使用。脓未成者，服之可促使消散；脓已成者，服之可促使外溃。临床运用，银花宜重用；若肿块范围不大不深，可减去穿山甲、皂角刺；痛不甚者，减乳香或没药；红肿痛甚者，减辛温之白芷、陈皮，加蒲公英、野菊花以加强清热解毒作用；血热甚加丹参、牡丹皮以清热凉血；便秘加芒硝、大黄以泻下通便。

现代临床应用：外科热证实证皆可用之，诸如疖痈、乳腺炎、急性扁桃体炎、扁桃体周围脓肿、麦粒肿、阑尾炎、盆腔炎、肛周脓肿、肛瘘术后、银屑病等；血液病见有外科感染属阳热实证者当用，恶性血液病白血病细胞浸润肌肤，发为肿块并见感染红肿热痛，溃或不溃者，均宜服用。

方 31：黄连解毒汤

出处：《肘后备急方》。

组成：黄连9克，黄芩6克，黄柏6克，栀子9克。

用法：上四味，切，以水6升，煮取2升，每日2服。也可水煎服。

功效：泻火解毒。

主治：三焦火毒证。大热烦躁，口燥咽干，错语不眠；或热病吐血、衄血；或热甚发斑；或身热下利；或湿热黄疸；或外科痈疡疔毒。小便黄赤，舌红、苔黄，脉数有力。

方解：本证多由火毒充斥三焦所致。治疗以泻火解毒为主。火毒炽盛，上扰神明，故见烦热谵语；血热妄行，故为吐血；血溢肌肤，故见发斑；热盛伤津，故见口燥咽干；舌红、少苔，脉数有力为热毒炽盛之症。方中黄连清泻心火，兼泻中焦之火，为君药。黄芩泻上焦之火，为臣药。黄柏泻下焦之火；栀子泻三焦之火，导热下行，引邪热从小便而出。二者为佐药。

现代临床应用：

（1）临床常用于血液病合并感染发热辨证属热毒炽盛者。

（2）临床常用于类白血病反应，邪热充斥全身，内而脏腑，外而肌肤，三焦之上、中、下均见热象者。

（3）临床常用于败血症、脓毒血症、痢疾、肺炎、泌尿系感染、流行性脑脊髓膜炎、乙型脑炎等属热毒为患者。

方 32：清营汤

出处：《温病条辨》。

组成：犀角3克（水牛角30克代之），生地黄15克，玄参9克，竹叶心3克，麦冬9克，丹参6克，黄连5克，银花9克，连翘6克。

用法：上药，水8杯，煮取3杯，每日3服。也可作汤剂，水牛角镑片先煎，后下余药。

功效：清营解毒，透热养阴。

主治：热入营分证。身热夜甚，神烦少寐，时有谵语，目常喜开或喜闭，口渴或不渴，斑疹隐隐，脉细数，舌绛而干。

方解：本证多由邪热内传营分，耗伤营阴所致。治疗以清营解毒、透热养阴为主。邪热传营，伏于阴分，入夜阳气内归营阴，与热相结，故身热夜甚；营气通于心，热扰心神，故神烦少寐，时有谵语；邪热深入营分，则蒸腾营阴，使血中津液上潮于口，故本应口渴但不渴；若邪热出入营分，气分热邪未尽，灼伤血络，血溢脉外之征。方中犀角（水牛角）清解营分之热毒，故为君药。生地黄凉血滋阴，麦冬清热养阴生津，玄参滋阴降火解毒，共为臣药，三药共用，既清热养阴，又助清营凉血解毒。温邪初入营分，故用银花、连翘、竹叶清热解毒、营分之邪外达，此即"透热转气"的应用。黄连清心解毒，丹参清热凉血、活血散瘀，以上五味药为佐药。

现代临床应用：

（1）临床常合犀角地黄汤用于慢性白血病热毒炽盛证。

（2）用于传染性单核细胞增多症热伤营血证。

（3）也常用于治疗乙型脑炎、流行性脑脊髓膜炎、败血症、肠伤寒或其他热性病证属热入营分者。

方33：化斑汤

出处：《温病条辨》

组成：石膏1两，知母4钱，甘草3钱，玄参3钱，犀角（水牛角）1钱，粳米1合。

用法：水煎，每日3服，渣再煎，夜1服。也可水煎服。

功效：清热解毒，凉血化斑。

主治：高热、口渴、发斑、谵语、舌绛、苔黄、脉数等症，属于胃火旺而血热炽盛所致者。

方解：本方为气血两清之剂。石膏、知母、甘草、粳米是为白虎汤，主治阳明经气分热盛伤津之实热证；犀角（水牛角）清解血分邪热、凉血、止血、化斑；玄参清热解毒、益阴生津。诸药合用邪热迫血妄行而见紫癜之症。

现代临床应用：用于发热性疾患高热不退、败血症等，血液病热盛并见肌肤紫癜鲜红者。

方 34：犀角地黄汤

出处：《外台秘要》。

组成：犀角 3 克（水牛角 30 克代之），生地黄 24 克，芍药 12 克，牡丹皮 9 克。

用法：作汤剂，水煎服，水牛角镑片先煎，余药后下。以水 9 升，煮取 3 升，每日 3 服。

功效：清热解毒，凉血散瘀。

主治：热入血分证。

（1）热扰心神，身热谵语，舌绛起刺，脉细数。

（2）热伤血络，斑色紫黑，吐血、衄血、便血、尿血等，舌绛红，脉数。

（3）蓄血瘀热，喜忘如狂，漱水不欲咽，大便色黑易解等。

方解：本证多由热毒炽盛于血分所致，治疗以清热解毒，凉血散瘀为主。心主血，又主神明，热入血分，一则热扰心神，故身热谵语；二则破血妄行，血不循经，血溢脉外，故吐血、衄血、便血、尿血；三则热毒耗伤血中津液，血变黏稠，运行受阻，成瘀故见舌绛。方中苦咸寒之水牛角，凉血清心解毒，为君药。甘苦寒之生地黄，凉血滋阴生津，一助水牛角清热凉血止血，另则恢复已失之阴血。赤芍、牡丹皮清热凉血、活血散瘀，故为佐药。

现代临床应用：

（1）合小蓟饮子用于造血干细胞移植产生的出血性膀胱炎。

（2）用于真性红细胞增多症血瘀气滞兼热入营血证。

（3）用于合玉女煎用于白细胞减少症外感温热证。

（4）慢性白血病热毒炽盛证。

（5）合银翘散用于过敏性紫癜风热伤络证。

（6）特发性血小板减少性紫癜血热妄行证。

（7）继发性血小板减少症热盛瘀血证。

（8）合清瘟败毒饮、桃红四物汤用于原发性血小板增多症邪热温毒夹瘀证。

（9）血友病热郁血分，迫血妄行证。

（10）恶性组织细胞病邪毒炽盛证。

（11）也常用于治疗重症肝炎、肝昏迷、弥漫性血管内凝血、尿毒症等。

方35：神犀丹

出处：《温热经纬》。

组成：犀角（水牛角代之）1 800克，石菖蒲180克，黄芩180克，真怀生地黄（绞汁）500克，银花500克，金汁300克，连翘300克，板蓝根270克，香豉240克，元参210克，花粉120克，紫草120克。

用法：各生晒研细，以水牛角、地黄汁、金汁和捣为丸，每丸重3克，每服1丸，凉开水化服，每日2次，小儿减半。也可去金汁，剂量依病情按比例酌减，水煎服。

功效：清热开窍，凉血解毒。

主治：温热暑疫，邪入营血证。高热昏谵，斑疹色紫，口咽糜烂，目赤烦躁，舌紫绛等。

方解：本方是在犀角地黄汤的基础上化裁而成，其清热凉血解毒的作用较大，并能化浊开窍，且更侧重于解毒，与犀角地黄汤凉血而兼散瘀有所不同。方中犀角、金汁，清热凉血、清心解毒；石菖蒲开窍豁痰，理气活血，并可散风去湿；银花、连翘、板蓝根清热解毒；生地黄、元参、花粉，凉血滋阴生津；香豉性味苦寒，退热而兼宣散；黄芩清热燥湿、泻火解毒、止血；紫草味甘、咸，清热凉血、活血、解毒透疹。全方以清热开窍、凉血解毒为主，又兼有养阴活血止血之功。

现代临床应用：用于发热性疾患高热不退、败血症，甚则神志不清、昏迷；血液病发热神昏并见肌肤紫癜者。

方36：四生丸

出处：《妇人大全良方》。

组成：生荷叶9克，生艾叶9克，生柏叶12克，生地黄15克。

用法：上研，丸如鸡子大，每服1丸（12克）。也可作汤剂，水煎服。或以各生药捣汁凉服。或炖热服。

功效：凉血止血。

主治：本方为凉血止血的有效方剂，主治血热妄行的上部出血之证。以血色鲜红、舌红、脉数为证治要点。

方解：本方所治失血，系由血分有热，血热妄行所致。肝属木主藏血，木火刑金而发衄血；肝火犯胃则致吐血。治宜清热凉血止血为法。故方用生地黄甘寒入肝，清热滋阴凉血，使热除血凉则血止；侧柏叶性寒入肝归肺，能凉血止血可治鼻衄；荷叶清凉入肝归胃，轻清解热能治吐血；艾叶入肝，止血为长，配伍本方可加强止血之功，共成清热凉血止血之剂。

出血较多者可适当加入小蓟、白茅根、藕节、仙鹤草等增强止血之功。

现代临床应用：发热性疾患见出血证候者；过敏性紫癜、特发性血小板减少性紫癜及鼻衄、齿衄者；以及肺结核、支气管扩张之咯血和胃溃疡吐血，属血热妄行者宜用。

方37：十灰散

出处：《十药神书》。

组成：大蓟、小蓟、荷叶、侧柏叶、茅根、茜根、山栀、大黄、牡丹皮、棕榈皮各9克。

用法：上药各烧灰存性，研极细末，用纸包，碗盖于地上一夕，出火毒，用时先将白藕捣汁或萝卜汁磨京墨半碗，调服5钱，食后服下。也可各药烧炭存性，为末，藕汁或萝卜汁磨京墨适量，调服9~15克。亦可作汤剂，水煎服，用量按原方比例酌定。

功效：凉血止血。

主治：血热妄行之上部出血证。呕血、吐血、咯血、咳血、衄血等，血色鲜红，来势急暴，舌红，脉数。

方解：本方主治的上部出血诸症乃火热炽盛，气火上冲，损伤血络，离经妄行所致，治宜凉血止血。方中大蓟、小蓟性味甘凉，长于凉血止血，且能祛瘀，为君药。荷叶、侧柏叶、白茅根、茜根皆能凉血止血，棕榈皮收涩止血，与君药相配，既能增强澄本清源之力，又有塞流止血之功，皆为臣药。血之所以上溢，是由于气盛火旺，故用栀子、大黄清热泻火，挫其鸱张之势，可使邪热从大小便而去，使气火降而助血止，是为佐药；重用凉降涩止之品，恐致留瘀，故以牡丹皮配大黄凉血祛瘀，使止血而不留瘀，亦为佐药。用法中用藕汁和萝卜汁磨京墨调服，藕汁能清热凉血散瘀，萝卜汁降气清热以助止血，京墨有收涩止血之功，皆属佐药之用。诸药炒炭存性，亦可加强收敛止血之力。十灰散集凉血、止血、清降、祛瘀诸法于一方，但以凉血止血为主，使血热清，气火降，则出血自止。

现代临床应用：血液病见有各种出血症候者，其他疾病见上消化道出血及支气管扩张、肺结核咯血等属血热妄行者宜用。

方 38：小蓟饮子

出处：《济生方》。

组成：生地黄、小蓟、滑石、木通、蒲黄、藕节、淡竹叶、当归、山栀子、甘草各 9 克。

用法：上吹咀，每服 15 克，水煎，空腹服。也可作汤剂，水煎服，用量据病证酌情增减。

功效：凉血止血，利水通淋。

主治：热结下焦之血淋、尿血。尿中带血，小便频数，赤涩热痛，舌红，脉数。

方解：本方证因下焦瘀热，损伤膀胱血络，气化失司所致。热聚膀胱，损伤血络，血随尿出，故尿中带血，其痛者为血淋，不痛者为尿血；由于瘀热蕴结下焦，膀胱气化失司，故见小便频数、赤涩热痛；舌红，脉数，亦为热结之征。治宜凉血止血，利水通淋。方中小蓟甘凉入血分，功擅清热凉血止血，又可利尿通淋，尤宜于尿血、血淋之症，为君药。生地黄甘苦性寒，凉血止血，养阴清热；蒲黄、藕节助君药凉血止血，并能消瘀。生地黄、蒲黄、藕节共为臣药。君臣相配，使血止而不留瘀。热在下焦，宜因势利导，故以滑石、竹叶、木通清热利水通淋；栀子清泄三焦之火，导热从下而出；当归养血和血，引血归经，尚有防诸药寒凉滞血之功。合而为佐。使以甘草缓急止痛，和中调药。诸药合用，共成凉血止血为主，利水通淋为辅之方。

现代临床应用：用于血液病合并泌尿系统感染辨证属热结下焦者，用于造血干细胞移植出血性膀胱炎，也常用于治疗急性泌尿系感染、泌尿系结石等下焦瘀热蓄聚膀胱者。

方 39：固经汤

出处：《嵩崖尊生》。

组成：黄柏 1 钱 5 分，白芍 1 钱 5 分，黄芩 1 钱，龟板（炒珠）2 钱，樗白皮 5 分，香附 5 分，阿胶 8 分，地榆 8 分，黄芪 8 分。

用法：水煎服，每日 1 剂，分 2 次温服。

功效：滋阴清热，止血固经。

主治：阴虚内热；经行不止；及崩中漏下，血色深红，或夹紫黑瘀块；心胸烦热；腹痛溲赤；舌红，脉弦数者。

方解：方中龟板、阿胶滋阴养血，黄芩、黄柏清热燥湿，白芍、香附均入肝经，白芍柔肝养血，香附理气化瘀，樗白皮清热燥湿止血，气能生血故用黄芪补气，地榆清热凉血，共奏滋阴清热、养血止血之功。

现代临床应用：用于女子月经不调、崩漏等辨证属阴虚内热、气血亏虚之证者，血液病如再生障碍性贫血、特发性血小板减少性紫癜、骨髓增生异常综合征及白血病化疗后等出现月经量多不止辨证属阴虚内热者。

方40：胶艾汤

出处：《金匮要略》。

组成：川芎、阿胶（溶化）、甘草各2两，艾叶、当归各3两，芍药4两，干地黄6两。

用法：上七味，以水五升，清酒三升，合煮取三升，去滓，内胶，令消尽，温服一升，日三服。不差，更作。也可水兑取汁，加入阿胶烊化，温服。

功效：补血调经，安胎止漏。

主治：血虚寒滞，少腹疼痛，月经过多；或妊娠下血，胎动不安；或产后下血，淋漓不断。

方解：本方即四物汤加阿胶、艾叶、甘草而成，为治妇女崩漏及安胎的要方。方中四物汤补血、养血、和血，阿胶为血肉有情之品，补血、养血、止血而养胎元，艾叶温经止血而利胎元，甘草健脾和中调和诸药，共奏补血养胎之功。

临床应用，宜加人参、黄芪益气生血；若见胎漏下血者阿胶易阿胶珠，并加棕榈炭、杜仲炭止血之品；可加桑寄生补益肝肾，强壮腰膝，养血安胎。

现代临床应用：用于治疗经期延长、功能性子宫出血、宫外孕、滑胎等，血液病可用于慢性再生障碍性贫血患者，妊娠见胎漏征象者，以及原发性血小板减少性紫癜患者。

方41：清瘟败毒饮

出处：《疫疹一得》。

组成：生石膏（大剂180～240克，中剂60～120克，小剂24～36克），小生地黄（大剂18~30克，中剂13~15克，小剂6~12克），水牛角（大剂180~240克，中剂120~150克，小剂60~120克），真川连（大剂12~18克，中剂6~12克，小剂3~4.5克），生栀子15克，桔梗9克，黄芩15克，知母15克，赤芍9克，玄参30克，连翘15克，竹叶9克，甘草9克，牡丹皮9克。

用法：水煎服，先煮石膏后下诸药，水牛角磨汁和服。

功效：清热解毒，凉血泻火。

主治：温疫热毒，气血两燔证。大热渴饮，头痛如劈，干呕狂躁，谵语神昏，视物错瞀，或发斑疹，或吐血、衄血，或四肢抽搐，舌绛唇焦，脉沉数，可沉细而数，或浮大而数。

方解：本证多由疫毒邪气内侵脏腑、外窜肌表、气血两燔所致，本方治疗以清热解毒，凉血泻火为主。清瘟败毒饮是由白虎汤、犀角地黄汤、黄连解毒汤三方化裁而成，其清热泻火、凉血解毒的作用较强。方中重用生石膏直清胃热。胃乃水谷之海，十二经之气血皆禀于胃，所以胃热清则十二经之火自消。石膏配知母、甘草，有清热保津之功；加以连翘、竹叶，轻清宣透，清透气分表里之热毒；再加黄芩、连翘、生栀子通泄三焦，可清泄气分上下之火邪。诸药合用以清气分之热。水牛角、生地黄、赤芍、牡丹皮共用，专于凉血解毒，养阴化瘀，以清血分之热。诸药合用，则气血两清作用尤强。此外，玄参、桔梗、甘草、连翘同用，还能清润咽喉；竹叶、生栀子同用则清心利尿，导热下行。综合本方诸药的配伍，对疫毒火邪充斥内外，气血两燔的证候，确为有效的良方。

现代临床应用：用于急性白血病热毒炽盛、气血两燔证，多发性骨髓瘤热毒炽盛证，血栓性血小板减少性紫癜、热毒壅盛证。本方合桃红四物汤用于原发性血小板增多、邪热温毒夹瘀证，弥散性血管内凝血血瘀热毒证。

方42：普济消毒饮

出处：《东垣试效方》。

组成：黄芩（酒炒）、黄连（酒炒）各5钱，陈皮、甘草、玄参各2钱，连翘、板蓝根、马勃、牛蒡子、薄荷各1钱，僵蚕、升麻各7分，柴胡、桔梗各2钱。

用法：以上诸药为末，汤调，时时服之；或拌蜜为丸，噙化。

近代用法：作汤剂，水煎服，用量可按原方比例酌情加减。

功效：清热解毒，疏散风邪。

主治：风热疫毒上攻之大头瘟证。症见恶寒发热，头面红肿焮痛，目不能开，咽喉不利，舌燥口渴，舌红、苔白兼黄，脉浮数有力。

方解：方中重用黄芩、黄连以清泄上焦热毒，为主药；牛蒡子、连翘、薄荷、僵蚕以疏散上焦头面风热，为辅药；玄参、马勃、板蓝根、桔梗、甘草以清解咽喉热毒，陈皮理气而疏通壅滞，共为佐药；升麻、柴胡升阳散火，并协助诸药上达头面，为使药。诸药合用，而奏清热解毒，疏风散邪。

临证若见腮腺炎并发睾丸炎者，可于本方加川楝子、龙胆草以泻肝经实火。

现代临床应用：用于治疗流行性腮腺炎、急性化脓性扁桃体炎、口腔急性感染、急性结膜炎、丹毒、多形性日光疹、流行性出血热等；血液病症见发热、咽喉肿痛、扁桃体肿大化脓或白血病化疗后咽喉肿痛，以及头面部肿瘤放疗后早期口腔反应者可用本方治之。

方 43：龙胆泻肝汤

出处：《医方集解》。

组成：龙胆草（酒炒）6 克，黄芩（酒炒）9 克，山栀子（酒炒）9 克，泽泻 12 克，木通 9 克，车前子 9 克，当归（酒炒）8 克，生地黄 20 克，柴胡 10 克，生甘草 6 克。

用法：水煎服，亦可制成丸剂，每服 6~9 克，每日 2 次，温开水送下。

功效：清泻肝胆实火，清利肝经湿热。

主治：

（1）肝胆实火上炎证。头痛目赤，胁痛，口苦，耳聋，耳肿，舌红、苔黄，脉弦细有力。

（2）肝经湿热下注证。阴肿，阴痒，筋痿，阴汗，小便淋浊，或妇女带下黄臭等，舌红、苔黄腻，脉弦数有力。

方解：本证多由肝胆实火上炎、肝胆湿热下注所致，治疗以清泻肝胆实火，清利肝经湿热为主。肝经绕阴器，布胁肋，连目系，入巅顶。肝胆实火上炎，上扰头面，故见头痛目赤。胆经布耳前，出耳中，故见耳聋、耳肿。舌红、苔黄，脉弦数有力均为肝胆实火上炎。肝经湿热下注，故见阴肿、阴痒、阴汗、妇女带下黄臭。方中龙胆草大苦大寒，既能清利肝胆实火，又能清利肝经湿热，故为君药。黄芩、栀子苦寒泻火，燥湿清热，共为臣药。泽泻、木通、车前子渗湿泄热，导热下行；实火所伤，损伤阴血，当归、生地黄养血滋阴，邪去而不伤阴血。泽泻、木通、车前子、当归、生地黄共为佐药。柴胡舒畅肝经之气，引诸药归肝经，甘草调和诸药，共为佐使药。

现代临床应用：本方可用于治疗白血病见肝经实热或肝胆湿热者，白血病化疗过程中见带状疱疹者，其合桃红四物汤用于真性红细胞增多症，血瘀气滞肝胆实火证。治疗杂病常用于阴虚而不甚、阳亢而不烈之高血压病及滴虫性阴道炎、阴痒、带下等证。

方 44：安宫牛黄丸

出处：《温病条辨》。

组成：牛黄、郁金、黄连、朱砂、山栀、雄黄、黄芩各 1 两，水牛角浓缩粉 1 两，麝香、冰片各 2 钱 5 分，珍珠粉 5 钱，金箔衣。

用法：上为极细末，炼老蜜为丸，每丸 1 钱（3 克），金箔为衣，蜡护。脉虚者人参汤下，脉实者银花、薄荷汤下，每服 1 丸。大人病重体实者，日再服，甚至日 3 服；小儿服半丸，不治，再服半丸。

功效：清热开窍，豁痰解毒。

主治：邪热内陷心包证。高热烦躁，神昏谵语，口干舌燥，痰涎壅盛，舌红或绛，脉数。亦治中风昏迷，小儿惊厥，属邪热内闭者。

方解：本方为温热之邪内陷心包、痰热蒙蔽清窍之证而设。温病热邪炽盛，逆传心包，扰及神明，心主失其清灵，故高热烦躁，神昏谵语；里热炽盛，灼津炼液成痰，或素有痰热，故多见口干舌燥等津伤以及痰涎壅盛之证。《成方便读》说："温邪内陷之证，必有黏腻秽浊之气留恋于膈间……"痰浊上蒙清窍，势必加重神昏谵语。中风痰热昏迷，小儿高热惊厥，亦属热闭之证。治宜芳香开窍，清解心包热毒，并配安神、豁痰之品，以加强清开之力。方中牛黄味苦而凉，功能清心解毒，熄风定惊，豁痰开窍；麝香辛温，通行十二经，长于开窍醒神。两味相协，体现清心开窍的立方之旨，共为君药。臣以水牛角清心凉血解毒；黄连、黄芩、栀子清热泻火解毒，助牛黄以清心包之热；冰片、郁金芳香辟秽，通窍开闭，以加强麝香开窍醒神之效。上述清心凉血解毒、清热泻火之品与芳香开窍药的结合应用，是凉开方剂的配伍特点。这种配伍目的，正如《温病条辨》所说"使邪火随诸香一齐俱散也"。佐以朱砂、珍珠镇心安神，以除烦躁不安，雄黄助牛黄以豁痰解毒。应用蜂蜜为丸，以和胃调中，为使。用金箔为衣，亦是取其重镇安神之效。

现代临床应用：

（1）在血液病中应用于高热不退或痰热内闭之昏迷。

（2）中风昏迷及脑炎、脑膜炎、中毒性脑病、脑出血、败血症、流行性乙型脑炎、流行性脑脊髓膜炎、中毒性痢疾、尿毒症、肝昏迷等病属痰热内闭者，皆可用之。该药为凉开"三宝"之一。

方45：紫雪丹

出处：《苏恭方》录自《外台秘要》。

组成：石膏、寒水石、滑石、磁石各3斤，水牛角浓缩粉、羚羊角屑、沉香、青木香各5两，玄参、升麻各1斤，炙甘草8两，丁香1两，制芒硝10斤，精制硝石4升，麝香5分，朱砂3两，黄金100两。

用法：以水1斛，先煮5种金石药，得4斗，去滓后，内八物，煮取1斗5升，去滓，取消石4升，芒硝亦可，用朴硝精者10斤投汁中，微炭火上煮，柳木篦搅勿住手，有7升，投在木盆中，半日欲凝，内成研朱砂3两，细研麝香5分，内中搅调，寒之2日成霜雪紫色。患者强壮者，1服2分（1.5～3克），当利热毒；老弱人或热毒微者，1服1分（1～2克），以意节之。

功效：清热开窍，熄风止痉。

主治：邪热内陷心包热盛动风之证。高热烦躁，神昏谵语，痉厥，斑疹吐衄，口渴引饮，唇焦齿燥，尿赤便秘，舌红绛，苔干黄，脉数有力或弦数，以及小儿热盛惊厥。

方解：本方为邪热炽盛，内陷心包，热盛动风之证而设。热邪内陷心包，热扰心神，故神昏谵语，烦躁不安；温邪热毒充斥内外，迫血妄行，以致高热、斑疹、吐衄；热极生风，故痉厥；热盛伤津，故口渴引饮，唇焦齿燥。治宜寒凉清热与芳香开窍为主，配合熄风安神。方中水牛角善清心热、凉血解毒，羚羊角长于凉肝熄风止痉，水牛角与羚羊角并用，为热传心肝两经之良剂。麝香辛温香窜、开窍醒神水牛角、羚羊角屑、麝香三味同用，则清心凉肝，开窍熄风，针对高热、神昏、痉厥等主症而用。生石膏、寒水石、滑石大寒清热，玄参、升麻清热解毒，其中玄参并能养阴生津，升麻清热透邪。方中选用甘寒清热药为主，而不用苦寒之品，以避免苦燥伤津，对热盛津伤之证尤为适合。木香、丁香、沉香行气通窍，与麝香配伍，以增强开窍醒神之功。朱砂、磁石重镇安神，朱砂并能清心解毒，磁石又能潜镇肝阳，加强除烦止痉之效。更以芒硝、硝石泄热散结，釜底抽薪，使邪热从肠腑下泄。《小儿药证直诀笺正》说："凡气火甚盛，有升无降诸证，尤为相宜。"甘草益气安中，调和诸药，以防寒凉碍胃之弊。原方应用黄金，亦取其镇心安神之功。诸药合用，共奏清热解毒，开窍醒神，熄风止痉，安神除烦之效。

现代临床应用：

（1）本方为凉开"三宝"之一，在血液病中应用于热盛动风之昏迷。

（2）常用于治疗各种发热性感染性疾病，如流行性脑脊髓膜炎、乙型脑炎的极期、重症肺炎、猩红热、化脓性感染等疾患的败血症期，肝昏迷及小儿高热惊厥、小儿麻疹热毒炽盛所致的高热神昏抽搐。

方46：至宝丹

出处：《太平惠民和剂局方》。

组成：水牛角浓缩粉、朱砂（研飞）、雄黄（研飞）、生玳瑁（屑研）、琥珀（研）各1两；麝香（研）、龙脑（研）各1分；金箔（半入药半为衣）、银箔（研）各50片；牛黄（研）0.5两；安息香1.5两，为末，以无灰酒搅澄飞过，滤去沙土，约得净数1两，慢火熬成膏。

用法：将水牛角、玳瑁为细末，入余药研匀，将安息香膏重汤煮，凝成后，入诸药中和搜成剂，盛不津器中，并旋圆如桐子大，用人参汤化下3~5丸。每两岁儿服2丸，人参汤化下。

功效：清热开窍，化浊解毒。

主治：痰热内闭心包证。神昏谵语，身热烦躁，痰盛气粗，舌红、苔黄、垢腻、脉滑数，以及中风、中暑、小儿惊厥属于痰热内闭者。

方解：本方所治各种病证皆为邪热亢盛、痰浊内闭心包所致。小儿惊厥用此，机制亦同。《绛雪园古方选注》说："热入心包络舌绛神昏者，以此丹入寒凉汤药中用之，能祛阴起阳，立展神明，有非他药之可及。"方中水牛角与麝香相配，清热开窍，共为君药。冰片（龙脑）与安息香均能芳香开窍，辟秽化浊，与麝香合用，开窍之力尤为显著；牛黄、玳瑁清热解毒，其中牛黄又能豁痰开窍，熄风定惊，与水牛角同用，可以增强清热凉血解毒之效。冰片、安息香、牛黄、玳瑁俱为臣药。佐以朱砂、琥珀镇心安神，雄黄豁痰解毒；方中金箔、银箔与朱砂、琥珀同用，意在加强重镇安神之力。诸药相伍，共奏清热开窍，化浊解毒之效。原书在用法中用人参汤化服，对于正气虚弱者，借助人参之力以益气扶正，与芳香开窍药配伍，苏醒神志，扶正祛邪，功效较著，但以脉虚者为宜。原方另有用童子小便合生姜汁化服一法。盖童便擅于滋阴降火，且能行瘀；姜汁辛散之力较强，并能豁痰止呕，故适用于热闭证而脉实者。方中芳香辛燥之品较多，有耗阴竭液之弊，故神昏谵语由于阳盛阴虚所致者不宜使用。

本方为高热神昏"凉开"三宝之一。

现代临床应用：

（1）"流脑"、"乙脑"、中毒性痢疾、尿毒症、脑血管意外、肝昏迷等属痰热内闭心包证，均可用之。

（2）在血液病中应用于痰热内闭之昏迷。

方 47：青蒿鳖甲汤

出处：《温病条辨》。

组成：青蒿 6 克，鳖甲 15 克，细生地黄 12 克，知母 6 克，牡丹皮 9 克。

用法：上药以水 5 杯，煮取 2 杯，日再服。也可水煎服。

功效：养阴透热。

主治：温病后期，邪伏阴分证。夜热早凉，热退无汗，舌红、少苔，脉细数。

方解：本证多由温病后期，阴虚邪伏所致，治疗以养阴透热为主。人体卫阳之气，日行于表，而夜入于里。阴分本有伏热，阳气入阴则助长邪热，故入夜身热；早晨卫气出于表，阳出于阴，则热退身凉；温病后期，阴液已伤，故见热退无汗。方中鳖甲咸寒，直入阴分，滋阴退热；青蒿苦辛而寒，其气芳香，清热透络，引邪外出。两药相配，滋阴清热，内清外透，使阴分伏热宣泄得解，共为君药。即如吴瑭自释："此方有先入后出之妙，青蒿不能直入阴分，有鳖甲领之入也；鳖甲不能独出阳分，有青蒿领之出也。"生地黄甘寒，滋阴凉血，知母苦寒质润，滋阴降火，共助鳖甲以养阴退虚热，为臣药。牡丹皮辛苦性凉，泄血中伏火，为佐药。诸药合用，共奏养阴透热之功。

现代临床应用：用于血液病之骨蒸潮热、阴虚内热之证，各种传染病恢复期低热、慢性肾盂肾炎等阴分内热、低热不退者，也常用于治疗原因不明的发热。

方 48：黄芪鳖甲散

出处：《卫生宝鉴》。

组成：黄芪、天冬、鳖甲各 15 克，地骨皮、秦艽、茯苓、柴胡各 9 克，紫菀、半夏、知母、白芍、桑白皮、生地黄、炙甘草各 7.5 克，人参、肉桂、桔梗各 1.5 克。

用法：上诸药共为散剂，每次取 30 克，加姜 3 片煎服。也可水煎服。

功效：益气阴，清虚热。

主治：气阴两虚之劳热，症见五心烦热，四肢无力，咳嗽咽干，骨蒸，自汗或盗汗，饮食减少，下午四五点钟发潮热等证。

方解：本方是治疗虚劳烦热的良方。方中黄芪益气固表，天冬滋肾清肺，鳖甲滋阴除蒸，三药共为君药；人参助黄芪大补元气，生地黄、知母助天冬滋阴清热，秦艽、地骨皮助鳖甲清虚热，五药共为臣药；半夏、茯苓、桔梗健脾化痰、宣降肺气，紫菀、桑白皮下气止咳，柴胡、白芍舒肝养血调畅气机，少用肉桂以促阳生阴长，并防阴药过于滋腻，八药共为佐药；炙甘草调和诸药，为使药。

现代临床应用：用于热性病后期气阴两伤低热者，在血液病用于气阴两虚或血液病合并感染而见气阴两虚低热或烦热之证。

方 49：清骨散

出处：《证治准绳》。

组成：银柴胡 5 克，胡黄连、秦艽、鳖甲、地骨皮、青蒿、知母各 3 克，甘草 2 克。

用法：水煎服，每日 1 剂，分 2 次服。

功效：清虚热，退骨蒸。

主治：肝肾阴虚，虚火内扰证。骨蒸劳热，低热日久不退，形体消瘦，唇红颧赤，困倦盗汗，或口渴心烦，舌红、少苔，脉细数。

方解：本证多由肝肾阴亏、虚火内扰所致，治疗以清虚热、退骨蒸为主。阴虚生内热，虚热蕴蒸，故见骨蒸劳热，心烦口渴；虚火上炎故见唇红颊赤；虚火迫津外泄，故见夜寐汗出；阴液亏损，无以濡养肌肤，故见形体消瘦。方中银柴胡清虚热，退骨蒸；地骨皮、胡黄连、知母内清阴分之热；青蒿、秦艽除肝胆之热；鳖甲滋阴清热，退骨蒸；甘草调和诸药。全方共奏补肾而滋阴液，使骨蒸潮热得以清退。

现代临床应用：用于治疗结核病、慢性消耗性疾病证属阴虚内热骨蒸者，再生障碍性贫血、血小板减少性紫癜及其他血液病后期之阴虚内热者。

方 50：二陈汤

出处：《太平惠民和剂局方》。

组成：半夏（汤洗 7 次）、橘红各 7 两，白茯苓 3 两，甘草（炙）1.5 两。

用法：上药㕮咀，每服 12 克，用水 1 盏，生姜 7 片，乌梅 1 个，同煎 6 分，去滓，热服，不拘时候。也可加生姜 7 片，乌梅 1 个，水煎温服。

功效：燥湿化痰，理气和中。

主治：湿痰证。咳嗽痰多，色白易咯，恶心呕吐，胸膈痞闷，肢体困重，或头眩心悸，舌苔白滑或腻，脉滑。

方解：本方证多由脾失健运，湿无以化，湿聚成痰，郁积而成。湿痰为病，致肺失宣降，则咳嗽痰多；停胃令胃失和降，则恶心呕吐；阻于胸膈，气机不畅，则感痞闷不舒；留注肌肉，则肢体困重；阻遏清阳，则头目眩晕；痰浊凌心，则为心悸。治宜燥湿化痰，理气和中。方中半夏辛温性燥，善能燥湿化痰，且又和胃降逆，为君药。橘红为臣，既可理气行滞，又能燥湿化痰。

君臣相配，寓意有二：一为等量合用，不仅相辅相成，增强燥湿化痰之力，而且体现治痰先理气，气顺则痰消之意；二为半夏、橘红皆以陈久者良，而无过燥之弊，是为本方燥湿化痰的基本药物。佐以茯苓健脾渗湿，渗湿以助化痰之力，健脾以杜生痰之源。鉴于橘红、茯苓是针对痰因气滞和生痰之源而设，故二药为祛痰剂中理气化痰、健脾渗湿的常用组合。煎加生姜，既能制半夏之毒，又能协助半夏化痰降逆、和胃止呕；复用少许乌梅，收敛肺气，与半夏、橘红相伍，散中兼收，防其燥散伤正之虞。生姜、乌梅均为佐药。以甘草为佐使，健脾和中，调和诸药。

现代临床应用：用于慢性支气管炎、慢性胃炎、梅尼埃病神经性呕吐等属湿痰者，血液病痰郁湿郁致生痰核、瘰疬、淋巴瘤等，并常用于证属肺脾气虚型肺癌的治疗，缓解各种实体瘤及血液肿瘤化疗过程中胃肠道反应。

方51：消瘰丸

出处：《疡医大全》。

组成：元参（蒸）、牡蛎（煅，醋研）、贝母（去心，蒸）各120克，共为末，炼蜜为丸，如梧桐子大。

用法：每服9克，每日2次。现代用法，根据病情斟酌用量，水煎服。

功效：清热滋阴，化痰散结。

主治：治肝肾阴亏所致的瘰疬、痰核。

方解：本方所治瘰疬，是由肝肾阴亏，肝火郁结，灼津为痰而致。方中元参清热滋阴，凉血散结；牡蛎软坚散结；贝母清热化痰。三药合用，可使阴复热除，痰化结散，瘰疬自消。亦可用于痰核、瘿瘤属痰火结聚者。

现代临床应用：用于治疗淋巴结核、流行性腮腺炎、乳腺增生等，血液病可用于急、慢性淋巴白血病、淋巴瘤及其他感染所致淋巴结增大者，视具体证候可与二陈汤、龙胆泻肝汤、逍遥散、桃红四物汤等方化裁组方。

方 52：青黄散

出处：《奇效良方》。

组成：青黛、雄黄各等分。

用法：上二药共研细末为散剂，每服 2 钱。现代医家周霭祥青黛、雄黄 9∶1 制散装胶囊，每粒 0.35 克，每服 2 粒，每日 3 次。

功效：清热解毒、散瘀消积。

主治：中毒，胸中不快，胸胁胀闷。

方解：青黛味咸性寒，入肝经，可消肿散瘀，凉血解毒。雄黄味辛温，可解百毒，消积聚，化腹中瘀血。

现代临床应用：用于毒瘀互阻型白血病的治疗，特别是慢性粒细胞白血病的治疗。现也有医者用于其他类型白血病，也可取得一定疗效。

方 53：三甲散

出处：《温疫论》。

组成：鳖甲、龟甲（并用酥炙黄为末，如无酥，各以醋炙代之）各 3 克，穿山甲（土炒黄，为末）1.5 克，蝉蜕（洗净，炙干）1.5 克，僵蚕（白硬者，切，生用）1.5 克，牡蛎（煅为末）1.5 克，䗪虫 3 个（干者擘碎，鲜者杵烂，和酒少许，取汁入汤药同服，其滓入诸药同煎），白芍（酒炒）2.1 克，当归 1.5 克，甘草 0.9 克

用法：共为细末，制成散剂，每服 9 克，每日 2 服。也可水煎服。

功效：软坚化积。

主治：治素患久疟或内伤，身体羸弱，复感疫气，饮食暴减，胸膈痞闷，身疼发热，彻夜不寐。经治热减得睡，饮食稍增，但仍肢体时疼，胸胁锥痛，脉数、身热不去，过期不愈者。

方解：龟甲质坚镇潜，具有滋阴潜阳，补肾健骨，养心安神，调经止血的功效。龟甲主治阴虚阳亢，眩晕耳鸣；阴虚火旺，骨蒸潮热，盗汗遗精；阴虚风动，手足蠕动；肾阴不足，腰膝酸软；小儿囟门不合；心神失养，惊悸虚烦，失眠健忘；经血失调，吐血衄血，月经过多，腹痛，崩漏带下。鳖甲滋阴潜阳，退热除蒸，软坚散结。用于阴虚发热，骨蒸劳热；阴虚阳亢，头晕目眩；虚风内

动，经闭，癥瘕，久疟，疟母。穿山甲活血散结，通经下乳，消痈溃坚，主血瘀经闭，癥瘕，风湿痹痛，麻木拘挛，乳汁不下，痈肿，瘰疬等。鸡内金健胃消食，涩精止遗，通淋化石，用于食积不消，呕吐泻痢，小儿疳积，遗尿，遗精，石淋涩痛，胆胀胁痛。

现代临床应用：常用于骨髓增殖性疾病肝脾肿大者，如慢性粒细胞白血病、骨髓增生异常综合征、骨髓纤维化等。

方 54：血府逐瘀汤

出处：《医林改错》。

组成：桃仁 12 克，红花、当归、生地黄、牛膝各 9 克，川芎、桔梗各 4.5 克，赤芍、枳壳、甘草各 6 克，柴胡 3 克。

用法：水煎服，每日 1 剂，分 2 次服。

功效：活血化瘀，行气止痛。

主治：胸中血瘀证。胸痛，头痛，日久不愈，痛如针刺而有定处，或呃逆日久不止，或饮水即呛，干呕，或内热瞀闷，或心悸怔忡，失眠多梦，急躁易怒，入暮潮热，唇暗或两目暗黑，舌质暗红，或舌有瘀斑、瘀点，脉涩或弦紧。

方解：本方主治诸症皆为瘀血内阻胸部、气机郁滞所致。即王清任所称"胸中血府血瘀"之证。治宜活血化瘀，兼以行气止痛。方中桃仁破血行滞而润燥，红花活血祛瘀以止痛，共为君药。牛膝活血通经，祛瘀止痛，引血下行，赤芍、川芎助君药活血祛瘀，共为臣药。生地黄、当归养血益阴，清热活血；桔梗、枳壳，一升一降，宽胸行气；柴胡疏肝解郁，升达清阳，与桔梗、枳壳同用，尤善理气行滞，使气行则血行。生地黄、当归、桔梗、枳壳、柴胡均为佐药。桔梗并能载药上行，兼有使药之用；甘草调和诸药，亦为使药。合而用之，使血活瘀化气行，则诸症可愈，为治胸中血瘀证之良方。

现代临床应用：血府逐瘀汤是治疗胸中血瘀，血行不畅的代表方剂，其临床应用颇为广泛。凡临床上出现了以胸痛，痛如针刺，痛处固定，舌质黯红，或有瘀点，脉涩等为主要表现者，即可使用本方加减治疗，诸如冠心病、心肌缺血、头痛、腔隙性脑梗死、顽固性失眠、慢性肝炎、乳腺增生、痛经。血液病凡见肝脾肿大、纵隔淋巴结肿大或有血瘀结块者均可辨证化裁应用。

方 55：膈下逐瘀汤

出处：《医林改错》。

组成：灵脂6克（炒），当归9克，川芎6克，桃仁9克（研泥），牡丹皮6克，赤芍6克，乌药6克，延胡索3克，甘草9克，香附4.5克，红花9克，枳壳4.5克。

用法：水煎服，每日1剂，分2次温服。

功效：活血祛瘀，行气止痛。

主治：主治膈下瘀阻气滞，形成痞块，痛处不移，卧则腹坠，肾泻久泻。

方解：方中当归、川芎、赤芍养血活血，与逐瘀药同用，可使瘀血祛而不伤阴血；牡丹皮清热凉血，活血化瘀；桃仁、红花、灵脂破血逐瘀，以消积块；配香附、乌药、枳壳、延胡索行气止痛；尤其川芎不仅养血活血，更能行血中之气，增强逐瘀之力；甘草调和诸药。全方以逐瘀活血和行气药物居多，使气帅血行，更好发挥其活血逐瘀、破症消结之力。

现代临床应用：用于各种消化系统肿瘤、白血病肝脾肿大（或腹中结块）、慢性活动性肝炎、血卟啉病、糖尿病、宫外孕、不孕症等。

方 56：少腹逐瘀汤

出处：《医林改错》。

组成：小茴香（炒）7粒，干姜（炒）0.6克，延胡索3克，没药（研）6克，当归9克，川芎6克，肉桂3克，赤芍6克，蒲黄9克，五灵脂（炒）6克。

用法：水煎服，每日1剂，分2次温服。

功效：活血祛瘀，温经止痛。

主治：少腹瘀血积块；疼痛或不痛；或痛而无积块；或少腹胀满；或经期腰酸；小腹胀；或月经一月见三五次，接连不断，断而又来，其色或紫或黑；或有血块；或崩或漏，兼少腹疼痛；或粉红兼白带者；或瘀血阻滞，久不受孕等证。

方解：方用小茴香、肉桂、干姜味辛而性温热，入肝肾而归脾，理气活血，温通血脉；当归、赤芍入肝，行瘀活血；蒲黄、五灵脂、川芎、延胡索、没药入肝，活血理气，使气行则血活，气血活畅故能止痛。共成温逐少腹瘀血之剂。

现代临床应用：多应用于卵巢癌、子宫癌、宫颈癌及前列腺癌等盆腔肿瘤属瘀血阻滞者，呼吸、消化系统、泌尿系统等肿瘤盆腔转移后出现上述症状者等。血液病凡见上述并发症，或白血病细胞浸润盆腔器官者均可辨证应用本方。

方 57：鳖甲煎丸

出处：《金匮要略》。

组成：鳖甲 90 克（炙），乌扇 22.5 克（烧），黄芩 22.5 克，柴胡 45 克，鼠妇（熬）22.5 克，干姜 22.5 克，大黄 22.5 克，芍药 37.5 克，桂枝 22.5 克，葶苈子（熬）7.5 克，石韦 22.5 克（去毛），厚朴 22.5 克，牡丹皮 37.5 克（去心），瞿麦 15 克，紫葳 22.5 克，半夏 7.5 克，人参 7.5 克，䗪虫 37.5 克（熬），阿胶 37.5 克（炙），蜂窠 30 克（炙），赤硝 90 克，蜣螂 45 克（熬），桃仁 15 克。

用法：上药二十三味，为末，取煅灶下灰 1.5 千克，清酒 5 升，浸灰内过滤取汁，煎鳖甲成胶状，绞取汁，纳诸药煎，为丸如梧桐子大。每服 9 克，每日 2 次。

功效：行气活血，祛湿化痰，软坚消癥。

主治：主疟疾日久不愈，胁下痞硬有块，结为疟母，以及癥瘕积聚结于胁下，推之不移，腹中疼痛，肌肉消瘦，饮食减少，时有寒热，女子经闭等。

方解：方中鳖甲为君药，取鳖甲入肝软坚散结化癥，灶下灰消癥祛积，清酒活血通经，三者混为一体，共凑活血化瘀、软坚散结之效。复以赤硝、大黄、䗪虫、蜣螂、鼠妇攻逐之品以助破血消癥之力；柴胡、黄芩、白芍和少阳而条肝气；厚朴、乌扇、葶苈子、半夏行郁气而消痰痞；干姜、桂枝温中，与黄芩相伍，辛开苦降而调寒热；人参、阿胶补气养血而扶正气；桃仁、牡丹皮、紫葳、蜂窠活血化瘀而去干血；再以瞿麦、石韦利水祛湿。综观全方，药物虽似庞杂，但体现了寒热并用、攻补兼施、气血津液同治的配伍特点。诸法兼备，确为消癥之良方。

现代临床应用：常用于血液病肝脾肿大、肝硬化、肝癌、子宫肌瘤、卵巢肿瘤等证属正气日衰，气滞血瘀者。

方 58：桂枝茯苓丸

出处：《金匮要略》。

组成：桂枝、茯苓、牡丹皮、桃仁、芍药各等分。

用法：共为末，炼蜜为丸，每服五分至钱半，每日 2~3 服。也可水煎服。

功效：活血化瘀，缓消癥块。

主治：妇女少腹宿有癥块，按之痛，腹挛急，脉涩，或妇女月经困难，或经停腹胀痛，或难产，或胞衣不下，或死胎不下，或产后恶露不尽而有腹痛拒按者，或妇人妊娠宿有癥块而致漏下不止之证。

方解：方中桂枝通血脉，茯苓安正气，芍药调营，牡丹皮、桃仁活血化瘀，合而用之，共为祛瘀化癥之剂。炼蜜为丸，性缓而不伤气血与胎元，故可活血化瘀，缓消癥块。

现代临床应用：

（1）常用于子宫肌瘤、卵巢囊肿、子宫内膜异位症、经期综合征、恶露不尽、前列腺增生等。

（2）在血液病可用于白血病细胞浸润腹腔、盆腔器官组织而见结节包块者，加用白花蛇舌草、重楼、生牡蛎等解毒散瘀之品可增强活血化瘀消癥之功。

方 59：逍遥散

出处：《太平惠民和剂局方》。

组成：柴胡去苗、茯苓（去白）、白术、当归（去苗，锉，微炒）、芍药各1两（各30克），甘草（微炙赤）半两（15克）。

用法：诸药共为细末，每服2钱，煨生姜3钱，薄荷少许同煎服。也可作汤剂煎服。

功效：调和肝脾，疏肝解郁，养血健脾。

主治：肝郁血虚脾弱证。两胁作痛，头痛目眩，口燥咽干，神疲食少，或月经不调，乳房胀痛，脉弦而虚者。

方解：逍遥散为肝郁血虚，脾失健运之证而设。肝为藏血之脏，性喜条达而主疏泄，体阴用阳。若七情郁结，肝失条达，或阴血暗耗，或生化之源不足，肝体失养，皆可使肝气横逆，胁痛、寒热、头痛、目眩等证随之而起。"神者，水谷之精气也。"神疲食少，是脾虚运化无力之故（《灵枢·平人绝谷篇》）。脾虚气弱则统血无权，肝郁血虚则疏泄不利，所以月经不调，乳房胀痛。此时疏肝解郁，固然是当务之急，而养血柔肝，亦是不可偏废之法。本方有柴胡疏肝解郁，使肝气得以调达，为君药。当归甘辛苦温，养血和血；白芍酸苦微寒，养血敛阴，柔肝缓急。二者共为臣药。白术、茯苓健脾去湿，使运化有权，气血有源，炙甘草益气补中，缓肝之急。白术、茯苓、炙甘草共为佐药。用法中加入薄荷少许，疏散郁遏之气，透达肝经郁热，煨生姜温胃和中，为使药。

现代临床应用：本方常用于慢性肝炎、肝硬化、慢性胆囊炎、慢性肠胃炎、肠易激综合征、经前期紧张综合征、慢性乳腺炎、围绝经期综合征等病的临床表现符合肝郁脾虚血弱证者。在血液病凡见肝气不舒、肝脾不调而见胁痛、纳差、转氨酶增高者皆可以本方化裁治之。

方60：生脉散

出处：《医学启源》。

组成：人参9克，麦冬9克，五味子6克。

用法：水煎服，每日1剂，分2次温服。

功效：益气生津，敛阴止汗。

主治：

（1）温热、暑热、耗气伤阴证。汗多神疲，体倦乏力，气短懒言，咽干口渴，舌干红、少苔，脉虚数。

（2）久咳伤肺，气阴两虚证。干咳少痰，短气自汗，口干舌燥，脉虚数。

方解：本证多由温热、暑热之邪耗气伤津所致，治疗以益气生津、敛阴止汗为主。方中人参甘温，益元气，补肺气，生津液，故为君药。麦冬甘寒养阴清热，润肺生津，故为臣药。人参、麦冬合用，则益气养阴之功益彰。五味子酸温，敛肺止汗，生津止渴，为佐药。三药合用，一补一润一敛，益气养阴，生津止渴，敛阴止汗，使气复津生，汗止阴存，气充脉复，故名"生脉"。《医方集解》说："人有将死脉绝者，服此能复生之，其功甚大。"至于久咳肺伤，气阴两虚证，取其益气养阴，敛肺止咳，令气阴两复，肺润津生，诸症可平。

现代临床应用：临床应用以汗多神疲、体倦乏力、气短懒言、舌干红、少苔、脉虚数为辨证要点，可用于心律失常、窦房结综合征、冠心病、心肌病、低血压、中暑、心衰等病证。在血液病可用于放疗、化疗后疲惫乏力、口干舌红、白细胞减少之气阴两虚证。

方61：沙参麦冬汤

出处：《温病条辨》。

组成：沙参5钱（3钱），玉竹4钱（2钱），麦冬4钱（3钱），甘草1.5钱（1钱），桑叶3钱（1.5钱），生扁豆3钱（1.5钱），天花粉3钱（1.5钱）。

用法：水煎服，每日1剂，2次分服。

功效：清养肺阴，生津润燥。

主治：燥伤肺胃，津液亏损，而见咽干口渴，干咳少痰，舌红、少苔等症。

方解：沙参、玉竹、麦冬、天花粉清养肺胃之阴，生津止渴清化热痰；桑叶清肺润燥；生扁豆、甘草和胃调中。诸药合用共奏清养肺阴、生津润燥之功。

现代临床应用：用治慢性萎缩性胃炎、气阴两伤胃脘痛、慢性咽炎、失音、支气管炎、慢性肺源性心脏病等。在血液病则用于化疗后肺胃阴伤口干舌燥，食欲不振，或干咳或有少量胶固黏痰者。

方 62：益胃汤

出处：《温病条辨》。

组成：沙参 3 钱，麦冬 5 钱，冰糖 1 钱，生地黄 5 钱，玉竹 1.5 钱。

用法：水 5 杯，煮取 2 杯，分 2 次服，渣再煮 1 杯服。也可水煎服。

功效：益胃生津。

主治：主治阳明温病，下后汗出，身无热，口干咽燥，舌干、苔少，脉不数者。

方解：本方纯以甘凉濡润的药物组成，沙参清热养阴，益胃生津；麦冬养阴生津，润肺清心；生地黄清热凉血，养阴生津；玉竹清心降火，生津止渴；冰糖补中益气，和胃润肺。诸药合用，共奏益胃生津滋养胃阴的作用。

现代临床应用：血液病放疗、化疗后气阴耗伤，肺胃乏津，口干咽燥，舌干、苔少者。

方 63：增液汤

出处：《温病条辨》。

组成：玄参 1 两，麦冬 8 钱，生地黄 8 钱。

用法：水煎服，每日 1 剂，2 次分服。

功效：增液润燥。

主治：阴明温病，津液不足。症见大便秘结，口渴，舌干红，脉细稍数或沉而无力。

方解：方中重用玄参养阴生津，清热润燥，是为主药；麦冬滋液润燥，生地黄养阴清热，二者共为辅药。三药质润，均能通便，合用有滋液清热、润肠通便的作用。清代温病学家吴鞠通云：本方"妙在寓泻于补，以补药之体，作泻药之用，既可攻实，又可防虚"。

对于胃阴不足，见舌质光绛，口干唇燥者，可在本方基础上加沙参、玉竹、石斛等养阴生津之品以增强滋阴生津润燥之功。

现代临床应用：本方宜用于肾阴胃阴不足之证，诸如咽炎、喉炎、唇炎、妊娠恶阻、糖尿病、术后或热病后阴伤证等；同时可用于血液病放、化疗后气阴不足津液耗伤而见口干舌红、口腔黏膜炎症（或糜烂）、大便秘结之症。

方64：玉屏风散

出处：《医方聚类》。

组成：防风1两（30克），黄芪（蜜炙）、白术各2两（60克）。

用法：上㕮咀，每服3钱（9克），用水1.5盏，加大枣1枚，煎至7分，去滓，食后热服。也可水煎服。

功效：益气固表敛汗。

主治：表虚自汗卫气虚证。汗自出，恶风，面色萎白，舌淡、苔薄白，脉虚浮。亦治虚人腠理不固，易于感冒。

方解：方中黄芪甘温，于内大补脾肺之气，于外益气固表敛汗，为君药。脾为营卫之本，白术益气健脾，生化气血，助黄芪以温养卫气，为臣药。卫主卫外，防风走表，使黄芪、白术所补之气和调于卫，并祛风邪，为佐药。诸药配伍，以奏益气固表止汗之效，使卫气得补，营气得守，诸证悉除。

现代临床应用：本方常用于过敏性鼻炎、上呼吸道感染、肾小球肾炎、慢性支气管炎、内分泌失调等病的临床表现符合卫气虚证者。在血液病可用于气虚之白细胞减少症、表虚不固之自汗多汗症以及卫阳虚易于感冒者。

方65：牡蛎散

出处：《太平惠民和剂局方》。

组成：黄芪（去苗土）、麻黄（根洗）、牡蛎（米泔浸、刷去土、火烧通赤）各1两（各30克）。

用法：上三味为粗散。每服3钱（9克），水1.5盏，小麦百余粒（30克），同煎至8分，去渣热服，每日2服，不拘时候。也可为粗散，每服9克，加小麦

30 克，水煎温服。亦作汤剂，用量按原方比例酌减，加小麦 30 克，水煎温服。

功效：敛阴止汗，益气固表。

主治：体虚自汗、盗汗证。常自汗出，夜卧更甚，心悸惊惕，短气烦倦，舌淡红，脉细弱。

方解：方中煅牡蛎咸涩微寒，敛阴潜阳，固涩止汗，为君药。生黄芪味甘微温，益气实卫，固表止汗，为臣药。君臣相配，是为益气固表、敛阴潜阳的常用组合。麻黄根甘平，功专收敛止汗，为佐药。小麦甘凉，专入心经，养气阴，退虚热，为佐使药。合而成方，补敛并用，兼潜心阳，共奏益气固表，敛阴止汗之功，可使气阴得复，汗出自止。

本方与玉屏风散均可用治卫气虚弱，腠理不固之自汗。但本方补敛并用而以固涩为主，为收敛止汗的代表方，善治体虚卫外不固，又复心阳不潜之自汗盗汗。玉屏风散则以补气为主，以补为固，属于补益剂，且黄芪、防风相配，补中寓散，故宜于表虚自汗或虚人易感风邪者。《医方集解》牡蛎散方将小麦改为浮小麦，则止汗之力更强，但养心之功稍逊。

现代临床应用：本方常用于病后、手术后或产后身体虚弱、植物神经功能失调，以及肺结核等所致自汗、盗汗属体虚卫外不固，又复心阳不潜者。在血液病常与玉屏风散合用治疗体虚多汗及化疗后自汗盗汗者。

方 66：桂枝加龙骨牡蛎汤

出处：《金匮要略》。

组成：桂枝、芍药、生姜各 3 两，甘草 2 两，大枣 12 枚，龙骨、牡蛎各 3 两。

用法：上七味，以水 7 升，煮取 3 升，分温 3 服。也可依原方药物剂量比例适当减量，水煎服。

功效：调和阴阳，镇潜固涩。

主治：阴阳失调之遗精、眩晕，盗汗、自汗等症。

方解：本方为虚劳病阴阳两虚证而设。取桂枝汤调和营卫，加龙骨、牡蛎潜镇摄纳，如是阳固阴守，精不外泄。

现代临床应用：本方可用于血液病营卫不和、阴阳两虚及化疗后阴阳两虚所致自汗、盗汗症，可与玉屏散合用化裁施治。

方67：当归六黄汤

出处：《兰室秘藏》。

组成：当归、生地黄、熟地黄、黄芩、黄柏、黄连各等份（各10克），黄芪加一倍（20克）。

用法：上药为细末，每服5钱（15克），水2盏，煎至1盏，食前服，小儿减半服之。也可水煎服。

功效：滋阴泻火，固表止汗。

主治：阴虚火旺盗汗证。身热面赤，盗汗，口干唇燥，便结溲赤，舌红、苔薄黄，脉细数。

方解：方中用生地黄、熟地黄、当归滋阴养血，清热益阴制火，共为君药。阳热盛于内，黄连、黄芩、黄柏清泻热邪，坚阴除烦，共为臣药。汗出伤气，以黄芪益气实卫，固表止汗，为佐使药。诸药配伍，以奏滋阴泻火、固表止汗之效。

现代临床应用：本方常用于内分泌失调、神经衰弱、糖尿病、甲状腺功能亢进症等病的临床表现符合阴虚火旺证者。血液病阴虚火旺盗汗者宜用之。

方68：茵陈蒿汤

出处：《伤寒论》。

组成：茵陈6两（18克），栀子14枚（12克），大黄（去皮）2两（6克）。

用法：上三味，以水1斗2升，先煮茵陈，减6升，内2味，煮取3升，去滓，分3服。也可水煎服。

功效：清热，利湿，退黄。

主治：湿热黄疸。一身面目俱黄，黄色鲜明，发热，无汗或但头汗出，口渴欲饮，恶心呕吐，腹微满，小便短赤，大便不爽或秘结，舌红、苔黄腻，脉沉数或滑数有力。

方解：方中重用茵陈为君药，本品苦泄下降，善能清热利湿，为治黄疸要药。臣以栀子清热降火，通利三焦，助茵陈引湿热从小便而去。佐以大黄泻热逐瘀，通利大便，导瘀热从大便而下。三药合用，利湿与泄热并进，通利二便，前后分消，湿邪得除，瘀热得去，黄疸自退。

现代临床应用：本方常用于急性黄疸型传染性肝炎、胆囊炎、胆石症、钩端螺旋体病等所引起的黄疸，证属湿热内蕴者。在血液病常用于溶血性贫血、阵发性睡眠性血红蛋白尿、蚕豆病见黄疸且有热象者。

方69：茵陈五苓散

出处：《金匮要略》。

组成：茵陈蒿末十分（30克），五苓散（猪苓、茯苓、泽泻、白术、桂枝）五分（15克）。

用法：上二味和，先食，饮方寸匕（10克），每日3服。也可水煎服。

功效：利湿退黄。

主治：湿热黄疸证。身目发黄，肢体困重，小便短少。

方解：本方从脾肾二经取药。以甘淡的茯苓、猪苓淡渗利水，白术苦温燥脾湿而和胃，泽泻甘寒入肾而利尿，桂枝辛温暖膀胱而通水道。从配伍上看，茯苓配猪苓、泽泻，加强利水作用；茯苓配白术，实脾利水；桂枝配茯苓，温化水饮、通阳利水。

现代临床应用：本方常用于前列腺炎或肥大等病属湿热黄疸证者。在血液病常用于溶血性贫血、阵发性睡眠性血红蛋白尿、蚕豆病见黄疸无明显热象者。

方70：天王补心丹

出处：《校注妇人良方》。

组成：人参（去芦）、茯苓、玄参、丹参、桔梗、远志各5钱（各15克），当归（酒浸）、五味、麦冬（去心）、天冬、柏子仁、酸枣仁（炒）各1两（各30克），生地黄4两（120克）。

用法：上为末，炼蜜为丸，如梧桐子大，用朱砂为衣，每服二三十丸（6~9克），临卧，竹叶煎汤送下。也可上药共为细末，炼蜜为小丸，用朱砂水飞9~15克为衣，每服6~9克，温开水送下，或用桂圆肉煎汤送服。亦可改为汤剂，用量按原方比例酌减。

功效：滋阴清热，养血安神。

主治：阴虚血少，神志不安证。心悸怔忡，虚烦失眠，神疲健忘，或梦遗，手足心热，口舌生疮，大便干结，舌红、少苔，脉细数。

方解：方中重用甘寒之生地黄，入心能养血，入肾能滋阴，故能滋阴养血，壮水以制虚火，为君药。天冬、麦冬滋阴清热，酸枣仁、柏子仁养心安神，当归补血润燥，共助生地黄滋阴补血，并养心安神，俱为臣药。玄参滋阴降火；茯苓、远志养心安神；人参补气以生血，并能安神益智；五味子之酸以敛心气，安心神；丹参清心活血，合补血药使补而不滞，则心血易生；桔梗为舟楫，载药上行以使药力缓留于上部心经，为使药。本方配伍，滋阴补血以治本，养心安神以治标，标本兼治，心肾两顾，但以补心治本为主，共奏滋阴养血、补心安神之功。

现代临床应用：本方常用于神经衰弱、冠心病、精神分裂症、甲状腺功能亢进症等所致的失眠、心悸，以及复发性口疮等属于心肾阴虚血少者。血液病阴虚血少、心阴不足致心悸、心神不宁、夜寐不安者宜用之。

方71：麻仁丸

出处：《伤寒论》。

组成：麻子仁2升（500克），芍药半斤（250克），枳实（炙）半斤（250克），大黄（去皮）1斤（500克），厚朴炙（去皮）1尺（250克），杏仁（去皮尖，熬，别作脂）1升（250克）。

用法：上六味，蜜和丸，如梧桐子大，饮服10丸，每日3服，渐加，以知为度。也可上药为末，炼蜜为丸，每次9克，每日1~2次，温开水送服。亦可按原方用量比例酌减，改汤剂煎服。

功效：润肠泄热，行气通便。

主治：胃肠燥热，脾约便秘证。大便干结，小便频数。

方解：方中麻子仁性味甘平，质润多脂，能润肠通便，是为君药。杏仁上肃肺气，下润大肠；白芍养血敛阴，缓急止痛，二者为臣。大黄、枳实、厚朴即小承气汤，以轻下热结，除胃肠燥热为佐。蜂蜜甘缓，既助麻子仁润肠通便，又可缓和小承气汤攻下之力，以为佐使。综观本方，虽用小承气以泻下泄热通便，而大黄、厚朴用量俱从轻减，更取质润多脂之麻仁、杏仁、芍药、白蜜等，一则益阴增液以润肠通便，使腑气通，津液行，二则甘润减缓小承气攻下之力。本方具有下不伤正、润而不腻、攻润相合的特点，以达润肠、通便、缓下之功，使燥热去，阴液复，而大便自调。本方为丸剂，而且只服10小丸，依次渐加，均意在缓下，润肠通便。

现代临床应用：本方常用于体虚者及老年人肠燥便秘、习惯性便秘、产后便秘、痔疮术后便秘等属胃肠燥热者。血液病见有上述证候及化疗后肠燥便秘者宜用之。

方 72：增液承气汤

出处：《温病条辨》。

组成：玄参 2 两，麦冬 8 钱（连心），细生地黄 8 钱，大黄 3 钱，芒硝 1 钱 5 分（冲）。

用法：水 8 杯，煮取 3 杯，先服 1 杯，不知，再服。也可水煎服，每日 1 剂，2 次分服。

功效：滋阴增液，泄热通便。

主治：温病热结阴亏。症见燥屎不行，下之不通，口干，舌绛苔黄。

方解：温病邪热伤阴，胃肠热实，津液干枯，燥屎结于大肠而不下行。本方作用在于寓泻于补，滋阴攻实并行。方中用玄参、生地黄、麦冬养阴增液，滋润肠燥以通便，大黄荡涤积热，芒硝软坚化燥，共成滋阴增液，泄热通便的作用。

现代临床应用：本方用于发热性疾患津伤肠燥大便干结者。在血液病可用于化疗后阴液耗伤，肠燥津亏、燥屎结实不下所致便秘之证。

方 73：七宝美髯丹

出处：《医方集解》引邵应节方。

组成：何首乌 2 斤，茯苓、牛膝、当归、枸杞子、菟丝子各半斤，补骨脂 4 两。

用法：诸药和合制蜜丸，每服 3 钱，每日 2 次，盐汤或酒送服。也可水煎服。

功效：滋补肝肾，乌发生发。

主治：治肾水亏损，气血不足而致的须发早白，牙齿动摇，梦遗滑精，筋骨无力等症。

方解：方中何首乌、枸杞子、牛膝补肝肾，益精血，乌须发，生新发，且牛膝有逐瘀通经作用利于血运、乌发、生发；当归补血活血促生新发；菟丝子、补骨脂温肾壮阳促发，化生精血以利乌发生发，茯苓健脾渗湿健运后天化源。诸药合用而具滋补肝肾、乌发生发之功效。

现代临床应用：本方为须发早白及脱发所设方剂，今有医者用于骨质疏松症、男子精液不化之男性不育症也取得了较好的疗效。在血液病则用于放疗、化疗后脱发者，可在本方基础上加地黄、桑葚、旱莲草、侧柏叶等以增强生发乌发之力。

下篇 当代良方

红细胞疾病良方

再生障碍性贫血

再生障碍性贫血（AA）简称再障，是一组由化学、物理、生物因素及不明原因引起骨髓造血干细胞（HSC）及造血微环境（HIM）损伤，以致红骨髓被脂肪髓代替、全血细胞减少的难治性疾病。临床表现为贫血、出血、感染等症状，是造血系统比较常见的疾病。再障在各年龄组均可发病，但以青壮年多见，男性多于女性，北方多于南方。祖国医学将其归属于"慢髓劳""虚劳""血虚"或"血证"范畴。

再障是骨髓造血功能衰竭的一组综合征。原发性再障是指未能查明原因的再障，大部分再障病人属于此类，大抵占到2/3以上；继发性再障的病因包括药物、化学物品、电离辐射、病毒等。再障的发病机制复杂，因素众多，大多数再障往往是多种因素共同参与的结果。目前认为，再障的发病机制主要有免疫损伤、骨髓造血干细胞缺乏，造血微环境缺陷，而相当一部分患者的发病与免疫机制有关。根据其发病缓急、轻重等临床上分为急性再障（重型再障）和慢性再障（非重型再障）。

在中医学上，其病因病机不外先天不足、脾胃虚弱、肾精亏虚、烦劳过度及外感邪毒等伤及气血、脏腑，与脾、肾密切相关。肾为先天之本，肾虚生髓无力，则化血乏权；脾为后天之本，脾虚运化失司，则血乏化源。而肾虚火衰，温养他脏失职，累及心、肝、肺，其主血、藏血、行血功能亦相继受损。故再障之治，重在肾脾，总体调治。

慢髓劳（慢性再生障碍性贫血）

慢髓劳（慢性再障 CAA）发病隐袭缓慢，往往不知情中病状渐次显现，初起临床多表现为倦怠乏力，继见头晕、心悸、气短、面色萎黄不泽（或苍白无华）、唇甲色淡，或有耳鸣、低热、鼻衄、齿衄，怕冷喜暖、手脚冷凉、大便稀溏、面浮肢肿，且舌质淡、苔白，脉沉细无力或稍数。本型再障病情较为轻浅，常可坚持一般日常生活，进展也较缓慢，若无并发症发生，自然病程可达 3~10 年甚至以上。

方1：滋髓生血胶囊

出处：陈安民血液病临证验方。

组成：黄芪 180 克，红参 27 克，鹿茸 18 克，阿胶 45 克，龟甲胶 27 克，鹿角胶 27 克，当归 27 克，白芍 45 克，生地黄 45 克，熟地黄 45 克，龙眼肉 45 克，枸杞子 45 克，女贞子 45 克，墨旱莲 90 克，补骨脂 45 克，淫羊藿（油炙）45 克，栀子（炭）45 克，连翘 45 克，三七 27 克，仙鹤草 45 克，山楂（炒）45 克，陈皮 27 克，枳壳 27 克，大枣 90 克。

诸药干燥碾成细粉装胶囊，每粒干药粉 0.5 克。

用法：口服，一次 4~6 粒，每日 3 次，饭后白开水送服。

功效：补肾健脾，滋髓生血。

主治：主治虚劳气血虚弱之证，临床主要用于再生障碍性贫血的治疗，同时可用于慢性病贫血、白细胞减少症、粒细胞缺乏症、血小板减少症、白血病、肿瘤放疗、化疗后骨髓增生抑制等病证。

方解：方中黄芪、红参、当归、阿胶、元肉益气养血滋髓填精；龟甲胶、地黄、芍药、女贞子、枸杞子、墨旱莲滋补肝肾之不足，化生阴血，是为血液化生的物质基础；鹿茸、鹿角胶、淫羊藿、补骨脂温壮肾中元阳而生阴，是为血液化生之原始动力；黄芪、红参、白术、茯苓益气健脾以资气血化生之源，补气而生血，是为化生血液之后天动力；三七、仙鹤草、栀子（炭）、连翘止血保血，止血即保血，保得一分血液即保得一分生机。清代唐容川《血证论》："存得一分血，便保得一分命。"因再生障碍性贫血患者均有不同程度的血小板减少，往往有出血之症，故在补血生血的同时须得兼顾出血症状，而配伍止血之品。其中三七参止血活血，祛瘀血而生新血，具有促进造血之功能。陈皮、枳壳、焦山楂健运脾胃，使本方补而不滞，气血化生之机畅达。此即方中"动药"，以发挥配伍中的"鲶鱼效应"。

诸药合用，共奏补肾健脾、滋髓生血之功，其补肾即补先天之本，其健脾即补后天之本，先天生发之机旺盛，后天化生畅达，人之阴阳气血均得以生发。该方是气血阴阳并补之方，其药性平和而治疗功效显著，且方中诸药均为无毒之品，可长期服用，故本药是治疗气血虚弱之再生障碍性贫血等诸多贫血疾患之良药，临床治疗若合理、适量联用相关西药，则疗效更为显著。

临床疗效：根据不同的病程、病情、症状，1周至1月当有症状改善，3个月后血象会有所改善；半年之后会有显著改善，生活或如常人，血象接近正常，抑或某项尚差；3~5年或可基本完全康复病愈。

方2：大菟丝子饮

出处：中国中医科学院西苑医院方。

组成：菟丝子、女贞子、枸杞子、首乌、熟地黄、山萸肉、旱莲草、桑葚子、补骨脂、肉苁蓉、黄柏、知母。

用法：水煎服，每日1剂，分2~3次服用。

功效：滋阴补肾，化精生血。

主治：肾阴虚型慢髓劳，症见心悸、气短、周身乏力、面色苍白无华、唇甲色淡、低热盗汗、手脚心热、口渴思饮、出血明显、大便干结。舌质淡有舌尖红，少苔，脉沉细无力，或沉细稍数。

方解：方中用菟丝子、女贞子、枸杞子、肉苁蓉为滋补肾阳肾阴之品为君药；熟地黄、山萸肉、首乌滋阴补肾，壮水制火，共为臣；黄柏、知母相须为用，苦寒降火、存阴抑阳，均为辅药；补骨脂补肾壮阳，意在阳生则阴长；桑葚子、旱莲草有凉血止血作用。

临床应用：阴虚重者加玄参、黄精、龟板胶、鳖甲、天冬等。

临床疗效：周霭祥等报道，大菟丝子饮为主治疗慢性再生障碍性贫血169例，2/3病例并用雄性激素等，总有效率83.4%，基本治愈及缓解80例，占47.3%；明显进步61例，占36.1%；无效28例，占16.6%。

方3：温肾益髓汤

出处：梁冰，中西医结合治疗再生障碍性贫血60例观察，中西医结合杂志。

组成：鹿角胶9克，龟板胶9克，阿胶9克，仙鹤草30克，仙灵脾12克，黄芪30克，天冬15克，枸杞子15克，人参9克，补骨脂15克，肉苁蓉15克，仙茅12克。

用法：水煎服，每日1剂，分2次温服。

功效：温补脾肾，填精益髓，益气养血。

主治：慢性再生障碍性贫血脾肾阳虚，虚劳血虚型。症见起病缓慢，病程较长，面色萎黄，倦怠乏力，形体虚胖，脘腹胀满，食少便溏，小便清白或频数，畏寒肢冷，腰膝酸冷，精神不振，气虚自汗或下肢浮肿，齿衄鼻衄，肌衄发斑，妇女月经过多，男性阳痿不举，舌质淡、苔白，脉沉细或滑细无力。

方解：方中黄芪、人参健脾益气以生血，鹿角胶、仙灵脾、补骨脂、肉苁蓉、仙茅温补肾阳强化造血生机，阿胶、龟板胶、枸杞子、天冬补肝肾之阴化生精血，仙鹤草止血而治再障血证，诸药合用共奏温补脾肾，填精益髓，益气养血之功。

现代药理研究表明，人参大补元气，对大脑皮层有兴奋作用，可调节中枢神经系统，同时可能兴奋脊髓的内脏神经，促进造血功能旺盛；黄芪、补骨脂有促进造血、使粒细胞增加之功效；仙鹤草有增加血小板之功能。

临床疗效：共治疗36例，9例基本治愈，11例缓解，总缓解率为55.56%。

方4：养血平障汤

出处：朱学军、代兴斌等，养血平障汤治疗慢性再生障碍性贫血21例临床观察，中医杂志。

组成：熟地黄30克，山药30克，山萸肉30克，茯苓15克，制何首乌10克，女贞子15克，墨旱莲30克，补骨脂15克，仙茅15克，淫羊藿15克，鹿角胶10克，肉苁蓉10克，紫河车10克，当归10克，鸡血藤15克，黄芪15克，人参5克，炮附片3克，肉桂3克，肿节风15克，夏枯草10克，金钱草30克，雷公藤5克，炙甘草3~6克。

用法：水煎服，每日1剂，分2次温服。

功效：温肾健脾、填精益髓、补气养血、祛邪解毒。

主治：慢性再生障碍性贫血患者。

方解：方中熟地黄甘温质润，善补肾阴、益精血，为补肾阴、养血补虚之要药。制何首乌善补肝肾、益精血，治疗血虚萎黄。山药补肾气，兼顾滋养肾阴，对脾肾俱虚者，其补后天亦有助于充养先天。山萸肉酸温质润，性温而不燥，补而不骏，补益肝肾，既能益精，又能助阳，为平补阴阳之要药。茯苓味甘而淡，甘则能补，淡则能渗，药性和平，既可祛邪，又可扶正。女贞子性偏寒凉，能补益肝肾之阴；墨旱莲长于补肝肾之阴，又能凉血止血，与女贞子协同增效；附子、肉桂温热之品，善补脾肾之阳；补骨脂苦辛温燥，善壮肾阳。仙茅辛热燥烈，善补命门而兴阳道；淫羊藿辛甘性温燥烈，长于补肾壮阳，常与仙茅同用。肉苁蓉味甘能补，甘温助阳，质润滋养，咸以入肾，为补肾阳、益精血之良药；鹿角胶与紫河车皆能补肾阳、益精血，为滋补强壮的要药，用于气血不足、虚损劳伤诸证。黄芪、人参补气生血；鸡血藤、当归补血、活血、养血，意在祛邪生新，以达"以通为用"的目的；肿节风、夏枯草、金钱草、雷公藤等清热解毒，意在祛除内陷血分、骨髓之客邪对骨髓的侵害，即"邪去则正安"。炙甘草调和诸药。诸药合用，阴阳同补，共奏温肾健脾、填精益髓、补气养血、祛邪解毒之功。

临床应用：气虚重者，山药、黄芪可用至30克；血虚甚者，鸡血藤加至30克；阴虚重者，熟地黄、山萸肉、女贞子、墨旱莲均可用至30克；阳虚甚者，肉苁蓉加至 15 克，紫河车加至 30 克，炮附片加至 10 克，肉桂用至 5 克；热毒症状明显者，肿节风用至 30 克，夏枯草加至 15 克，雷公藤加至 10 克，金钱草则调整至 60 克。

现代研究表明，养血平障汤治疗慢性再生障碍性贫血患者临床疗效肯定，可提高患者外周血白细胞（WBC）、血红蛋白（Hb）、血小板（PLT）水平，改善临床症状，且无明显不良反应。

临床疗效：基本治愈 3 例（14.29%），缓解 3 例（14.29%），明显进步 5 例（23.81%），无效 10 例（47.61%），总有效率为 52.39%。

方 5：益肾生血方

出处：章俏雷、方炳木，"益肾生血方"联合西药治疗慢性再生障碍性贫血患者血清 IFN-γ、IL-4 和 T 细胞亚群的变化，中华中医药学刊。

组成：黄芪 30 克，熟地黄 20 克，山茱萸 10 克，茯苓 10 克，怀山药 10 克，制附子（先煎）10 克，旱莲草 10 克，淫羊藿 10 克，补骨脂 10 克，菟丝子 10 克，甘草 3 克。

用法：水煎服，每日 1 剂，分 2 次温服。

功效：益气补肾、填精益髓。

主治：慢性再生障碍性贫血患者。

方解：方中以黄芪、熟地黄为君药，益气补肾填精；淫羊藿、怀山药、菟丝子补肾填精，为臣；山茱萸、茯苓、旱莲草滋补肝肾之阴，同时加用附子温肾补阳，四药共为佐药；使以甘草调和诸药，阴中求阳、阴阳互补以填精益髓。全方益气补肾、填精益髓，共奏补肾益髓生血的功效。

临床应用：脾肾阳虚者加用肉桂 3 克，鹿角胶 10 克；脾肾阴虚者加用知母 10 克，鳖甲 30 克。

现代研究表明，"益肾生血方"治疗后，再障患者 IFN-γ 分泌减少更明显，CD3、CD8 细胞表达下降。本方可明显提高单纯西药组的临床疗效。

方 6：补髓生血颗粒

出处：补髓生血颗粒治疗再生障碍性贫血 34 例临床疗效观察，2010 年全国中西医结合血液学学术会议论文汇编。

组成：熟地黄、山萸肉、枸杞子、巴戟天、淫羊藿、鹿茸、红参、黄芪、鸡血藤、丹参、白花蛇舌草。

此为黑龙江中医药大学第一医院院内制剂，15 克/袋，每袋含生药 25 克。

用法：1 次 1 袋，每日 3 次，冲服。

功效：补髓生血。

主治：慢性再生障碍性贫血患者，以头晕乏力、心悸气短、耳鸣、口唇甲床苍白等为主要临床表现。

方解：方中熟地黄养血滋肾、补精益髓；山萸肉、枸杞滋补肝肾；鹿茸、巴戟天、淫羊藿补肾阳、益精血；红参、黄芪健脾益气以生血；鸡血藤、丹参活血生血；白花蛇舌草清热解毒。

现代药理研究表明，熟地黄能刺激骨髓，增加红细胞、血小板；山萸肉、枸杞可促进机体免疫功能；红参、黄芪保护和促进造血功能；丹参、鸡血藤可改善造血微环境、抑制抗体形成；白花蛇舌草增强白细胞吞噬能力。

临床疗效：共治疗 34 例，8 例明显进步，18 例缓解，总缓解率为 76%。

方 7：复方皂矾丸

出处：陕西郝其军制药股份有限公司。

组成：皂矾、西洋参、海马、肉桂、大枣、核桃仁。

用法：上诸药，制水丸，如梧桐子大，每服 7~9 粒，每日 3 服。

功效：温肾健髓，益气养阴，生血止血。

主治：用于再生障碍性贫血、白细胞减少症、血小板减少症，及放疗、化疗引起的骨髓损伤。

方解：方中皂矾，性味酸涩凉，归肝、脾经；补血止血，解毒燥湿，功在升血止血为君药。西洋参，性味甘微苦，归心、肺、肾经；益气养阴，清热生津。海马，性味甘温，归肝、肾经；温补肾阳，补益肾精。以上二者益气养阴、温肾健髓助君药以生血，共为臣药。肉桂，性味辛甘大热，归肾、脾、心、肝经；补火助阳，引火归元，活血通经。核桃仁，性味甘温，归肾、肺、大肠经；补肾固精，散肿解毒。大枣，性味甘温，归脾、胃经；益气养血，补中健脾。以上三者共同佐助君臣药补肾固精，健脾益气，升血止血，故共为佐药。全方紧扣药机，配伍合理，共收温肾健髓、益气养阴、升血止血之功。用于再生障碍性贫血、白细胞减少症、血小板减少症、骨髓增生异常综合征，及放疗、化疗引起的骨髓损伤、白细胞减少属肾阳不足、气血两虚证者。

临床疗效：经国内 500 家三级甲等医院协作进行临床疗效观察，共计观察 59 000 余例，治疗再生障碍性贫血总有效率为 83.8%，骨髓增生异常综合征（MDS）总有效率为 84.5%，白血病、恶性肿瘤放疗、化疗患者骨髓保护总有效率为 96.7%，慢性继发性贫血总有效率为 92.5%。

急髓劳（急性重型再生障碍性贫血）

急髓劳，临床多见于急性再障（SAA），中医辨证多属急劳髓枯血热型，该病起病急骤，壮热不退，头晕心悸，全身泛发紫癜，或见齿衄、鼻衄、尿血、便血、妇女月经过多或淋漓不断，甚则神昏谵语。病情进行性加重，血红蛋白下降迅猛，数日内即达到极重度贫血，若无恰当治疗数月内即可死亡。

方 1：清髓解毒汤

出处：陈安民血液病临证验方。

组成：炒栀子 30 克，连翘 30 克，柴胡 18 克，黄芩 18 克，生石膏 50 克（先煎），知母 15 克，羚羊角粉 2 克（冲服），水牛角 50 克（先煎），牡丹皮 15 克，当归 15 克，生白芍 20 克，生地黄 30 克，仙鹤草 30 克，小蓟 15 克，大黄炭 9 克，三七粉 3 克（冲服），太子参 30 克，麦冬 15 克，陈皮 9 克，炒山楂 15 克，生晒参 15 克（令炖），甘草 10 克。

用法：每日 1 剂，水煎，早、中、晚 3 次分服。

功效：清热解毒，凉血止血。

主治：急性重型再障髓枯血热，起病急骤，面色苍白，壮热不已或低热持续不退，头晕目眩，心悸气短，全身泛发紫癜，或见齿衄、鼻衄，尿血、便血，妇女月经过多或淋漓不断，甚则神昏谵语。舌红绛，苔黄乏津。脉洪大数疾。

方解：炒栀子、连翘、柴胡、黄芩、生石膏、知母清解三阳之热，羚羊角粉清肝热凉血，水牛角清心热凉血，牡丹皮、当归、白芍、生地黄凉血和血养血，仙鹤草、小蓟、大黄炭、三七粉止血祛瘀而治血证，生晒参、太子参、麦冬等益气养阴、扶正补虚。本方诸多清热解毒凉药与滋补肝肾养阴滋腻之品恐碍脾胃功能，酌用陈皮、山楂顾护胃气，甘草调和诸药。全方合用，共奏清热凉血解毒之功效。

临床疗效：药用数日，体温可得下降，证情有所缓和，而后即可转入滋补肝肾益气养阴生血为治。

方 2：凉血解毒汤

出处：河北廊坊中医院。

组成：羚羊角粉 1 克（吞服），三七粉 2 克，苍耳子 10 克，牡丹皮 15 克，赤芍 15 克，生地黄 20 克，天冬 15 克，茜草 15 克，黄芩 10 克，贯众 20 克，辛夷 10 克，黄柏 10 克，甘草 10 克，生龙骨 25 克，生牡蛎 25 克。

用法：水煎服，每日 1 剂，分 2 次温服。

功效：凉血止血、清热解毒。

主治：急性重型再生障碍性贫血证属急劳髓枯温热型的患者，症见壮热口渴、汗出热不退、齿鼻衄血、皮下瘀斑紫癜，舌红、苔黄脉数。

方解：本方以犀角地黄汤化裁而成，犀角地黄汤由犀角、牡丹皮、赤芍、生地黄组成，是清热解毒凉血止血祛瘀化斑之良方，因犀牛属保护动物而犀角已不入药，本方以羚羊角代之，同样有清壮热之效，热清血凉，紫癜、齿鼻衄血、口渴之症自退。用三七粉、茜草止血散血防血而成血瘀，生龙骨、生牡蛎收涩止血，黄芩、黄柏、贯众清热解毒，天冬助清热之品清热且能护阴而不使阴伤，用苍耳子、辛夷者通鼻窍引药止血，甘草调和诸药。诸药合用，共奏清热解毒、凉血止血之功，用于急性重型再生障碍性贫血急劳髓枯温热冲斥营血者自可收效。

临床疗效：本方用于急性重型再生障碍性贫血早期以发热为主要症状者有一定疗效。

方3：孙伟正方

出处：孙伟正、孙凤，《血液疾病临床诊治》。

组成：生石膏60克，生地黄15克，乌犀角6克（以水牛角30克代替），黄连8克，栀子12克，桔梗15克，黄芩15克，知母12克，赤芍12克，元参12克，连翘15克，甘草12克，牡丹皮12克，鲜竹叶12克。

用法：水煎服，每日1~2剂，分3~4次凉服或温服。

功效：清热解毒，凉血止血。

主治：急髓劳高热，口渴引饮，尿黄便秘，烦躁不宁，甚则神昏谵语，皮下瘀点，瘀斑成片，吐血、衄血、便血，甚至九窍出血，舌红绛，脉数。

方解：方中生石膏用量宜大，合知母清热止渴除烦；生地黄清热凉血，养血生津；乌犀角（用水牛角代替）清热凉血解毒；栀子配伍黄连、连翘、竹叶、黄芩凉血解毒，泻火除烦；赤芍、牡丹皮、元参凉血行瘀解毒；桔梗宣肺祛痰。

临床应用：若患者气阴两虚之象明显，热象不甚者，可适当减少黄芩、黄连、牡丹皮、赤芍等清热泻火药的使用；出血倾向严重者，可酌加大蓟、小蓟、白茅根、槐花、侧柏叶、茜草根等凉血止血药物。

临床疗效：本方用于急性重型再生障碍性贫血，对早期以发热为主要症状者有一定疗效。

方4：补肾凉血方

出处：石琳，中药联合免疫抑制剂治疗重型再生障碍性贫血临床研究，新中医。

组成：鹿角胶、龟板胶各10克，菟丝子30克，补骨脂、淫羊藿、熟地黄、山茱萸、何首乌、枸杞子各15克，鸡血藤30克，地榆、连翘各15克，甘草6克。

用法：每日1剂，水煎，分早晚温服。

功效：清热解毒，凉血止血。

主治：急性再障辨证属髓枯温热型。起病急骤，面色苍白，乏力，发热，以及各种出血表现者。

方解：龟板胶补精血以养阴，鹿角胶补命门以养阳，二者阴阳双补共为君药。熟地黄、枸杞子、制何首乌、山茱萸滋补肾阴，淫羊藿、菟丝子、补骨脂补益肾阳，共为臣药，阴阳兼顾、阴中求阳、阳中求阴。鸡血藤活血兼养血，祛瘀而不伤正，补血而不留瘀；地榆、连翘凉血止血、清热解毒，三药共为佐药。甘草调和诸药为使。

现代药理研究表明，本方可促进骨髓增殖，改善骨髓微环境，并对造血干细胞增殖分化、抑制凋亡有明显作用。本方联合免疫抑制剂治疗重型再障有效率达72.73%。

缺铁性贫血

缺铁性贫血（IDA）是由于体内铁储存不足，不能满足正常红细胞生成的需要而发生的贫血，具体而言，发病原因是铁摄入量不足、吸收量减少、需要量增加、铁利用障碍或丢失过多。其贫血特点是骨髓、肝、脾及其他组织中缺乏可染色铁，血清铁浓度和血清转铁蛋白饱和度均降低。IDA是铁缺乏的最终阶段，表现为小细胞低色素性贫血。本病属贫血中的常见类型，发病率较高，女性高于男性，孕妇更为常见。根据其临床表现，在中医学中属于"虚劳""虚损""黄肿""萎黄"等。

古代医家的认识，本病的形成多由于先天禀赋不足，饮食不节，长期失血，疲倦过度，妊娠失养等，终致气少色衰，气血亏虚。病位在中焦脾胃。"血者水谷之精华也，生化于脾"，由于饮食不节，损伤脾胃，胃不受纳腐熟，脾不能运化吸收，导致水谷精微不足，气血生化无源，导致本病。也可因于失血、虫积、肾虚致生本病。其治重在健运脾胃而化生气血。

方1：建中生血汤

出处：陈安民血液病临证验方。

组成：红参15克（另炖，也可用党参30克代之），黄芪50克，当归9克，炒白术15克，茯苓30克，陈皮9克，炒山楂30克，焦神曲15克，炒麦芽15克，砂仁9克，干姜9克，蚕沙15克，乌梅9克，炙甘草9克，生姜9克，大枣30克。

用法：水煎服，每日1剂，分2次温服。

功效：益气生血，健脾摄血。

主治：缺铁性贫血脾虚型。症见面色苍白少华，全身疲乏，四肢无力，自汗气短，食欲不振，大便溏薄，腹胀等。

方解：本方意在健运脾胃而促进中焦化生血液，其作用不在于直接补血，其着力点在于脾气旺盛能够很好纳谷化生水谷精微，造血物质充盛自可有血化生，而除贫血之疾，此即益气生血之理。方中红参、黄芪强力健脾补气；白术、茯苓、陈皮、炒山楂、焦神曲、炒麦芽、砂仁健脾燥湿益气开胃，促进脾胃运化功能；干姜温中升阳；生姜、大枣和胃健脾；乌梅生津开胃；蚕沙入肝脾胃经，具和胃化浊功能，现代药理研究其含有机铁，可补血生血，与乌梅组合乌梅性酸可促进铁质吸收；炙甘草健脾和中并能调和诸药；当归补血养血。诸药共奏健脾益气生血之功效，方中虽仅有当归一味补血之品，但以健运脾胃补气生血为主，此正乃遵经意构方之妙也。

方 2：补脾益肾方

出处：杨秀清，补脾益肾治疗缺铁性贫血 85 例，陕西中医。

组成：黄芪、鸡血藤、山药各 30 克，党参、熟地黄、枸杞子各 12 克，白术、当归、菟丝子各 10 克，茯苓、阿胶（烊化）、鹿角霜各 15 克。

用法：水煎服，每日 1 剂，分二次温服。

功效：健脾补肾，益气养血。

主治：缺铁性贫血，脾肾双亏型。症见头晕乏力，纳差，心悸，面色萎黄或㿠白，舌淡，苔白厚，脉沉细无力或弦细数。

方解：黄芪、党参、白术、茯苓、山药健脾益气生血，当归、鸡血藤补血活血而生血，熟地黄、枸杞子、山药、阿胶滋肾益阴化生精血，菟丝子、鹿角霜温补肾阳强化生机而生血。本方补先天强后天以强气血生化之机而治贫血。

临床应用：心悸、不寐、梦多者加炒枣仁、元肉、远志；气短、腰腿酸软者加桑寄生、山萸肉、五味子；腹胀纳差者加枳壳、陈皮、神曲、鸡内金；腹泻便溏日久不愈者加赤石脂、扁豆、五味子；月经过多者加用煅龙牡、山萸肉。

临床疗效：共治疗 85 例，治愈 23 例，缓解 38 例，好转 21 例，无效 3 例，总有效率为 96%。共服药 4~6 周（少数患者服药达 10 周）。

方 3：健脾益气方

出处：孙新华，健脾益气方治疗贫血 34 例疗效分析，中医杂志。

组成：人参 9~12 克，黄芪 20~30 克，炙甘草 9~12 克，白术 12 克，山药 15 克，大枣 10 枚，生姜 9 克，桂枝 6~9 克，五味子 6~9 克，砂仁 6~9 克。

用法：水煎服，每日 1 剂，分 2 次温服。

功效：益气生血，健脾摄血。

主治：缺铁性贫血脾虚型。症见面色苍白少华，全身疲乏，四肢无力，自汗气短，食欲不振，大便溏薄，腹胀等。

方解：本方有强旺脾胃功能、促进中焦化生血液之功，其作用不在于直接补血，其着力点在于脾气旺盛能够很好纳谷化生水谷精微，造血物质充盛自可有血化生而除贫血之疾，此即益气生血之理。方中人参、黄芪强力健脾补气；白术、砂仁健脾燥湿益气，促进脾胃运化功能；桂枝温中升阳；生姜、大枣和胃健脾；山药、五味子益气生津；炙甘草健脾和中、并能调和诸药。上药共奏健脾益气生血之功效，虽无一味血分之药却可补血生血，亦本方构方之奥妙。临证加减，兼痰湿者加茯苓、法半夏、薏苡仁；伴气血瘀滞者加丹参、赤芍、姜黄、血竭；伴血溢络外者配用藕节、侧柏叶、三七粉；寒甚者伍以高良姜、吴茱萸。

现代药理研显示，健脾益气方对红细胞系统有双向调节作用，既可使增生亢进者功能降低，又能使增生低下状态者功能升高。面对于粒细胞系统及巨核细胞系统则有促进其增殖、分化、成熟和释放的作用。健脾益气方纠正机体脾虚状态，改善造血物质的吸收和利用障碍，从而阻断贫血的病理进展过程，促进造血功能的恢复。

临床疗效：共治疗 34 例，显效 16 例，占 47.1%；进步 13 例，占 38.2%；无效 5 例，占 14.7%。总有效率为 85.3%。

方 4：当归养血膏

出处：当归养血膏协作组，当归养血膏临床疗效观察，中医杂志。

组成：当归、白芍、茯苓、川芎、熟地黄、阿胶、党参、炙甘草、蔗糖各适量。

用法：以上药物制成规格为 200 毫升/瓶的膏剂，成人每日服 2 次，每次 30 毫升，15 天为 1 个疗程，按病情不同分别服用 1~4 个疗程。

功效：益气养血，调补脾胃。

主治：缺铁性贫血，属脾胃化源不足，气血双亏。症见乏力头晕，失眠健忘，手足发麻，舌淡红、苔白、脉沉细。

方解：本方实为气血双补八珍汤易白术为阿胶而成，取阿胶者是其为益阴养血血肉有情之品，且可使汤药收膏而益于滋补；取蔗糖者令本膏口感更佳宜于常服。以编者之意用红糖代蔗糖更佳，红糖温中健脾生血，其含铁元素较多，更有利于缺铁性贫血的治疗。

临床疗效：共治疗缺铁性贫血 30 例，治疗前血红蛋白在 45~98 克/升。1~2 个疗程后复查，平均每人增加血红蛋白 1.5 克/升，经统计学处理，$P < 0.001$。

方 5：补铁丸

出处：杨学爽，补铁丸治疗缺铁性贫血的临床观察及实验研究，中华血液学杂志。

组成：皂矾、山楂、陈皮、半夏、茯苓、甘草。

用法：以上药物，研末炼蜜为丸，每丸重 10 克，含硫酸亚铁 0.475 克。每日 2 次，每次 1 丸，服补铁丸期间停服其他含铁药物。

功效：健脾和胃，益气养血。

主治：缺铁性贫血，证属脾虚者。

方解：皂矾入肝脾二经，具有解毒杀虫燥湿补血的功效，本方用之燥湿健脾补血生血；山楂、陈皮、半夏、茯苓健脾化湿开胃消食；甘草调和诸药且有健运中州之功。

现代药理研究表明，皂矾中硫酸亚铁的含量为 66.06%，元素铁为 24.27%。其中铁元素为造血不可或缺的物质，山楂味酸富含维生素 C，有助于铁元素的吸收，故可治疗缺铁性贫血。

临床疗效：共治疗 100 例，有效率为 97%；虽然其中 85 例 Hb 及 SF 均恢复正常，但缺铁原因纠正者 63 例，故治愈率为 63%。服补铁丸 1 周后症状改善，Hb 开始上升，2 周后 Hb 明显上升，4~5 周后症状消失，Hb 达正常，SF 接近或达到正常水平，多数患者 Hb 恢复正常时间为 1~1.5 个月。

方 6：补肾生血汤

出处：武警安徽省总队医院。

组成：小红参 10 克（或潞党参 30 克），磁石、生黄芪各 30 克，阿胶 12 克，鹿角胶、龟板胶、白术、陈皮各 10 克，当归、白芍、熟地黄、首乌、枸杞子、紫河车 15 克，炙甘草 6 克。

用法：每天 1 剂，水煎分 2 次服，20 天为 1 个疗程。

功效：健脾和胃、补气益血，滋补肝肾。

主治：缺铁性贫血，症见心悸、头晕、神疲乏力、面色不华、形寒肢冷、耳鸣、大便时溏等症状。

方解：方中小红参（潞党参）益气生血，有增加红细胞的作用；黄芪补气升阳；甘草补中益气，调和诸药；阿胶补血止血，有加速血液中红细胞和血色素生长作用；鹿角胶补益精髓、壮阳健骨，能增加红细胞、血色素网织红细胞；龟板胶健骨补血、滋阴潜阳；当归补血活血调经；白芍养血敛阴；熟地黄补血益精、滋肾养肝；首乌养血益肝、固精补肾；枸杞子补肝以养血、益精能助阳；白术健脾和胃；紫河车大补气血，治虚损劳伤、营血不足、精气亏损；黑磁石强壮补血；陈皮理气，以防补中滞腻之弊。全方配伍具有健脾和胃、补气益血、滋补肝肾之效，故疗效显著。

临床疗效：本组 54 例中，治愈 28 例，缓解 14 例，好转 8 例，无效 4 例，总有效率 92.6%。有效的 50 例中，男性服药后血红蛋白平均上升幅度 58 克/升，女性 51 克/升。其中复查 15 例血清铁恢复正常。

方 7：补血口服液

出处：中国中医研究院中药研究所。

组成：炙黄芪 10 克，当归 2 克，皂矾 1 克，白术 4 克，山楂 5 克，鸡内金 3 克，红茜草 5 克，龙骨 10 克等水煎醇提而成。

用法：每次 10 毫升，每日 3 次，口服。

功效：健脾和胃、益气养血。

主治：缺铁性贫血。

方解：补血口服液中重用黄芪大补中气，以裕生血之源；当归益血和营，以使阳生阴长，二者配伍有当归补血汤之妙。皂矾酸凉，杀虫补血，共为方中主药。白术与黄芪配伍，可达补气健脾以助血生之功效；山楂、内金健运脾胃，消化水谷精微；茜草、龙骨健脾摄血。诸药合用，共奏健脾和胃、益气养血之功。

临床疗效：补血口服液组治愈35例，总有效率为92%。

方8：血宝胶囊

出处：黑龙江中医药大学。

组成：紫河车、鹿茸、刺五加、补骨脂、附子、熟地黄、何首乌、阿胶、丹参、牛膝、川芎、牡丹皮、漏芦、连翘、水牛角等30味中药组成。

用法：诸药共为细末，装胶囊，每服4粒，每日3次。

功效：益肾填精，补气养血，解毒化瘀。

主治：心悸、头晕、神疲乏力、面色不华、形寒肢冷、耳鸣、大便时溏等症状。

方解：方中紫河车、鹿茸、刺五加、补骨脂、附子温肾填精、益气养血；熟地黄、何首乌、阿胶益肾填精；丹参、牛膝、川芎、牡丹皮化瘀、凉血、止血；陈皮行气健脾，补而不腻。全方温肾阳而不伤阴，温而不燥；填肾精补气血，补而不滞。

现代药理研究，紫河车含有多种性激素、多种酶和红细胞生成素等物质，可促进骨髓造血，加速红细胞形成；刺五加增加骨髓造血功能，通过中枢神经、免疫、内分泌、代谢各方面起作用，增强机体的抗病力；鹿茸能振奋机体功能，促进红细胞、血红蛋白及网织红细胞生成，并有激素样的作用；何首乌含有肾上腺皮质激素类似物，有提升红细胞、血红蛋白等的作用；人参可促进DNA、RNA蛋白质、脂质的合成，使细胞分裂增加，使红细胞生成增多。

临床疗效：有效率93.8%，对照组总有效率85.0%。

方9：益气维血颗粒

出处：广东省湛江亚太制药厂。

组成：制何首乌、枸杞子、大枣、黄芪等。

用法：诸药共制颗粒剂，每服1包（10克），每日3服。

功效：补益精血，柔肝养血，补脾益胃，养血安神。

主治：肝肾亏虚、精血不足诸症，面黄、头晕、乏力、心慌，腰膝酸软等。

方解：方中黄芪、大枣补脾益气，枸杞子、制何首乌柔肝养血，制何首乌补益精血，枸杞子滋补肝肾，主治肝肾亏虚、精血不足证。而大枣和黄芪则有补脾益胃、养血安神和助气、生血、生肌作用。诸药合用，共奏补益精血、补脾益胃、养血安神之功效。

临床疗效：20 例，治愈 4 例，有效 14 例，无效 2 例。总有效率为 90%。

方 10：生血宁片

出处：武汉联合药业。

组成：蚕沙提取物。

用法：轻度缺铁性贫血患者，每日 2 次，每次 2 片；中、重度患者，每日 3 次，每次 2 片；儿童患者，每日 3 次，每次 1 片。30 天为 1 个疗程。

功效：清热祛风、利湿化浊、活血通络、养血化瘀、补气健脾、益气补血、促进生血。

主治：缺铁性贫血气血两虚证，症见面色萎黄或苍白，脘闷不适，神疲乏力，眩晕耳鸣，心悸气短，舌淡或胖，脉弱等。

方解：本药乃蚕沙提取物，铁叶绿酸钠+叶绿素衍生物，蚕沙乃家蚕的干燥粪便，有燥湿、祛风、和胃化浊、活血定痛之功。常用于风湿痹痛、头风、头痛、皮肤瘙痒、腰腿冷痛、腹痛吐泻等症。铁叶绿酸钠的结构及生理功能与人体血红素相似，本品在临床上有益气补血的功效，用于缺铁性贫血属气血两虚证者。

现代药理研究，生血宁片能促进小鼠骨髓红系祖细胞和粒—巨噬系祖细胞的增殖，可提高小鼠外周血网织红细胞的百分率和促进失血性大鼠红细胞、血红蛋白和网织红细胞的恢复，并能提高血清铁含量和转铁蛋白的饱和度。全面系统的毒理学研究（急性毒性实验、长期毒性实验、三致实验、光敏毒性试验以及生殖毒理实验）证实生血宁片安全性好。

临床疗效：生血宁片治疗缺铁性贫血的显效率为 68.48%，有效率为 89.70%。

巨幼细胞性贫血

巨幼细胞性贫血（MA）是由于脱氧核糖核酸（DNA）合成障碍所引起的一种贫血，主要系体内缺乏维生素 B_{12} 或叶酸所致，亦可因遗传性或药物等获得性 DNA 合成障碍引起。本症特点是呈大红细胞性贫血，骨髓内出现巨幼红细胞系列。巨幼细胞性贫血多与膳食质量不佳，偏食或烹调时间过长有关。维生素 B_{12} 的缺乏可见于终年素食者，叶酸缺乏多见于酗酒、膳食质量差以及药物所致。

中医学中的虚劳、血虚、舌痛、舌红与该病某些证候类同。

方 1：益气健脾汤

出处：开封市中西医结合医院。

组成：人参 12 克，黄芪 20 克，炙甘草 12 克，白术 15 克，山药 15 克，大枣 10 枚，生姜 9 克，桂枝 6 克，五味子 9 克，砂仁 6 克，当归 12 克，菟丝子 9 克，肉苁蓉 10 克等。

用法：水煎服，每日 1 剂，分 2 次服。

功效：健脾益肾、养血生津。

主治：头晕耳鸣，心悸气促，畏寒肢冷，腹胀便溏。

兼症：腰膝酸软，阳痿不举，尿频，夜尿多，或下肢麻木。舌质淡，苔薄或无苔，脉沉细。

方解：本病在中医属脾肾两虚，精血不足所致。脾虚则无以滋养肾精，导致精亏。本方以血液生成来源于中焦水谷精微，又赖精血互生，精可化血之原理。故方中人参、黄芪、白术、甘草、大枣甘温补脾益气、受气取汁；当归甘辛温养肝而生心血；加桂枝启导心火，以助其化赤为血；菟丝子、肉苁蓉益肾填精；配五味子敛气束血，使营行脉道而不外散；佐生姜、砂仁温中醒脾，以运中气。

临床应用：痰湿者加茯苓、薏苡仁；血瘀者加丹参、赤芍、血竭、姜黄；血溢络外加藕节、三七粉、侧柏叶；寒甚加良姜、吴茱萸。

临床疗效：用益气健脾汤治疗 1 月后，临床痊愈率 85%，总有效率 92.4%。

方 2：健脾和胃方

出处：陕西中医学院附属医院。

组成：炙黄芪 30 克，黄精 30 克，白术 10 克，茯苓 10 克，当归 10 克，白芍 12 克，熟地黄 10 克，厚朴 10 克，炙甘草 6 克。

用法：水煎服，每日 1 剂，分 2 次服。

功效：健脾益气，和胃生血。

主治：巨幼细胞性贫血，症见面色苍白，疲乏无力，气短，头昏，纳差，食少，腹胀便溏等。

方解：方中炙黄芪、黄精、白术、茯苓、炙甘草健脾益气，助气血生化之源；当归、白芍、熟地黄取四物汤补血之意，现代药理证实有很好的抗贫血作用；厚朴使补而不滞并可使黄精、熟地黄等不致滋腻碍胃，且具有和胃降逆作用。诸药合用，具有补气、健脾、和胃、生血作用，共奏抗贫血作用。

临床应用：厌食明显者，加柴胡 12 克，香附 12 克，焦三仙各 15 克；干呕明显、舌呈牛肉舌者，加生地黄 12 克，知母 10 克，竹茹 12 克；乏力、气短明显者，加人参 12 克，党参 15 克，升麻 10 克。

临床疗效：治疗 2 个疗程后，痊愈 32 例，显效 28 例，有效 24 例，无效 0 例，有效率 100%。

方 3：归芍四君子汤

出处：江苏省徐州市中医院。

组成：当归身、杭白芍各 15 克，党参、白术、茯苓各 10 克，炙甘草 5 克。

用法：水煎服，每日 1 剂，分 2 次温服。

功效：补气益胃，健脾燥湿，补气生血。

主治：贫血，面色萎黄，食欲不振，恶心呕吐，腹泻腹胀，神疲乏力等。

方解：归芍四君子汤由四君子汤加当归、白芍组成。方中党参补气益胃，可兴奋中枢，促进白蛋白合成；白术健脾燥湿，所含挥发油可缓和肠管蠕动，较大剂量可使肠管舒张；茯苓渗湿，可使肠管收缩幅度减小，紧张性下降；甘草则起调和作用。在四君子汤基础上加当归、白芍，当归为血中圣药，有抗贫血作用，因其本身即含有叶酸、维生素 B_{12}，白芍养血柔肝。六药相辅相成，在调健脾胃基础上补气生血。

临床疗效：好转 13 例，无效 4 例，有效率 90.70%；对照组治愈 21 例，好转 12 例，无效 10 例，有效率 76.74%。

方 4：驴胶补血冲剂

出处：第一军医大学中医系内科。

组成：阿胶，黄芪，党参，熟地黄，白术，当归。

用法：上诸药制成冲剂，每次 20 克，每日 2 次，冲服。

功效：健脾益气。

主治：贫血，症见面黄头晕、倦怠、乏力、心悸、纳差、舌质嫩红、舌面光滑、乳头萎缩等。以及有肢体麻木感者等。

方解：驴胶补血冲剂其方剂是为气血双补之剂，方中阿胶、当归、熟地黄有补血养血功能；黄芪、白术有益气健脾作用。全方功在调补气血，因此对气阴（血）虚型效果最好。临床治疗观察中未见毒副反应，对巨幼细胞性贫血有良好的治疗作用。

临床疗效：显效者 8 例（72.7%），有效者 2 例（18.8%），无效者 1 例，总有效率 90.0%。

纯红细胞再生障碍性贫血

纯红细胞再生障碍性贫血（PRCA），简称纯红再障，是再生障碍性贫血的一个特殊类型。本病的病理以单纯性幼红细胞的增殖和分化抑制，临床以贫血为主，伴网织红细胞减少或缺如，骨髓中幼红细胞明显减少，而粒细胞系和巨核细胞系正常为特征的一组自身免疫性疾病。本病在临床上以贫血为主要表现，属于

"虚劳""血虚"范畴，婴幼年少发病者则称之为"童子劳"。

根据其病因和发病机制，多数学者将纯红再障分为：

（1）先天性：见于 Dimand-Blakfan 综合征，为常染色体隐性遗传，常在病儿出生后 2 周至 1 年发病，无明显性别差异，原因不明。

（2）获得性：又分为原发性和继发性两种。

原发获得性纯红再障主要见于以下情况：胸腺瘤、慢性淋巴细胞白血病及大颗粒淋巴细胞白血病等淋巴系统恶性疾病、乳腺癌等实体肿瘤、5q-综合征等髓系克隆性疾病、自身免疫性疾病、供受者血型不合的异基因造血干细胞移植后、妊娠等。据统计 20%～50% 的病例合并胸腺瘤。继发获得性纯红再障：患者年龄多为 20～67 岁，多见于中年人。主要由微小病毒 B19 急性感染、药物（氯霉素、苯妥因钠、利福平等）、营养缺乏（叶酸等）所致，多发生于慢性溶血性贫血患者中。

中医学中有相应的描述与记载，认为本病发病一由先天不足所致，多在儿童期发病。何嗣忠《虚劳心传》云："有童子患此者，则由于先天禀赋不足，而秉于母气者尤多，故一般称为童子劳。"二由六淫直中三阴，七情妄动，饮食不节，房劳可伤肾，劳倦内伤，形神过耗伤及五脏，脏腑功能失调，脏精亏损而成虚劳。先天禀赋怯弱，后天失调，正气不足是本病发生的先决条件，其与先天之本肾脏关系尤为密切，临床以肾阳虚者多见。

方 1：大菟丝子饮

中国中医科学院西苑医院方，见 85 页慢髓劳方 2。

方 2：生血丸 2 号

出处：王晋源、周亚莲等，中药治疗单纯红细胞再生障碍性贫血 2 例，中医杂志。

组成：生熟地、山茱萸、墨旱莲、地骨皮、山药、枸杞子、首乌、当归、女贞子、黄芪、红参、白芍、牛膝、阿胶、知母、补骨脂、丹参、三七、黄柏、牡丹皮。

用法：共为细末，炼蜜为丸，每次 1 丸（每丸 10 克重），日 3 次，口服。

功效：健脾养胃生血、滋补肝肾生髓。

主治：贫血，头晕乏力、心悸、气短、周身发软、唇甲色淡、低热盗汗、手脚心热，动辄气喘，语声低微，神疲纳呆，烦躁难眠，面色、爪甲苍白无华，易于感冒，舌质淡胖、边多齿印、苔白、中部黄，脉濡。

方解：生熟地、红参滋阴补肾，壮水制火，益髓填精；山茱萸补养肝肾固肾；墨旱莲补肝肾之不足，化生阴血，是为血液化生的物质基础；牡丹皮清泄肝火；山药补益脾阴；枸杞子、首乌滋补肝肾之不足；白芍柔肝补肝肾之阴化生气血；牛膝、阿胶、当归壮水制火滋阴补肝肾生血；地骨皮、黄柏、知母、补骨脂苦寒降火、存阴抑阳；女贞子滋补肾阴；黄芪补气生血；三七、丹参清热解毒、凉血止血、祛瘀化斑、止血活血。全方共奏健脾养胃生血、滋补肝肾生血之效。

临床疗效：生血丸 2 号治疗本病 2 例，未加用任何西药，分别服药 50 天和 124 天。结果症状消失，血象、骨髓象均恢复正常。

方 3：刘新瑞方

出处：刘新瑞、张舒春等，中医药治疗重组人红细胞生成素致纯红再障临床分析，中国中西医结合肾病杂志。

组成：黄芪、当归、干姜、陈皮、莱菔子、女贞子、杜仲、党参、仙灵脾、鳖甲、白术、薏米、大蓟、丹参、鹿茸粉、枸杞子、菟丝子。

用法：水煎 200 毫升/剂，分 2 次口服。

功效：补气生血，填精益髓。

主治：纯红细胞再生障碍性贫血。

方解：方中当归补血汤（黄芪、当归）补气生血，女贞子、鳖甲、枸杞滋阴补肾、益髓填精；杜仲、干姜、鹿茸、菟丝子补肾助阳、益火之源；党参、白术、陈皮、薏苡仁健脾祛湿以建中土；丹参活血养血；大蓟凉血清热。诸药合用，补气生血、阴阳双补、脾肾同调，且补中有活，生生不息。

临床疗效：服药 2 月贫血症状逐渐缓解。

方 4：王进方

出处：王进、苗建英等，中医药治疗纯红再生障碍性贫血 1 例，中医药研究。

组成：党参 15 克，黄精 15 克，丹参 30 克，黄连 6 克，阿胶 20 克（烊），菟丝子 15 克，龟板 10 克（先下），补骨脂 20 克，赤芍、白芍各 15 克，山萸肉 10 克，麦冬 10 克，生地黄 30 克，桃仁 10 克。

用法：水煎服，每日 1 剂，分 2 次口服。

功效：补肾养阴、益气活血。

主治：纯红再障，症见头晕乏力，面色萎黄，心慌气短，纳差耳鸣，口干口苦，甚或呕恶，消瘦，潮热盗汗，舌淡胖、边有齿痕，舌苔黄略腻而干，脉细数。

方解：龟板、阿胶、鹿角胶等血肉有情之品滋阴补肾生血；黄精、山萸肉、生地黄、麦冬滋补肾阴；佐用温肾壮阳之品如补骨脂、仙茅、仙灵脾、炮附子等致阳生阴长，可增加疗效。赤芍、丹参、桃仁活血祛瘀生新，可使患者面色转红润，血清铁下降；黄连清热使滋补不致太过，而为佐药。

临床应用：湿热明显者，加龙胆草 10 克、栀子 10 克、泽泻 10 克；呕恶纳差者，加半夏 10 克、竹茹 10 克、焦三仙各 10 克。

自身免疫性溶血性贫血

自身免疫性溶血性贫血（AIHA）是一种获得性溶血性疾患，由于免疫功能紊乱产生抗自身红细胞抗体，与红细胞表面抗原结合，或激活补体使红细胞加速破坏而致溶血性贫血。根据致病抗体作用于红细胞所需温度的不同，AIHA 可分为温抗体型和冷抗体型，其中温抗体型约占 80%。当机体既产生抗自身红细胞抗体，又产生抗自身血小板抗体（甚至白细胞抗体），进而同时出现溶血性贫血和血小板减少时，称之为 Evans 综合征。我国 AIHA 的发病率仅次于 PNH，占获得性溶血性贫血疾患的第二位，女性患者多于男性，以青壮年为多。其中温反应性抗体型约占 80%。

AIHA 中医尚无统一病名，在中国医学中属于"黄疸""虚劳""积聚"等范畴。现在许多专家认为"血疸"更为符合本病。本病临床表现多端，既可因湿热毒邪致病，也可因受寒邪而获病，病程中常伴见尿色加深、黄疸和寒热。病情常反复，常多表现虚中夹实、本虚标实的特点。病位在脾，涉及肝胆肾，本虚标实，溶血发生时以标实为主，主要为湿、热、瘀并见。

本病早期治疗应清利湿热、祛瘀补虚相结合。黄疸重时，宜应用西药激素迅速控制溶血为主，辅以中药清利湿热，利疸除黄，一旦溶血得到满意控制后，应减量直至停用激素，用中药辨证论治巩固疗效。后期有积块形成时，加用活血化瘀及软坚药物。少见的冷凝集素综合征和阵发性冷性血红蛋白尿患者多有发病时四肢寒冷、口唇、肢端发白或青紫等证，其人阳气本虚，易被寒湿侵袭，治疗时当活血温阳、固表补肾。

方 1：养血益气胶囊

出处：庆阳市医院。

组成：党参，黄芪，白术，当归，栀子，茯苓，车前子，柴胡，大黄，鸡内金，莱菔子，补骨脂。

用法：共研粉末制胶囊，每次 4 粒，每日 3 次，口服。

功效：健脾益气、养血补血、清热利湿。

主治：皮肤黄染，头目眩晕，心悸气短，神疲倦怠，失眠健忘，食欲不振，食后腹胀，恶心呕吐，寒战发热，脾脏肿大。

方解：方中党参、黄芪、白术、当归补脾益气、养血补血；栀子、茯苓、车前子清热利湿退黄；柴胡疏肝行气；大黄通腑以泻湿热；鸡内金、莱菔子消食导滞；补骨脂温补脾肾。全方共奏健脾益气、养血补血、清热利湿之效。

临床疗效：有效率达 87.5%。

方2：茵陈虎杖米仁汤

出处：周郁鸿、沈一平等，中药与皮质激素联合治疗溶血性贫血3例临床分析，浙江中西医结合杂志。

组成：茵陈蒿45克，虎杖30克，薏苡仁40克。

用法：每日1剂，用清水800毫升煎至200毫升，二煎用清水400毫升煎至200毫升，两药汁混合分2次服。连服25剂为1个疗程。

功效：清热解毒、利湿退黄。

主治：贫血伴见黄疸，急性起病，黄疸深者。

方解：茵陈蒿清热利湿、退黄；虎杖利湿退黄，清热解毒，散瘀止痛；薏苡仁健脾利水渗湿，解毒散结。

临床应用：发热重者，加柴胡9克、栀子10克、知母10克、生石膏40克（先下）、黄芩10克；关节疼痛为主者，加羌独活各9克、海风藤20克、金银花15克；头身困重、嗜睡、大便溏、舌苔黄腻、脉滑者，加陈皮10克、白术10克、法半夏9克、厚朴花5克。

临床疗效：中西医结合组总有效率、持续应用时间、剂量以及复发率均较单用西药组为优。

方3：参苓白术地黄汤

出处：周郁鸿、沈一平等，中药与皮质激素联合治疗溶血性贫血3例临床分析，浙江中西医结合杂志。

组成：太子参30克，熟地黄45克，白术9克，菟丝子12克，茵陈蒿30克。

用法：用清水800毫升煎至200毫升，二煎用清水400毫升煎至200毫升，两药汁混合分2次服。每日1剂，连服25剂为1个疗程。

功效：健脾化湿，温肾退黄。

主治：贫血黄疸，慢性起病，黄疸较浅者。

方解：太子参甘温补益元气、健脾养胃，熟地黄补肾滋阴、益精填髓，白术配用太子参以加强温中健脾，菟丝子甘温补肾固精。配用人参、白术能温肾补脾而止虚泻，全方配合有脾肾双补，促其运化复常。茵陈蒿有清除黄疸之功效。

临床应用：头晕乏力，动则气急，有自汗者，加黄芪9克、山药20克、茯苓15克、地骨皮9克、炙甘草3克；心悸、心慌重者，加龙齿12克、远志9克、炒枣仁9克、茯神9克；肝脾大、舌暗脉弦者，加丹参20克、三棱9克、青陈皮各5克、牡丹皮9克。不论起病急慢者，如伴有皮肤黏膜出血或便血、尿血者，可加大小蓟各12克、紫草30克、茜草20克、藕节15克。

临床疗效：中西医结合组总有效率、持续应用时间、剂量以及复发率均较单用西药组为优。

方 4：活血化瘀丸

出处：姜柏等，中西医结合防治 ABO 新生儿溶血症，中西医结合杂志。

组成：益母草 500 克，白芍 180 克，木香 120 克，当归、川芎各 150 克。

用法：以上药物，共研细末，炼蜜为丸，每丸重 9 克，每次 1 丸，每日 2 次，自妊娠 17 周或确诊后服至分娩。

同时可配合服用汤剂（药用茵陈、茯苓、栀子、黄柏、郁金、泽泻、猪苓、白术、甘草、大枣），水煎，每日 1 剂，分 3 次服下。

功效：活血化瘀行气。

主治：防治 ABO 新生儿溶血症。凡既往有新生儿溶血症妊娠或分娩史的孕妇，再妊娠时服用。

方解：益母草活血行瘀祛湿，白芍平肝柔肝滋阴养血，木香行气调中健运脾胃，当归、川芎补血活血生血。药理实验表明活血化瘀丸对免疫抗体有抑制作用，益母草作用尤为显著。此外，这类药物对免疫抗体生成细胞也有抑制作用。

临床疗效：应用本方对有新生儿溶血症史的孕妇 35 例进行了预防性治疗。服药前、后新生儿溶血症的发病率为 78.6% 和 26.3%，用药后免疫抗体变化从资料较全的 28 例中可见滴度下降 18 例（64.3%），上升和不变者各 5 例（各占 17.85%）。

阵发性睡眠性血红蛋白尿

阵发性睡眠性血红蛋白尿（PNH）是一种慢性后天获得性造血干细胞疾病，产生的成熟血细胞膜存在缺陷，对自身补体异常敏感而被破坏，引起血管内溶血，临床表现以与睡眠有关的、间歇性发作的血红蛋白尿为特征，常有黄疸，可伴全血细胞减少、感染和血栓形成。

中医根据患者的临床表现将其归属于"虚劳""黄疸""血疸"范畴，又与"淋浊"中的"血淋""赤浊"近似。

PNH 病因不明。目前认为，患者的骨髓因受到某种有害因素的损伤，而引起造血细胞的基因突变，产生病理性克隆，这种异常细胞达到一定数量后可发病。PNH 的红细胞有许多异常，其中最重要的是对补体溶血的敏感度显著提高。

现代多数学者认为，PNH 的病因可归纳为外感、内伤两方面，病理因素为虚、瘀，病性可分为虚实两种，病位主要在肝脾肾三脏，病机为气血两虚、脾肾阳虚、湿热内蕴。

方 1：加减大菟丝子饮

出处：王天恩，中西医结合治疗阵发性睡眠性血红蛋白尿 36 例临床观察，黑龙江中医药。

组成：菟丝子15克，枸杞子15克，女贞子15克，旱莲草20克，益母草15克，何首乌10克，桑葚15克，当归10克，茵陈30克，川芎10克，赤芍10克，广木香10克。

用法：水煎服，每日1剂，分2～3次服。

功效：滋补肝肾，清热利湿，活血理气。

主治：适应于阵发性睡眠性血红蛋白尿之肝肾阴虚，湿热瘀血内停型。症见面色晦暗，头晕耳鸣，心悸气短，食少，尿色黑赤或黄赤，巩膜轻度黄染，五心烦热，腰膝酸软，舌质淡红或有瘀斑，苔白稍腻，脉细数。

方解：枸杞子、女贞子、桑葚、何首乌、旱莲草补肝肾之阴以化生精血；当归、赤芍、川芎、益母草补血活血养血；菟丝子温肾阳以促生肝肾之阴；茵陈清肝利胆祛湿退黄；广木香醒脾理气健运中州是为动药，使补而不滞。全方共奏滋补肝肾，清热利湿，活血理气之效。

除内服汤药外，每日可服免疫丸（茵陈500克，益母草500克，白芍180克，木香12克，当归、川芎各150克，共研细末，炼蜜为丸，每丸重9克），每日2次，每次1丸，温开水冲下。同时配合西药治疗，在服汤药的过程中，加用强地松、维生素E、康力龙或大力补、苏打片等。

临床疗效：共治疗10例，有效者7例。

方2：茵陈利湿汤

出处：王天恩等，中西医结合治疗阵发性睡眠性血红蛋白尿36例临床观察，黑龙江中医药。

组成：茵陈30克，炒山栀10克，云苓15克，猪苓10克，泽泻10克，白术10克，女贞子15克，旱莲草15克，益母草15克，广木香10克，川芎10克，赤芍10克，当归10克。

用法：水煎服，每日1剂，分2次服。

功效：清热利湿，活血化瘀。

主治：阵发性睡眠性血红蛋白尿湿热内停、气滞血瘀型。症见面色苍黄，身黄目黄，食少便溏，脘腹胀满，尿色红赤或黑赤，或有发热及衄血，舌质淡或紫暗，苔白腻，脉濡细或弦细。

方解：茵陈、炒山栀、猪苓、泽泻清热利湿，白术、云苓健脾祛湿，女贞子、旱莲草滋阴凉血，益母草、广木香理气，川芎、赤芍、当归活血养血。除内服汤药外，每日服免疫丸（见阵发性睡眠性血红蛋白尿方1加减大菟丝子饮"方解"条内），每日2次，每次1丸。

临床疗效：共治疗湿热内停型17例，治疗后症状（黄疸、血红蛋白尿等）明显减轻或消失者11例。

方3：温肾益髓汤

出处：王天恩等，中西医结合治疗阵发性睡眠性血红蛋白尿36例临床观察，黑龙江中医药。

组成：仙灵脾10克，仙茅10克，补骨脂10克，肉苁蓉10克，菟丝子15克，当归10克，桑葚15克，枸杞子15克，茵陈30克，益母草20克，甘草6克。

用法：水煎服，每日1剂，分2次服。

功效：温补脾肾，散寒利湿活血。

主治：阵发性睡眠性血红蛋白尿之脾肾阳虚、瘀血寒湿内停型。症见面色萎黄，畏寒肢冷，纳呆便溏，夜尿频，心悸气短，舌质淡，舌体胖或伴有瘀点、齿痕，脉沉细无力者。

方解：仙灵脾、仙茅、补骨脂、肉苁蓉、菟丝子温壮肾阳，强化造血生机；桑葚、枸杞子滋补肾阴化生精血；当归补血养血和血；茵陈、益母草利湿退黄；甘草和中调和诸药。

临床应用：肾阳虚症状明显可加附片10克、肉桂10克，并配合口服免疫丸（见阵发性睡眠性血红蛋白尿方1加减大菟丝子饮"方解"条内）。同时配以西药治疗，在服汤药的同时，加用强地松、维生素E、康力龙或大力补、苏打片等。

临床疗效：共治疗PNH 26例，有效者22例，占84.62%。

方4：加减无比山药丸

出处：郝金凤，无比山药丸治疗阵发性睡眠性血红蛋白尿，中医药学报。

组成：山茱萸、泽泻、熟地黄、茯苓、巴戟天、牛膝、赤石脂、山药、杜仲、菟丝子、肉苁蓉、鹿角胶。

用法：上药水煎300毫升，早晚各服150毫升，或和蜜为丸，重9克，含生药6克，1次1丸，每日1次。

功效：健脾补肾，益气养血。

主治：阵发性睡眠性血红蛋白尿。症见四肢困倦，身体麻木，身目俱黄，面色晦暗，怔忡不宁，恶心欲吐，小便色黑，夜间为甚，舌淡体胖、苔白，脉沉细无力。

方解：熟地黄、山茱萸滋补肝肾之阴化生精血；山药健脾益肾；茯苓、泽泻健脾渗湿利水，寓泻于补，补而不至滋腻；巴戟天、菟丝子、肉苁蓉、鹿角胶温肾阳而助生化之机；杜仲、牛膝强腰肾；赤石脂补血生血。诸药合用而奏健脾补肾，益气养血之效。

无比山药丸，原方中去五味子，因其味酸，主要成分含苹果酸、枸橼酸、酒石酸等，可加重溶血发作，加鹿角胶以助温阳补肾、生精血之功。

临床疗效：共治疗 PNH 患者 20 例。近期疗效，痊愈 2 例，缓解 13 例，明显进步 4 例，无效 1 例。有效率 95%。疗程最短者 3 个月，最长者 16 个月，平均疗程 8 个月（疗效标准：根据 1987 年全国溶血性贫血专题学术会议纪要）。

方5：活血丸

出处：郑金福等，辨证治疗再生障碍性贫血—阵发性睡眠性血红蛋白尿综合征 4 例，中西医结合杂志。

组成：当归 12 克，川芎 12 克，益母草 15 克，赤芍 10 克，广木香 10 克，茵陈 15 克。

用法：以上药品，共研细末，炼蜜为丸，每丸 9 克，每日早、中、晚各 1 丸。

功效：活血化瘀，利湿退黄。

主治：再生障碍性贫血—阵发性睡眠性血红蛋白尿综合征，属气滞血瘀者。

方解：当归、川芎、益母草、赤芍活血化瘀，茵陈利湿退黄，广木香调理气机、健运脾胃，诸药合用共奏活血化瘀，利湿退黄之效。脾肾两虚阴黄型，加用补肾健脾利湿化瘀之大丝子饮加减，水煎服，每日 1 剂；脾肾两虚阳黄型，加用清热利之茵陈五苓散加减，水煎服，每日 1 剂；若骤发局部肢体疼痛，或腹部疼痛且固定不移，脉弦涩，舌质暗，苔薄者，此乃气血瘀滞，宜桃红四物汤加减，水煎服，每日 1 剂。

临床疗效：共治疗 4 例 AA-PNH 综合征患者，经治疗后明显进步者 2 例，无效者 2 例。血红蛋白上升 10 克/升平均需 2.85 个月，上升 20 克/升需 5.7 个月。

方6：益气活血汤

出处：毕成杰、王丽平，自拟"益气活血汤"治疗阵发性睡眠性血红蛋白尿 23 例疗效分析，黑龙江医药科学。

组成：黄芪 50 克，党参 20 克，当归 25 克，川芎 15 克，丹参 20 克，桃仁 15 克，鸡血藤 25 克，益母草 25 克，生地黄 25 克，小蓟 20 克，炙甘草 15 克。

用法：上方浓煎 400 毫升，早晚分服。

功效：益气活血生血。

主治：PNH 气血亏虚证属"阴黄"范畴，患者见黄疸及气血两虚证候。

方解：黄芪、党参益气养血、补脾温肾、滋髓填精，当归、川芎、丹参、桃仁、益母草理气活血生血，鸡血藤补血、活血、通络，生地黄滋养肾阴清热解毒、凉血止血、化瘀，小蓟凉血、祛瘀、止血，炙甘草健胃调和诸药。

临床疗效：治疗组 23 例，总有效率为 84.37%，完全缓解者 14 例，占

43.75%；缓解者8例，占25%；部分缓解者5例，占15.62%。

蚕 豆 病

　　蚕豆病是葡萄糖-6-磷酸脱氢酶（G-6-PD）缺乏者食用蚕豆、蚕豆制品或接触蚕豆花粉后而发生的急性溶血性贫血。该病国内多见于广东、四川等地，常发生于蚕豆成熟季节，儿童多见。多于吃蚕豆后数小时至数天内发病，首见全身不适、头晕、倦怠、乏力、纳差、恶心、呕吐、腹痛、发热等，继则溶血，出现面色苍黄、黄疸，尿色深黄或酱油样尿，部分病例肝脾肿大，严重病例全身衰竭，重度贫血、嗜睡、休克、惊厥、昏迷及急性肾功能衰竭。实验室检查可见：血红蛋白下降，重者<30克/L，网织红细胞升高>20%，可见有核红细胞。白细胞升高，达1万~2万/毫米^3，甚呈类白血病反应，血小板正常或增高。尿色改变随溶血程度而异：重者呈酱油色，次之为浓茶色、茶色、黄色，尿潜血阳性率60%~70%，肾功损害时出现蛋白、红细胞及管型，尿胆原和尿胆素增加。

方1：新加茵陈蒿汤

　　出处：吴吉庆，茵陈蒿汤加减治疗蚕豆病16例，云南中医杂志。

　　组成：鲜田艾、茵陈、丹参各15克，栀子、茯苓、泽泻、郁金各10克，生大黄、生甘草各5克。

　　用法：每剂三煎合液，于1日内分次服完，儿童剂量随年龄变化酌减，若病情危重、吞咽困难者，或小儿喂药困难者可用鼻饲法给药。

　　功效：清热利湿，疏肝利胆，解毒退黄，凉血止血。

　　主治：用于蚕豆病之急性溶血期。症见严重贫血，全身黄疸，尿色深如浓茶或呈酱油色，发热腹痛，肝脾肿大。

　　方解：茵陈、栀子、大黄系茵陈蒿汤，功能清热利湿退黄；田艾温经止血，散寒止痛，其与茵陈蒿汤寒温并用使该方药性趋于平和；茯苓、泽泻健脾利水退黄；丹参、郁金活血祛瘀、疏肝利胆、化瘀散结；甘草调和诸药。诸药合用共奏清热利湿，疏肝利胆，解毒退黄，凉血止血之功。

　　腹泻者，去大黄加白术；恢复期（黄疸渐退，气血虚衰为主症）者，治以益气养血，疏肝利胆，健脾利湿之"抗溶血补汤"（鲜田艾30~60克，茵陈、丹参、黄芪、党参各15克，茯苓、郁金、白术各10克，当归、甘草各5克），用法同上。

　　临床疗效：共治疗蚕豆病16例，其中男性14例，女性2例。全部病例经过上述治疗后，黄疸消退，热退神清，饮食好转，二便如常，口唇面部指甲转为红润，肝脾回缩至正常，尿、血常规正常，均获治愈。

方2：蚕豆黄合剂

出处：尹晶，蚕豆病100例分析报告，四川中医。

组成：潞党参、大青叶、栀子、茵陈、茯苓、山楂、藿香、车前草。

用法：以上药物，浓煎后制成液体制剂，每次服20~50毫升，每日服3次。同时，均配合静脉注射同型鲜血50~100毫升，个别病例于次日或第三日再静脉注射一次。

功效：清热解毒，利湿退黄。

主治：蚕豆病。症见排棕褐色尿，黄疸，恶心呕吐，头昏嗜睡，乏力，肝大脾大，恶寒发热，舌红、苔黄或腻，脉濡等湿热内蕴脾胃。

方解：大青叶、茵陈、栀子清热利湿退黄；党参、茯苓、山楂、藿香、车前草健运脾胃利水渗湿有助退黄，健脾以运化水湿乃中医治本之法。

临床疗效：共治疗100例，都有生食或熟食新鲜蚕豆史，大部分为熟食。其中男97例，女3例，年龄6月~6岁者80例，7岁以上20例。治疗后除4例因上感合并肺炎外，其余96例均于住院1~3天后痊愈或好转出院。

方3：参艾汤

出处：李文亮等，千家妙方，中国人民解放军战士出版社。

组成：田艾60克，党参30克，茵陈15克，槐花15克，大黄9克。

用法：水煎服，每日1剂，分2~3次服。病重者每日2剂，4小时1次。

功效：清热利湿，解毒退黄，益气生血。

主治：蚕豆病，证属湿热内蕴者。

方解：田艾温经止血，散寒止痛；党参健脾益气运化水湿，强健后天之本化生气血；茵陈利湿退黄；槐花清热凉血止血；大黄清热泻火，活血祛瘀。诸药合用清热利湿，解毒退黄，益气生血。呕吐者可酌加竹茹、藿香、生姜、半夏；腹泻者去大黄。

临床疗效：治疗18例，全部治愈。平均退热时间2~3天，退黄时间2天，小便潜血转阴时间2天。

珠蛋白生成障碍性贫血（地中海贫血）

珠蛋白生成障碍性贫血原称海洋性贫血或地中海贫血，是由于血红蛋白的珠蛋白链合成障碍或速率降低，血红蛋白产量减少所引起的一组遗传性溶血性贫血。珠蛋白生成障碍性贫血是一组具有多种遗传异常的疾病，按受抑制的肽链不同而区分。临床有重要意义的主要为 α 及 β 珠蛋白生成障碍性贫血。珠蛋白生成障碍性贫血多表现为贫血，虚弱，腹内结块，且多在儿童期发病。中医根据患者的临床表现将其归属于"血虚""黄疸""疳证""虚劳"或"童子劳""积聚"等范畴。

珠蛋白生成障碍性贫血在各地区各民族中发病情况差别甚大。β珠蛋白生成障碍性贫血较广泛存在于全世界各地和多种民族，以地中海区域、中东、南亚、东南亚等地区多见。α珠蛋白生成障碍性贫血最多见于东南亚。国内珠蛋白生成障碍性贫血多见于广东、广西、四川、贵州等地，其次是长江以南各省市。

方1：中国神方丙

出处：黄有文，补肾生血药治疗β-地中海贫血的临床研究，实用中西医结合杂志。

组成：生地黄10克，熟地黄10克，山萸肉10克，龟板胶6克，阿胶3克，黄芪10克，首乌8克，枸杞子12克，太子参8克，鸡血藤8克，桑葚8克，当归8克。

用法：上述药物中龟板胶和阿胶加热为胶状，其他药物精制成粉，制成胶囊。上药药量装入100粒胶囊。10岁以下，每日服3次，每次4个胶囊；10岁以上，每次5个胶囊。每日3次，2个月为1个疗程。

功效：补肾益肝，养血生血。

主治：β-地中海贫血，证属肝肾两虚者。

方解：生地黄、熟地黄、山萸肉、枸杞子、首乌、桑葚、龟板胶、阿胶滋补肝肾阴液化生精血，黄芪、太子参、鸡血藤、当归益气活血生血，诸药同用共奏补肾益肝，养血生血之效。

临床疗效：共治疗14例β-地中海贫血患者，10例有效。服药两个月有效病例症状明显改善，精神振奋，不易患感染性疾病，均未有输血。有效病例10例中血红蛋白增加3~30克/升，平均8.9克/升；RBC增加（0.1~1.5）×10^{12}/升，平均0.5×10^{12}/升；Ret（网织红细胞）增加0.01~0.07，平均0.03；抗碱血红蛋白增加0.02~0.21，平均0.08。

本方能明显提高辐射损伤小鼠的外周血象，促速骨髓造血多能干细胞增殖，对马利兰诱发骨髓造血障碍小鼠有明显治疗作用。应用此药后可使实验血红蛋白的珠蛋白链的比值提高，是为该药治疗β-地中海贫血提供了客观依据。

方2：益髓生血灵胶囊

出处：中国中医研究院广安门医院分子生物学研究室。

组成：山茱萸、熟地黄、枸杞子、鳖甲、阿胶等11味中药。

用法：采用传统工艺与现代技术相结合，制成胶囊剂，胶囊重0.35克，每次3~5粒，每日3次，3个月为1个疗程。

功效：滋阴补肾，填精益髓。

主治：少气懒言，精神倦怠，头晕目眩，心悸不宁，面色㿠白或萎黄，或见失眠健忘，发热自汗，肝脾肿大，舌质淡，脉沉细无力。儿童有生长发育障碍，严重地贫貌面容，易患感染性疾病。

方解：山茱萸补养肝肾，并能涩精，取"肝肾同源"之意；熟地黄为滋阴补肾，填精益髓；枸杞子、鳖甲滋阴补肾、壮水制火；阿胶益气养血滋髓填精、化生阴血。诸药合用共奏滋阴补肾、益血生髓之功。

临床疗效：有效率达96.5%。药后患者食欲增加，精神振奋，不易患感染性疾病，肝脾肿大渐至缩小，血液学指标变化与临床症状的缓解有非常好的一致性，益髓生血灵治疗β-地中海贫血症疗效维持时间长。

方3：滋养肝肾颗粒

出处：广州中医药大学附属深圳医院。

组成：熟地黄，山药，菟丝子，枸杞子，山茱萸，龟板胶，川牛膝，当归，远志等。

用法：每次10克，每日3次，连续口服3个月为1个疗程。

功效：滋养肝肾，养血滋髓。

主治：严重地贫貌面容，神疲，纳差，头晕，腰膝酸软，发热自汗，易感冒、腹泻，舌质淡，脉沉细无力。儿童有生长发育障碍，部分患者肝脾肿大。

方解：熟地黄滋阴补肾、壮水制火，山药、菟丝子滋补肾阳肾阴，枸杞子滋补肝肾之不足、化生阴血，是为血液化生的物质基础。山茱萸、龟板胶补肝肾之阴化生精血；川牛膝辛温香窜，走而不守，能上行头巅，下达血海，外彻皮毛，旁通四肢，为血中之气药；当归益气活血养血滋髓填精；远志安神益智，祛痰，解郁，治惊悸。诸药合用共凑滋养肝肾养血滋髓之功。

方4：补益心脾方颗粒

出处：广州中医药大学附属深圳医院。

组成：人参，白术，黄芪，龙眼肉，酸枣仁。

用法：上药和合制为颗粒剂。每服10克，每日3次，连续口服3个月为1个疗程。

功效：补益心脾，养血生血。

主治：面色㿠白或萎黄，失眠健忘，乏力，心悸气短，发热自汗，儿童有生长发育障碍，易患感染性疾病，肝脾肿大，舌质淡，脉沉细无力。

方解：人参大补元气固脱，健脾益肺，宁心益智，养血生津；白术健脾益气固表止汗；黄芪益气固表，敛汗固脱；龙眼肉补肝肾之阴化生精血；酸枣仁补肝，宁心，敛汗，生津。诸药合用共奏补益心脾、养血生血之功。

方5：温补脾肾方颗粒

出处：广州中医药大学附属深圳医院。

组成：鹿角胶，杜仲，肉桂，当归，熟附片等。

用法：上药和合制为颗粒剂。每服10克，每日3次，连续口服3个月为1个疗程。

功效：温补脾肾，养血生髓。

主治：不同程度地贫面容，皮肤萎黄，腰膝酸软，不思饮食，甚至伴见黄疸，肝脏脾脏肿大等。

方解：鹿角胶补肝肾养精血；杜仲补肝肾、强筋骨；肉桂补元阳、暖脾胃，除积冷、通血脉；当归益气活血、养血、滋髓填精；熟附片补肾助阳、益精补血。诸药合同共奏温补脾肾、养血生髓之效。

临床疗效：治疗60例，显效12例，有效38例，无效10例，总有效率为83.33%。

慢性病贫血

慢性病贫血（ACD）又称炎症性贫血，是指继发于慢性感染、炎症和恶性肿瘤，或是最近有重症创伤者、外科手术者出现的轻到中度贫血，表现为红细胞寿命缩短、铁代谢障碍、炎症性细胞因子增多，导致促红细胞生成素（EPO）减少及骨髓对贫血的代偿性增生反应抑制。ACD是临床上常见的贫血，其发病率仅次于缺铁性贫血。

ACD的发病机制还不是十分清楚。目前认为慢性病贫血的发病机制有三个方面：①红细胞寿命缩短。②骨髓对贫血的代偿不足。③铁平衡失调。慢性病贫血时，各种细胞因子的干扰导致EPO分泌不足，骨髓对贫血的反应迟钝及铁平衡失调，是造成贫血的主要原因。

慢性病贫血是虚劳、虚损的病患之一，是以脏腑亏损气血阴阳虚衰又并见贫血为其特征，久病不复成劳为主要病机，以五脏虚损而见多种慢性虚弱症候为主要临床表现。其治也以"虚则补之"为治疗大法，并按脏腑辨证施以具体治法。所用方剂一般均可从当归补血汤为基础方，配以治疗五脏虚损的方剂即可。

方1：归芪香砂六君汤

出处：陈安民血液病临证验方。

组成：当归9克，黄芪50克，党参15克，炒白术15克，茯苓30克，陈皮15克，砂仁9克，木香6克，炒山楂15克，炒神曲15克，炒麦芽15克，炙甘草9克，生姜5克，大枣15克。

用法：水煎服，每日1剂，分2次温服。

功效：健运脾胃，益气生血。

主治：脾胃虚弱，健运失司，纳差腹胀，便溏，倦怠乏力，头晕心悸，面黄不华，舌淡、苔白，脉象沉缓无力或沉细无力。

方解：方中当归补血汤益气生血，香砂六君子汤健运脾胃，焦三仙开胃助消化，炙甘草和中健脾且能调和诸药，生姜和胃，大枣补脾生血，诸药合用共奏健运脾胃，益气生血之功。

方2：强力归脾汤

出处：陈安民血液病临证验方。

组成：黄芪50克，党参15克，炒白术9克，当归9克，炒枣仁30克，夜交藤15克，柏子仁15克，茯神30克，龙眼肉15克，丹参30克，广木香9克，枳壳15克，炒山楂15克，炙甘草9克，生姜3克，大枣15克。

用法：水煎服，每日1剂，分2次温服。

功效：补益心脾，益气养血。

主治：慢性消耗性虚弱性疾病而见贫血呈现心脾两虚证候者，主要临床表现为倦怠乏力，少气懒言，心悸短气，动则尤甚，眠差多梦，怔忡健忘，舌淡、苔薄白或微黄，脉沉缓无力或沉细无力。

方解：黄芪、党参、炒白术益气健脾，补气生血；当归、丹参、龙眼肉活血生血养血，龙眼肉且有益心安神作用；炒枣仁、柏子仁、夜交藤、茯神养心安神而治心悸不寐；广木香、枳壳、山楂理气健运脾胃，中州强旺则血可自生；炙甘草、生姜、大枣和中健运脾胃调和诸药。本方乃归脾汤加味而成，使原方补益心脾化生气血的功效大为增强。

方3：归芪地黄汤

出处：陈安民血液病临证验方。

组成：熟地黄15克，生地黄15克，山茱萸15克，炒山药15克，茯苓15克，牡丹皮9克，泽泻15克，补骨脂9克，黄芪30克，当归9克，炒白术15克，陈皮9克，炒山楂15克，甘草6克，生姜3克，大枣15克。

用法：水煎服，每日1剂，分2次温服。

功效：滋补肝肾，益气生血。

主治：慢性消耗性虚弱性疾病而见贫血呈现肝肾阴虚证候者，症见头晕耳鸣，腰膝酸软，手足心热，心悸短气，面色欠华，精神不振，舌淡红、苔少或薄白薄黄，脉沉细无力，或脉稍数，尺脉无力。

方解：熟地黄、生地黄、山茱萸、炒山药、茯苓、牡丹皮、泽泻此乃六味地黄汤，滋补肝肾之阴；补骨脂温补脾肾强壮腰膝，予壮阳之品寓补阴方中以求

"阴得阳升而源泉不竭",也乃"摄阴之内必兼顾阳气"之意;黄芪、当归乃当归补血汤第一要方,贫血之治不可或缺;白术、陈皮、山楂健运中州而助化生气血;甘草建中和药;生姜、大枣顾护胃气。诸药合用则可滋补肝肾益气生血而可用于具有肾阴虚证候之慢性贫血的疾患。

方4:益气补血汤

出处:杨大士、吴著球,自拟益气补血汤治疗慢性病贫血 48 例疗效观察,云南中医中药杂志。

组成:黄芪,当归,党参,白术,茯苓,枸杞子,阿胶,鸡血藤,熟地黄,炙甘草,鸡内金,生姜。

用法:每日 1 剂水煎,分 2 次服,20 天为 1 个疗程,可服 2 个疗程。

功效:补肾为主,健脾生血。

主治:慢性病贫血,少气懒言,精神倦怠,头晕目眩,心悸不宁,面色㿠白或萎黄,失眠健忘,发热自汗,手足麻木,舌质淡,脉沉细无力或洪大而虚。

方解:黄芪大补脾肺之气,以滋生血之源;当归益气活血养血滋髓填精;党参、白术、茯苓、鸡内金益气健脾以资气血化生之源,补气而生血,是为化生血液之后天动力;枸杞温补肾阳强化造血生机;熟地黄滋阴补肾,壮水制火;阿胶、鸡血藤滋补肝肾之不足,化生阴血;生姜、炙甘草健胃调和诸药。

临床疗效:临床症状改善。治愈 14 例,显效 6 例,无效 9 例,总有效率为 81.2%。

方5:当归补血口服液

出处:郑州市协和制药厂。

组成:当归、黄芪、蔗糖、山梨酸。

用法:口服,每次 10 毫升,每日 2 次。

功效:补气生血。

主治:主治凡素体虚弱,劳倦、内伤、病体虚或医源性原因所致的血虚萎黄、眩晕心悸、气血亏虚,症见头晕目眩,少气懒言,神疲乏力,心悸气短,面色㿠白、无华或萎黄,舌质淡,脉细弱。

方解:黄芪大补脾肺之气,以滋生血之源,当归养血和营则阳生阴长、气血旺盛,补血活血。

临床疗效:通过观察 100 例患者,痊愈 11 例(11%),显效 36 例(36%),有效 44 例(44%),无效 9 例(9%),总有效率达 91%。

方6:气血双补膏方

出处:陈安民血液病临证验方。

组成：黄芪300克，党参100克，炒白术100克，茯苓150克，全当归150克，生地黄150克，熟地黄150克，桂圆肉100克，赤芍100克，白芍100克，鸡血藤200克，丹参200克，制首乌100克，女贞子100克，桑葚100克，蚕沙100克，淫羊藿100克，巴戟天100克，菟丝子150克，补骨脂100克，紫草100克，仙鹤草100克，砂仁60克，陈皮100克，枳壳80克，焦山楂100克，地骨皮100克，甘草100克，大枣肉200克。

另：红参100克，鹿茸粉30克，三七参50克，紫河车100克，阿胶200克，鹿角胶100克，龟板胶100克，鳖甲胶100克，饴糖200克，收膏。

用法：每次取膏滋30~50克，白开水冲服，每日早晚各服1次。

功效：健脾补肾，益气生血。

主治：气血虚弱贫血诸病，如再生障碍性贫血、缺铁性贫血、巨幼细胞性贫血、失血性贫血、慢性病贫血等，也可用于白血病、血小板减少症后期而见贫血，及白血病、肿瘤疾患化疗后造成骨髓抑制的患者。也可用于实验室检验并不贫血但见气血虚弱证候者，精神倦怠，肢体酸软乏力，面色黄白不华，心悸短气，动则尤甚，舌淡唇淡，脉象沉缓或沉细无力。

方解：本方由气血双补之八珍汤为基本方，合壮元阳、滋肾阴、健脾胃、活血止血、养血和血之品而成，功能健脾补肾、益气生血、滋髓生血。血液之生成主要在于先天生机造化，即肾气激发造血之机能，肾气旺盛，则血液方可化生。同时，血之生成又赖后天脾胃资生。水谷之精微物质乃造血必需之精，脾运健旺，方能化生造血所需之精，造血精微源源不断，血液方可化生充盈。此即《黄帝内经》所谓"中焦受气取汁，变化而赤是谓血"之意。血之生成必赖先天生机之旺盛与后天化源之充盈。方中八珍汤乃气血双补之基本方，鹿茸、鹿角胶、淫羊藿、巴戟天、菟丝子、补骨脂温壮肾中元阳、补阳而生阴，是为血液化生之原始动力；红参、黄芪、陈皮、桂圆肉、大枣肉益气健脾以资气血化生之源，补气而生血，是为化生血液之后天动力；阿胶、龟板胶、鳖甲胶、紫河车、地黄、芍药、制首乌、女贞子、枸杞子、桑葚、蚕沙等滋补肝肾，滋髓填精，是为血液化生的物质基础；丹参、赤芍、鸡血藤活血而生新血；三七参、仙鹤草、紫草活血凉血止血，因再生障碍性贫血患者均有不同程度的血小板减少，往往常见血证，故在补血生血的同时须得配伍止血之品；其中三七参止血活血，祛瘀血而生新血，具有促进造血之功能；陈皮、枳壳、砂仁、焦山楂健运脾胃，使本方补而不滞，气血化生之机畅达；地骨皮清阴血虚少所生之虚热。诸药合用，共奏补肾健脾、滋髓生血之功。该方是气血阴阳并补之方，方中诸药均为无毒之品，药性平和，依从性好，长期服用，但见其功，未见其害，故该膏滋是治疗气血虚弱疾患之良药。

临床疗效：药服1个月即可见效，服至3个月病情稳定，并见明显疗效。

白细胞疾病良方

白细胞减少症

白细胞减少症是以血常规中白细胞或中性粒细胞数值减少为表现，并因其所致对细菌感染易感性升高为特征的一种疾病。根据白细胞减少的种类和程度分别称为白细胞减少症、中性粒细胞减少症和粒细胞缺乏症。

白细胞减少症临床表现缺乏特异性，多数起病缓慢，少数患者无明显症状，体检时偶然发现；多数患者有自觉倦怠、乏力、畏寒、纳差、低热等症状。粒细胞缺乏则起病迅速，临床表现为突然出现的寒战、高热、周身疼痛，口腔、咽峡、阴道、直肠、肛门等部位很快发生感染，病灶不易控制，并迅速恶化及蔓延，引起肺部感染、败血症、脓毒血症等致命性严重感染，甚至危及生命。近年来由于生活环境的污染、放疗、化疗，以及各种化学制剂、化学药物、抗生素滥用等多重因素，致使白细胞减少症发病率明显增多。

根据白细胞减少症临床表现多伴乏力、发热及病程多迁延难愈等特点，可归属于中医学的"虚劳""血虚""虚损""温病"等范畴。脾、肾虚损是本病发病的关键。中医治疗当以补气养血，调补脾肾为主。

方1：四维升白汤

出处：陈安民血液病临证验方。

组成：黄芪50克，鸡血藤30克，女贞子30克，鹿角霜15克，炒山楂15克，陈皮9克，甘草9克，生姜3克，大枣10克。

用法：水煎服，每日1剂，分2次每日早晚温服。

功效：益气生血，滋补肝肾。

主治：体质虚弱，白细胞减少，精神倦怠，肢重乏力，形寒肢冷，舌淡红或淡，苔白，脉沉缓无力。

方解：黄芪益气健脾化生气血，鸡血藤活血补血，女贞子补益肝肾之阴以增血源，鹿角霜温肾阳以化生精血，四药同用相得益彰，气可生血，血可益气，阴可化阳，阳可生阴，气血阴阳四维促生。白细胞乃血液主要成分之一，自可得以提升。辅以陈皮、山楂理气和胃，令本方补而不滞，甘草和药，姜枣和胃补脾，诸药合用而具滋补肝肾益气生血提升白细胞之功能。

临床疗效：药用1个月可见疗效，药用3个月可见显著疗效。

方2：补肾健脾方

出处：张晓琴等，补肾健脾方治疗白细胞减少症疗效观察，中华中医药学刊。

组成：熟地黄30克，炙甘草15克，炙黄芪30克，炒白术30克，女贞子15克，鹿角胶20克，当归30克，鸡血藤30克，补骨脂15克，陈皮10克。

用法：熬制成汤液125毫升，口服每日2次。

功效：补肾健脾。

主治：药物及自身免疫性疾病所致的白细胞减少症患者。症见精神疲倦，易于感冒，神疲乏力，食少纳呆，舌淡红、苔白，脉沉缓。

方解：重用黄芪益气，取气能生血之意，为君药。熟地黄、女贞子、鹿角胶补肾养血，填精益髓，合用补骨脂，乃阳中求阴，养而不滞，温而不燥；当归、鸡血藤补血活血，补而不滞，使血液生化迅速，养血增髓；炒白术健脾益气，上六药共为臣药。陈皮行气宽中，为佐药。使药甘草调和诸药。

现代研究表明，黄芪可促进细胞内环化腺核苷-磷酸（CAMP）含量增加，从而促进骨髓细胞分化生长旺盛，当归有促进造血作用，使外周血红细胞血红蛋白、白细胞含量增加。白术、熟地黄、鸡血藤等皆有升高白细胞的作用。

临床疗效：临床有效率87.5%。

方3：菟丝子方

出处：王雪英，菟丝子方治疗白细胞减少症，山东中医杂志。

组成：菟丝子60克，黄芪30克。

用法：水煎服，每日1剂。每周服5~6剂，4周为1个疗程。

功效：补精化气。

主治：白细胞减少症之气虚型。症见四肢倦怠，乏力，畏寒，纳食欠佳。舌淡红、苔白，脉沉。

方解：菟丝子既能温补肾阳，也补肝肾之阴；黄芪补气升阳，益卫固表。二药合用益气温阳，补精升阳，祛寒固卫。

临床疗效：63例患者，服药1个疗程治愈11例，好转5例；服药2个疗程治愈16例，好转33例；无效3例。总有效率94%。

方4：加味附子理中汤

出处：张梅兰等，加味附子理中汤治疗肿瘤化疗后白细胞减少症140例，陕西中医。

组成：制附子12克（先煎），干姜、白术各30克，炙草、党参、女贞子、菟丝子各15克，砂仁10克，冬虫夏草3克（冲）。

用法：水煎服，每日 1 剂，早晚 2 次分服。

功效：补肾温阳，益气健脾。

主治：脾肾阳虚证。症见精神疲倦、畏寒、易感冒、自汗乏力，或见低热、头晕目眩、腰腿酸软、纳差呕恶、口咽干燥等。

方解：用制附子、女贞子、菟丝子等补温肾阳，填精补髓；干姜、白术、炙草、党参、砂仁温脾阳，益气健脾，补养后天气血生化之源；配合冬虫夏草，补益先天；甘草补中气，调和诸药。全方合用，共奏补肾温阳、益气健脾之功。

现代药理学研究，制附子具有提高耐缺氧能力，改善微循环，增强免疫功能的作用；冬虫夏草所含虫草多糖，有增强免疫功能、升高白细胞作用；党参、白术可增强免疫功能，改善骨髓微循环，从而保护人体造血系统。

临床疗效：治疗组 98 例，显效 58 例，有效 20 例，无效 20 例，总有效率 79.59%；对照组 42 例，显效 21 例，有效 13 例，无效 8 例，总有效率 80.95%。临床症状改善明显，尤其是精神疲倦、头晕目眩、纳差呕恶、低热、口咽干燥等症较治疗前有明显好转。

方 5：八珍汤加减

出处：赵晞等，八珍汤加减对肺癌化疗后白细胞影响的疗效观察，实用中医内科学杂志。

组成：党参 30 克，太子参 30 克，黄芪 30 克，当归 12 克，白芍 12 克，茯苓 10 克，川芎 10 克，阿胶 10 克，枸杞子 15 克，熟地黄 15 克，女贞子 15 克，麦冬 15 克，炙甘草 9 克。

用法：水煎服，每日 1 剂，早晚 2 次分服。

功效：补气补血。

主治：肺癌化疗过程中发生白细胞减少，辨证属气、血衰少者。症见精神欠佳，易感冒，倦怠乏力，面色苍白，纳食欠佳。舌淡红、苔白，脉沉细。

方解：八珍汤中四君子汤益气健脾，四物汤补血调血，养血活血，共达扶助正气、提高白细胞的效果。黄芪补气，阿胶补血，枸杞子、麦冬、女贞子养阴生血。现代医学研究表明，黄芪、当归、熟地黄、党参及枸杞子等具有提高机体免疫和骨髓造血功能及升高白细胞的作用。

临床疗效：白细胞减少发生率降低 22.5%。

方 6：八珍汤加味方

出处：王良花等，八珍汤加味方治疗白细胞减少症，山西中医。

组成：党参 30 克，黄芪 20 克，生熟地黄、阿胶（烊化）、枸杞子、龟板胶、炒三仙各 15 克，炒白术、茯苓、当归、炒木香各 10 克，川芎 6 克，杭白芍 12 克，炙甘草 3 克，大枣 5 枚。

用法：上方水煎，头煎加水 600 毫升，取汁 300 毫升，二煎加水 300 毫升，取汁 200 毫升，两煎相混合，分 2 次食前温服。7 天为 1 个疗程。

功效：补气养血。

主治：气血亏虚型白细胞减少症。症见疲倦，乏力，精神不济，纳食欠佳。舌淡红、苔白，脉沉弱。

方解：方中党参、黄芪、生熟地黄、阿胶益气养阴补血为君药。白术、茯苓健脾化湿，助党参、黄芪益气补脾。枸杞子、龟板胶滋阴填精，益肾养肝；当归、白芍养血和营，四药共助生熟地黄、阿胶补益阴血。佐以川芎活血行气，木香、三仙理气助运；炙甘草和中益气，调和诸药为使。诸药合用，共奏益气养阴补血之效。

临床疗效：显效 12 例，有效 17 例，无效 2 例，总有效率为 93.5%。用药最长时间为 49 天，最短 7 天，平均 21 天。有效者均随访 1 个月，白细胞未下降。

方 7：健脾补肾口服液

出处：何东初等，健脾补肾方治疗白细胞减少症 121 例疗效观察，中医中药。

组成：熟地黄，炙甘草，炒白术，女贞子，鹿角胶，当归，鸡血藤，补骨脂，陈皮。

用法：本方制成口服液，每次服 20 毫升，每日 3 次。

功效：益气健脾，滋阴养血，补肾益髓。

主治：白细胞减少症患者伴头晕、乏力、食欲减退、四肢酸软、心悸、失眠多梦等症。

方解：本方采用鹿角胶入肾经，以血肉有情之品补肾益精；白术益气健脾、运脾和胃以益气血生化之源；当归补血活血；熟地黄、女贞子养阴滋肾，孤阴不生，独阳不长，在滋阴药中加补骨脂以阳中求阴，阴中求阳，以裕先天阴阳之本；鸡血藤甘温补益，入血分，走经络，益精活血补血，善治血虚诸症；陈皮理气运脾，可防止补益药之滋腻。诸药配伍，共凑益气健脾，滋阴养血，补肾益髓之功效。

现代药理学研究表明：当归多糖对小鼠造血干细胞、小鼠与人髓系造血祖细胞的增殖分化有显著促进作用，特别是外周血细胞减少和骨髓受到抑制时尤为明显。熟地黄对药物及辐射所致骨髓抑制的小鼠在造血功能恢复方面起到了重要作用，能明显促进造血干细胞的增殖。鸡血藤所含的木栓酮及其醇类促进多能干细胞的增殖与分化，显著升高白细胞。鹿角胶有强壮功能，可减轻疲劳，能升高动物的白细胞。白术能促进血细胞再生。女贞子具有刺激骨髓造血增加血流量功能。可使白细胞数增加。补骨脂可显著提高患者自身免疫能力，提高抗肿瘤药物的治疗效果，并有效降低化疗的不良反应。

临床疗效：显效率、有效率分别为 69.35%（43/62）、22.58%（14/62），总有效率为 91.90%。

方8：参芪升白汤

出处：邸海侠、范华等，自拟参芪升白汤治疗白细胞减少症脾肾两虚型临床研究，中华中医药学会第二届岐黄论坛——血液病中医药防治分论坛。

组成：党参，黄芪，补骨脂，仙灵脾，焦白术，鹿角胶（烊化），山萸肉，怀山药，熟地黄，当归，鸡血藤，炙甘草。

用法：水煎服，每日 1 剂，分 2 次每日早晚温服。

功效：补肾健脾、益气升血。

主治：白细胞减少症证属脾肾两虚型，症见神疲乏力，纳呆食少，腹胀便溏，畏寒肢冷，腰膝酸软，夜尿频数，舌淡胖有齿痕，苔薄白，脉沉缓无力。

方解：本方中党参、黄芪健脾益气生血，共为君药。鹿角胶滋阴养血；补骨脂、仙灵脾补肾助阳；山茱萸、怀山药、熟地黄滋阴补肾养血；白术健脾养血，上七药共为臣药。佐以当归、鸡血藤活血以养血。使以炙甘草和中健脾，调和诸药。若阳虚明显者可加用菟丝子、杜仲、肉桂；若气虚明显者可加用西洋参、黄精、阿胶。

临床疗效：临床研究证明参芪升白汤组与利可君组之间对升高白细胞的效果无明显差异，但参芪升白汤组治疗后症状改善更加明显，改善患者的生活质量，突显中医中药特色。

方9：生血增白汤

出处：梁贻俊（北京中日友好医院）。

组成：人参 10~20 克，白术 15 克，当归 10 克，首乌 20 克，仙灵脾 20 克，菟丝子 20 克，肉桂 3~6 克，枸杞子 20 克，女贞子 20 克，赤芍 30 克。

用法：人参另煎兑服，余药以水 900 毫升浸泡两小时，用中小火煎 40 分钟倒出，二煎以水 700 毫升煎 30 分钟倒出。早晚空腹温服。

功效：补脾益肾，养血活血。

主治：虚劳、血劳。症见面色㿠白，身倦懒言，动则气短，食少便溏，腰脊酸冷，两足痿弱。包括贫血、慢性再障、白细胞减少诸病。

方解：本方以仙灵脾、菟丝子、肉桂为君，温补肾阳，促其功能旺盛使精可化血；首乌、枸杞子、女贞子为臣，滋补肝肾之阴，补充化精血之物质；人参、白术为佐，补脾肺之气，以利后天营卫化生和精血之间转化；当归、赤芍为使，养血活血，将化生之血能迅速运达诸脏。本方三药补肾阳，三药补肾阴，使肾中之精气充盈、髓气旺盛而化血，用人参、白术补后天之本，脾肺之气，增强精血化生之源。气虚甚者加黄芪，可重用。

方 10：白细胞减少症膏方

出处：陈安民血液病临证验方。

组成：生黄芪 300 克，党参 300 克，炒白术 150 克，茯苓 150 克，淫羊藿 150 克，巴戟天 150 克，补骨脂 150 克，肉苁蓉 150 克，菟丝子 150 克，益智仁 150 克，续断 150 克，全当归 150 克，熟地黄 150 克，山茱萸 300 克，制首乌 300 克，怀山药 300 克，枸杞子 150 克，女贞子 150 克，鸡血藤 200 克，赤芍 150 克，茜草 150 克，石苇 200 克，骨碎补 150 克，酸枣仁 300 克，茯神 150 克，陈皮 120 克，升麻 60 克，柴胡 60 克，白蔻仁（后下）30 克，炙甘草 60 克，焦山楂 150 克，焦神曲 150 克

另：人参 150 克，冬虫夏草 30 克，阿胶 250 克，鹿角胶 120 克，龟甲胶 120 克，饴糖 250 克，收膏。

用法：每次取膏滋 30~50 克，白开水冲服，每日早晚各服 1 次。

功效：健脾益气，温壮元阳。

主治：白细胞减少证属于气虚、脾肾阳虚者，症见形寒肢冷，倦怠乏力，腰膝酸软，易于招致外邪发生感冒且病程较长缠绵难愈，或见口淡不渴，大便不实，小便清长，体虚多汗，查见周围血白细胞减少。也可用于白细胞偏低而见上述证候者。

方解：本方是在补中益气汤与右归丸的基础上化裁而成。生黄芪、党参、炒白术、茯苓、当归、陈皮、柴胡、升麻、炙甘草是为补中益气汤调补脾胃，升阳益气；遵右归丸之意汇聚温壮肾阳、滋补肾阴之品，鹿角胶、淫羊藿、巴戟天、补骨脂、肉苁蓉、菟丝子、益智仁、续断、熟地黄、山茱萸、制首乌、怀山药、枸杞子、女贞子、骨碎补滋补肝肾之阴、温壮肾元之阳，以使元阴元阳相互资生，于补阴之中求阳，于温阳之中求阴；当归、熟地黄、鸡血藤、赤芍活血补血；酸枣仁、茯神宁心安神可促气血生化；茜草、石苇据现代药理研究有提升白细胞的作用；白蔻仁、焦山楂、焦神曲健脾和胃，保护后天之健运。再入人参、冬虫夏草、阿胶、龟甲胶等细料更增本方化生气血升白作用。

临床疗效：药服 1 个月即可见效，服至 3 个月可使病情稳定，并见明显疗效。

传染性单核细胞增多症

传染性单核细胞增多症是由 EB 病毒感染引起的淋巴细胞增生性急性传染病。其主要临床特征为发热、咽痛、肝脾淋巴结肿大，外周血中淋巴细胞显著增多，并有大量异型淋巴细胞（>10%），血清中嗜异性凝集素及 EB 病毒抗体效价增高。

传染性单核细胞增多症属中医学"温病""温疫"范畴，乃因温疫时邪，从口鼻而入，由表入里，由卫气入营血，致使机体卫气营血紊乱，脏腑功能失调而致生本病。

方1：加味解毒散

出处：王琳等，加味解毒散治疗小儿传染性单核细胞增多症临床疗效分析，中医药学报。

组成：黄芩、黄连、栀子、黄柏、牡丹皮、生地黄、甘草、连翘、双花。

用法：每日1剂，水煎2次，分2~3次口服，并据患儿年龄、体重及病情轻重酌情加减用量。疗程均7天。

功效：清热解毒，化痰祛瘀。

主治：传染性单核细胞增多症。

方解：方中黄芩、黄连、栀子、黄柏善泻三焦火；牡丹皮清热凉血；双花、连翘使热从表而解，并有解毒作用。生地黄、甘草滋阴生津并佐苦寒伐胃之品。诸药互伍，共奏清热解毒之功，切合本病热、毒、痰、瘀之病机。

临证加减：往来寒热者加柴胡；恶寒者加荆芥、淡豆豉；壮热者加生石膏、知母；咳嗽者加前胡、射干；咽喉红肿较甚加射干、玄参、牛蒡子；肝脾及淋巴结肿大者加夏枯草；皮疹重加紫草；后期津伤明显者加麦冬、五味子。

现代药理研究证明，清热解毒、活血化瘀药多有抗炎、增强白细胞及吞噬细胞的吞噬功能。

临床疗效：治愈率为75.8%。

方2：加味升降散

出处：陈爱明等，加味升降散治疗小儿传染性单核细胞增多症30例，新中医。

组成：僵蚕、蝉蜕、桔梗、山豆根、黄芩、生蒲黄（包煎）、玄参各6~10克，姜黄3~5克，生大黄5~7克，生甘草3~6克。

用法：每日1剂，水煎2次，分2~3次口服，年龄较小者少量多次喂服。中药用量据患儿年龄、体重、病情轻重酌情变化。

功效：清热解毒，化痰散瘀。

主治：小儿传染性单核细胞增多症。

方解：方中僵蚕散风除湿、清热利咽，蝉蜕祛风胜湿、清热解毒，两味皆升浮之品，纯走气分，旨在升发三焦之气。姜黄行气活血散结、消肿止痛；大黄上下通行，既荡涤胃肠实热，釜底抽薪，令郁火得降，又凉血活血。两味相合，苦寒降泄，既走气分，又行血分。在此基础上加用黄芩、山豆根、玄参、甘草清热解毒；生蒲黄散结消肿；桔梗载药上行。诸药合用，共奏散结消肿、清热解毒之功，切合本病热、毒、痰、瘀之病机。

临床应用：恶寒者加荆芥、淡豆豉；咽痛甚、扁桃体有脓点或白色假膜者加马勃、牛蒡子；壮热口渴者加生石膏、知母；咳嗽者加前胡、射干；往来寒热者加柴胡；淋巴结肿大明显者加夏枯草。

临床疗效：治愈率为 63.33%。

方3：小柴胡汤

出处：张树彪，小柴胡汤加减治疗传染性单核细胞增多症高热 21 例，新中医。

组成：柴胡 10~20 克，黄芩 10~15 克，党参、法半夏、生姜各 10 克，甘草 5~10 克，大枣 4 枚。

用法：每日 1 剂，水煎分服，4 日为 1 个疗程。

功效：和解少阳。

主治：传染性单核细胞增多症高热。

方解：方中柴胡为少阳之专药，清轻升散，疏邪透表，黄芩苦寒善清少阳之火，一清一散，共解阳热之邪。法半夏、生姜、大枣和胃调营卫，党参、甘草扶正祛邪。

临床应用：热象明显者去党参，柴胡用 20 克，加生石膏（冲服）30~50 克，知母 10~20 克；兼表证者加葛根 10~20 克，桂枝 10 克；兼口干、咽喉肿痛去法半夏、党参，加生地黄、玄参、金银花、牛蒡子各 10~20 克，连翘 10~15 克；兼头痛分其部位酌加藁本、白芷各 10~15 克，川芎、蔓荆子各 10~20 克。

临床疗效：治疗组 21 例，治愈 17 例，未愈 4 例，治愈率为 80.95%。

方4：解毒化瘀清肺汤

出处：高洁明，解毒化瘀清肺汤治疗小儿传染性单核细胞增多症（肺炎型）的临床观察，时珍国医国药。

组成：水牛角 15 克，生地黄 25 克，生石膏 30 克，知母 10 克，黄连 6 克，栀子 9 克，牡丹皮 10 克，连翘 10 克，玄参 10 克，瓜蒌 15 克，苏子 9 克，鸡内金 6 克，青皮 9 克，前胡 12 克，炙杷叶 20 克。

用法：每日 1 剂，水煎 2 次，约 200 毫升，分 3~4 次口服。

功效：清热解毒、宣肺化痰、活血化瘀。

主治：传染性单核细胞增多症，症见发热不退，咳嗽咽痛，呼吸喘急，肝、脾、颈部淋巴轻度肿大，或见皮肤斑疹，口渴，舌红，苔薄白或薄黄，脉浮数有力。

方解：本方由《疫疹一得》的清瘟败毒饮化裁而来，方中重用生石膏、知母重在清热保津。余师愚曾指出："此大寒解毒之剂，故重用石膏，先平甚者，而诸经之火，自无不安矣。"黄连、栀子通泻三焦火热；水牛角、生地黄、牡丹皮仿犀角地黄汤之义，是为清热解毒、凉血散瘀；连翘、元参"解散浮游之火"；前胡、炙杷叶宣肺止咳；瓜蒌、苏子降气化痰；此外，瓜蒌与鸡内金、青皮同用为小金瓜汤，是已故名医陆观虎经验方，用此治疗肝脾肿大者，疗效颇佳。

临床疗效：本方退热时间、肝、脾、淋巴结肿大消退时间及肺部啰音消失时间均较对照组减少（$P<0.05$）。实验室检查，异常淋巴细胞百分率降至 10% 以下的时间也较对照组有显著差别（$P<0.05$）。

方 5：凉膈散

出处：《和剂局方》。

组成：川大黄、朴硝、甘草各 9 克，山栀子仁 15 克，薄荷叶 6 克，黄芩 12 克，连翘 30 克，竹叶 7 片。

用法：1 剂煎 2 次，混合后分 3 次服，每日 1 剂。

功效：凉膈泻热。

主治：治上、中二焦积热，烦躁多渴，面热头昏，唇焦咽燥，舌肿喉闭，目赤鼻衄，颌烦结硬，口舌生疮，涕唾稠黏，睡卧不宁，谵语狂妄，大便秘结，小便热赤，以及小儿惊风，舌红苔黄，脉滑数。

方解：方以芒硝、大黄、甘草三味所组成的调胃承气为基础，清泻阳明积热；山栀、黄芩、连翘、竹叶清心、肺、肝脏之火，与辛凉宣散的薄荷同用，使上焦风热得去，阳明的腑实得通。另外，调胃承气汤在本方不仅有泄热、通便之功，而且有导热下行的作用，使热从下去，则上部热症可以缓解，此即"釜底抽薪"之义。

临床疗效：本方对于高热期扁桃体肿大，并被灰白色组织包裹，大便干的传染性单核细胞增多症患者，疗效显著。

方 6：普济消毒饮合六神丸

出处：陈治珍等，普济消毒饮合六神丸治疗传染性单核细胞增多症 32 例，山东中医杂志。

组成：黄芩 6~10 克，黄连 6~10 克，牛蒡子 6~10 克，玄参 6~10 克，甘草 3~6 克，陈皮 3~6 克，板蓝根 10~20 克，马勃 3~6 克（包煎），连翘 8~10 克，薄荷 3~6 克，升麻 4~6 克，僵蚕 6~8 克，柴胡 6~8 克，桔梗 6~8 克，六神丸（上海雷允上药业有限公司，国药准字 Z20020069）。

用法：普济消毒饮，日 1 剂，水煎取汁 100~200 毫升，分 2~3 次服用。六神丸 1 岁服 1 粒，每增加 1 岁则增加 1 粒，9~14 岁每次 8 粒，每日 2 次。

功效：普济消毒饮具有清热解毒、疏风散邪的功效，六神丸具有清热解毒、消肿止痛的功效。

主治：传染性单核细胞增多症。

方解：普济消毒饮以黄连、黄芩清泄上焦热毒为主，牛蒡子、连翘、薄荷、僵蚕疏散上焦风热为辅，玄参、板蓝根、桔梗清热利咽为佐，升麻、柴胡疏散风热为使。

现代医学研究证实，本方具有杀菌、降温的功效，黄芩、黄连、连翘、板蓝根、柴胡等还具有利胆、保肝作用。六神丸由麝香、冰片、牛黄、珍珠、蟾酥、雄黄组成，具有清热解毒、消肿止痛功效。近年该药应用范围不断扩大，如用于病毒感染性疾病和肿瘤性疾病等，经药理研究表明，六神丸具有抗炎、镇痛和增强免疫功能作用。两方合用，共奏清热解毒、消肿散结之功。

临床疗效：32 例中痊愈 25 例，好转 7 例，总有效率 100%。全部患者经治疗后体温均可恢复正常；肝大 12 例，治疗后 9 例恢复正常；脾大 10 例，治疗后 8 例恢复正常；皮疹 4 例，治疗后全部恢复正常；淋巴结肿大经治疗后 20 例转正常，5 例明显缩小，7 例较前缩小；肝功能异常 24 例，治疗后恢复正常 18 例；异型淋巴恢复正常 25 例；噬异凝集试验 8 例增高，治疗后 5 例恢复正常，3 例上升。

方 7：清解化瘀汤

出处：舒兰等，清解化瘀汤治疗传染性单核细胞增多 28 例小结，中医药导报。

组成：银花 6~10 克，连翘 6~10 克，牛蒡子 6~10 克，黄芩 6~8 克，板蓝根 6~12 克，玄参 6~10 克，僵蚕 6~10 克，夏枯草 6~10 克，桃仁 6~10 克，红花 1~3 克，甘草 3~6 克。

用法：水煎，每日 1 剂，中药剂量据患儿年龄、体重、病情轻重酌情使用，分 2~3 次口服。年龄较小者少量多次喂服。

功效：清热解毒、活血化瘀。

主治：传染性单核细胞增多症。

方解：方中银花、连翘、黄芩、板蓝根清热解毒；牛蒡子解毒利咽；玄参养阴清热；僵蚕、夏枯草化瘀散结；桃仁、红花活血化瘀。

临床应用：若高热持续、大便秘结者，加生石膏、大黄；肝、脾、淋巴结肿大明显者，加蒲公英、浙贝；肝区叩痛、肝功能异常者，加茵陈、栀子。

现代药理研究证明，清热解毒、活血化瘀药多有抗炎、增强白细胞及吞噬细胞的吞噬功能。清解化瘀汤中银花、连翘可提高人体外周血液中淋巴细胞母细胞转化率，激发机体免疫功能；黄芩能增强白细胞的吞噬作用；桃仁、红花活血化瘀，抑制机体细胞免疫，使 T 淋巴细胞的广泛毒性效应被抑制，以减轻多脏器的损害；夏枯草、僵蚕伍用，可迅速消除淋巴结的肿大。

临床疗效：总有效率 96.43%。治疗组与对照组同时治疗 2 周后观察疗效，治疗组的治愈率、症状体征消退情况及实验室检查均较对照组有显著性差异。

方8：清营汤加味

出处：朱慧华等，清营汤加味治疗小儿传染性单核细胞增多症 28 例疗效观察，河北中医。

组成：水牛角粉 3 克，生地黄 12 克，黄芩 9 克，黄连 3 克，金银花 9 克，连翘 12 克，蒲公英 12 克，丹参 12 克，穿山甲 6 克，浙贝母 12 克，僵蚕 9 克，玄参 12 克。

用法：每日 1 剂，浓煎取汁 100 毫升，分 2~3 次口服。

功效：清营解毒，凉血活血，化瘀散结。

主治：小儿传染性单核细胞增多症。

方解：方中选用水牛角粉、生地黄清营凉血；黄芩、黄连、金银花、连翘、蒲公英清热解毒；丹参凉血活血；穿山甲性喜走窜，活血化瘀又通行经络；浙贝母、白僵蚕化痰散结；玄参配合生地黄养阴清热。

临床应用：高热，体温 >39℃ 者加生石膏 30 克，柴胡 12 克；咳嗽或 X 线胸片示肺纹理增粗紊乱或斑点状阴影者，加百部 9 克，杏仁 9 克；咽部肿痛明显甚至溃烂者加射干 9 克，马勃 3 克；肝脾肿大者加茵陈 12 克，栀子 9 克，鳖甲 8 克；淋巴结肿大严重者加夏枯草 12 克，生牡蛎 30 克，恢复期加黄芪 15~30 克，地骨皮 30 克。

药理研究证明，方中所选黄芩、黄连、金银花、连翘、蒲公英具有广泛的抗病毒和抑菌作用，其中黄芩具有促进白细胞吞噬功能的作用，金银花、连翘、蒲公英可提高人体外周血液中淋巴细胞母细胞转化率，激发机体免疫功能。丹参、穿山甲可作用于多种凝血因子，具有抗凝作用，改变血液流变性，进而改善微循环。据文献报道活血化瘀药如丹参、穿山甲对机体免疫功能具有双重影响，它既能抑制机体细胞免疫，使 T 淋巴细胞的广泛毒性效应被抑制，减轻多脏器损害，又能促进机体的非特异性免疫。同时，因化瘀药与清热解毒药合用可加强清热解毒药的非特异性抗感染作用。实验室证明，干扰素可降低 EB 病毒的 mRNA（EBV-mRNA）产生水平，而干扰素为机体抗毒的防卫机制之一。大剂量黄芪能诱生干扰素及提高干扰素的活力，增强白细胞的吞噬能力，促进淋巴细胞转化，提高免疫功能，增强网状内皮系统的吞噬功能。

临床疗效：总有效率 96.4%。

急性白血病

白血病（leukemia）是累及造血干细胞的造血系统恶性肿瘤。急性白血病的细胞分化停滞在较早阶段，多为原始细胞及早期幼稚细胞，病情发展迅速，自然病程仅数月。我国急性白血病比慢性白血病多见（约5.5∶1），其中急性髓系白血病最多（1.62/10万），其次为急性淋巴细胞白血病（0.69/10万）。男性发病率略高于女性（1.81∶1）。成人急性白血病中以急性髓系白血病最多见。儿童中以急性淋巴细胞白血病较多见。急性白血病以发热、贫血、出血和肝脾淋巴结肿大等为主要临床表现，具有起病急、症状重、病情进展迅速、死亡率高的特点。

急性白血病在祖国医学中无相应的病名，根据其临床表现将其归属中医学"急劳""癥积"之范畴，中医药干预措施是我国白血病防治重要途径，中医药除了能够直接杀伤肿瘤细胞外还具有增加细胞毒药的敏感性，免疫增效作用，诱导白血病细胞的分化，促进白血病细胞凋亡，采用辅助手段增强化疗药物的敏感性，抗白血病的多药耐药。减轻化疗药物的毒副反应、提高患者化疗的依从性，从而达到提高缓解率和长期生存率。

方1：柴葛清瘟败毒饮

出处：陈安民血液病临证验方。

组成：羚羊角，水牛角，生石膏，知母，生地黄，赤芍，牡丹皮，黄连，黄芩，栀子，金银花，连翘，柴胡，玄参，薏苡仁，半枝莲，龙葵，山豆根，甘草。

用法：每日1剂，水煎服。可将两煎所取药汁和合，分早、中、晚三次服用，每服200毫升；热甚者可分早、中、晚及夜晚10点钟四次服用。

药量可根据病情轻重、热度高低可将药量分为重剂、中剂、轻剂三个层次：重症者见高热，紫癜密集，并融合成片，全身症状也重，当用重剂大量，生石膏用量200~250克，生地黄用量40~50克，犀角用量18~24克（现多无犀角而用水牛角代之，用量60~100克），黄连用量12~18克。病情次之者，中等热、紫癜不甚密集，全身症状较轻，上述诸药取生石膏60~120克，生地黄15~30克，犀角9~12克（水牛角代之，用量50克），黄连6~12克。轻证发热不甚，紫癜稀少，全身状况尚好者，上述诸药取一般常用剂量即可。

功效：清髓解毒，泻火凉血。

主治：热毒之邪充斥表里、三焦、卫气营血直至骨髓，而致造血干细胞异常克隆致生白血病者，急性髓系白血病与急性淋巴细胞白血病初期邪热炽盛发热、紫癜等。

方解：羚羊角、水牛角清心肝二经实热，心主血，肝藏血，心肝二经邪热得清，则血得安宁；生地黄、赤芍、牡丹皮、水牛角乃犀角地黄汤之代用方，力清血分邪热，凉血止血；黄连、黄芩、栀子乃黄连解毒汤要药，通泻三焦之火，清泻脏腑邪热；生石膏、知母、葛根、柴胡、黄芩乃柴葛解肌汤之要药，解肌而清壮热；金银花、连翘清热解毒，可除温热火毒发热；玄参、薏苡仁、半枝莲、龙葵、山豆根清髓解毒要药；甘草清热解毒，调和诸药。诸药合用，共奏清解血分、骨髓之热毒而调治白血病。

方2：清髓解毒胶囊

出处：陈安民血液病临证验方。

组成：雄黄、青黛、土元、龙葵、莪术、蚤休、葛根、人工牛黄、白花蛇舌草、太子参、丹参等。

用法：共为细末，制胶囊供临床使用，每胶囊药粉 0.5 克，初始服用者每服 2 粒，每日 2 次，无不良反应可结合病情变化渐次加量。

功效：清髓解毒，泻火散瘀。

主治：急、慢性白血病、骨髓增殖性疾病，用于慢性粒细胞白血病尤宜。

方解：雄黄解毒杀虫，青黛清热解毒、凉血散瘀，二者配伍名为青黄散，多年来被用于慢性粒细胞性白血病的治疗。葛根、龙葵、莪术、蚤休、白花蛇舌草、人工牛黄清热解毒；丹参活血凉血散瘀；土元破血逐瘀，散结消肿，太子参补气生津扶正，以防逐瘀散结泻火解毒之品耗伤气阴。

临床疗效：临床运用此方 1 个月之后可初见疗效，半年至一年可见明显疗效。用药期间需 2 个月查 1 次肝肾功能。

方3：洋参舌草汤

出处：沈鸿婷、马洋等，国医大师张学文教授辨治老年急性白血病验案探析，中华中医药杂志。

组成：西洋参 5 克，白花蛇舌草 15 克，生石膏（先煎）60 克，生地黄 12 克，石斛 12 克，菊花 12 克，柴胡 10 克，黄芩 10 克，胡黄连 10 克，炒酸枣仁 10 克，夜交藤 30 克，合欢花 15 克，鸡血藤 30 克，鹿角胶（烊）10 克，连翘 15 克，地骨皮 12 克，天花粉 12 克，甘草 5 克。

用法：水煎服，每日 1 剂，分 2 次服。

功效：养血滋阴益气、清热解毒、透气除蒸。

主治：急性白血病，症见面色无华，精神疲倦，反复高热，以晚上多见，纳眠欠佳，舌红、苔少，脉虚数。

方解：方中以白花蛇舌草、连翘、菊花、黄芩清热解毒；以生石膏、柴胡、胡黄连、地骨皮清透内热；以西洋参、生地黄、鹿角胶、鸡血藤益气滋阴养血；以夜交藤、合欢花疏肝养心。全方合而能起到养血滋阴益气、清热解毒、透气除蒸之功。

现代药理研究表明黄芪、党参、灵芝等补益中药具有调节免疫功能的作用，可改善患者全身状况，健全其免疫机制，避免肿瘤免疫逃逸的发生，利于抗急性白血病。黄芩能逆转急性白血病细胞对化疗药物的多药耐药性、提高化疗成功率。鹿角胶有补血、提高免疫力、抗疲劳作用，有助于急性白血病的治疗。

方 4：鲜汁饮

出处：孙一民、盖玉惠等，鲜汁饮治疗急性白血病 30 例临床分析，河南中医药学刊。

组成：鲜生地黄、鲜小蓟、鲜蒲公英、鲜白茅根、羚羊角粉、玳瑁。

用法：前四味榨汁与后两种粉末剂混匀后装 250 毫升瓶中，每日 1 瓶，分 2~3 次摇匀服用，服时加温。

功效：养阴清热，凉血解毒，恢复阴阳平衡和造血功能。

主治：白血病证属阴虚内热者，症见潮热盗汗，自汗，手足心热，心烦易怒，口干不欲饮，抑或高热，头晕，乏力，皮肤紫癜，齿鼻衄血。舌质偏红，苔少或无，脉细数。

方解：鲜汁饮的显著特点一是“超量”，二是“药鲜”。“超量”即超常规剂量。鲜汁饮的药物组成具有很强的养阴清热、凉血解毒之功效。若非常之病而用寻常之量，犹如杯水车薪，虽药证相等，也无济于事。只有加大用量，才能起到治疗作用。所谓“药鲜”，是指鲜药的自然汁，鲜汁纯，气味俱浓，含有大量的活性物质，其养阴清热、凉血解毒的有效成分大大优于干药。方中选用的几味鲜中药汁，具有甘寒、清热、解毒、养阴、凉血、恢复阴阳平衡和造血功能的作用。方中生地黄甘寒，滋阴养血，为君药。小蓟甘凉，凉血解毒，为臣药。蒲公英甘苦寒，清热解毒；白茅根甘寒，凉血止血，清热利尿；羚羊角咸寒，清热解毒，清肝明目；玳瑁甘寒，定惊，清热解毒，共为佐使。中药转化，不杀伤健康细胞，不损伤元气，可收釜底抽薪之效。

方 5：慈菇青龙汤

出处：河南省中医药学会血液病专业委员会 2010 年学术会议资料汇编。

组成：山慈菇、白花蛇舌草、半枝莲、土茯苓各 20 克，当归、龙葵各 30 克，青黛、莪术、川芎、陈皮各 10 克，赤芍 15 克，黄芪 50 克。

用法：每日 1 剂，水煎 2 次，共取汁 600 毫升，分 2 次口服。

功效：清热败毒，活血祛瘀。

主治：白血病（早期）发热，白细胞显著升高。

方解：山慈菇、白花蛇舌草、半枝莲、土茯苓、龙葵、青黛清热败毒；赤芍、川芎、莪术活血祛瘀；当归、黄芪补气养血扶正；陈皮健脾和胃强后天之本，不致败毒祛瘀之品伤胃。

方 6：恶核散结方

出处：河南省中医药学会血液病专业委员会 2010 年学术会议资料汇编。

组成：山慈菇 25 克，三棱、莪术、生黄芪、潞党参各 15 克，生半夏、炒白术、夏枯草、当归各 12 克，陈皮、浙贝母、胆南星、生姜各 10 克，生牡蛎 30 克（先煎），炙甘草 6 克。

用法：每日 1 剂，水煎 2 次，共取汁 600 毫升，分 2 次服。

功效：健脾化痰，祛瘀散结。

主治：恶性淋巴瘤，症见颈部、腋窝、腹股沟或纵隔淋巴结增大如杏子、核桃甚或如鸡蛋鸭蛋大，质硬不痛，周围血淋巴细胞显著升高。

方解：山慈菇清热解毒，三棱、莪术活血祛瘀散结，党参、白术、陈皮、半夏、浙贝母、胆南星、夏枯草、牡蛎健脾化痰散结消瘰缩核，黄芪、当归益气养血扶正固本，生姜和胃止呕，甘草调和诸药。

方 7：515 抗瘤方

出处：谢新生、徐功立等，515 抗瘤方联合化疗治疗急性白血病 25 例，中国中西医结合杂志。

组成：黄芪 30 克，炮山甲 30 克，三棱 10 克，女贞子 20 克，黄药子 5 克，莪术 15 克，薏苡仁 30 克，白花蛇舌草 30 克。

用法：每日 1 剂，每日 2 次，水煎服。

功效：益气解毒、活血行瘀。

主治：急性白血病患者，症见面色苍白，消瘦，发热，肝脾淋巴结或有肿大。舌淡暗、苔白，脉沉数。

方解：方中三棱、莪术有破血行气之功效；黄芪、黄药子则补气升阳、生血行滞；女贞子养阴气、平阴火，炮山甲通经活络；白花蛇舌草清热解毒，消肿散结；薏苡仁健脾化湿顾护脾胃。诸药合用共奏益气解毒、活血行瘀之功。

临床应用：若感染发热者加大青叶 20 克；有恶心呕吐者加半夏 15 克，竹茹 12 克。

方 8：扶正解毒方

出处：杨文华、万增智等，扶正解毒方对急性白血病化疗患者减毒作用的临床观察，中医杂志。

组成：黄芪 30 克，黄精 20 克，党参 15 克，当归 15 克，阿胶 15 克（烊化），金银花 30 克，连翘 15 克，蒲公英 15 克，败酱草 30 克，白花蛇舌草 30 克，黄芩 15 克，天仙藤 15 克。

用法：每日 1 剂，水煎，分 2 次服。

功效：清热解毒，健脾益气，活血行瘀，理气散积。

主治：急性白血病，症见面色苍白，乏力，发热，或有肝脾肿大，舌淡红、苔白，脉沉细。

方解：方中以白花蛇舌草、败酱草、黄芩、金银花、连翘、蒲公英等清热解毒；以党参、黄芪健脾益气；黄精、当归、阿胶等滋阴补血，扶正补虚；天仙藤行气活血止痛。全方合而具清热解毒、益气养血之功。

方9：复方君子汤方

出处：陈毅平、廖斌等，复方君子汤治疗气阴两虚型急性白血病20例，福建中医药。

组成：党参15克，黄芪15克，白术10克，茯苓10克，黄精10克，枸杞子10克，白芍10克，丹参10克，川芎6克，浙贝母10克，莪术10克，汉防己10克，白花蛇舌草15克，炙甘草6克。

用法：每日1剂，水煎，分2次服。

功效：清热解毒，健脾益气，活血行瘀，理气散积。

主治：急性白血病之气阴两虚，症见面色不华，头晕乏力，自汗盗汗，时有低热，五心烦热，心悸失眠，可有衄血发斑，舌质淡，体胖有齿印，苔薄白或薄黄，脉细数或细弱。

方解：复方君子汤由四君子汤及黄芪、黄精、枸杞子、白芍、丹参、川芎、浙贝母、莪术、汉防己、白花蛇舌草等药物组成。遵循益气养阴，温阳利水与活血化瘀三法并用之原则。方中党参、黄芪、白术、甘草、黄精、枸杞子、白芍益气养阴，白术、茯苓、汉防己利水，白花蛇舌草解毒，丹参、川芎活血化瘀。其中党参健脾益气，生津养血；黄芪调中益气、固脱升陷、利水消肿，二者并用具有扶正培本、补中益气、健脾益肺、活血化瘀的作用。川芎、浙贝母及莪术已被证实在体外可逆转肿瘤细胞耐药活性、诱导细胞凋亡，配合方中白术、茯苓、炙甘草，共同起到益气解毒之效。方中诸药相互配合运用，有益气滋阴，兼有利水、活血之功效。

方10：固元生血汤方

出处：廖文雄，固元生血汤联合化疗治疗急性白血病临床观察，包头医学院学报。

组成：党参20克，黄芪30克，白术15克，甘草10克，熟地黄30克，白芍12克，当归12克，水牛角（先煎）30克，山豆根30克，紫草15克，金银花30克。

用法：每日1剂，水煎，分2次温服。

功效：补气养血，清热解毒。

主治：急性白血病，症见头昏乏力，面色苍白，或伴肝脾及淋巴结肿大，或伴紫癜，或伴发热，舌淡、苔黄，脉沉数或细数。

方解：方中以八珍汤为基本方补气生血，加水牛角、山豆根、紫草、金银花清热凉血解毒。方中党参、黄芪为君药，重用以补气固元。以白术为臣，健脾以助生化之源。当归、熟地、白芍养阴生血。佐以水牛角 、山豆根、紫草、金银花清热凉血，解毒祛邪。甘草调和诸药，兼以益气。

临床应用：阴虚者加知母 20 克，血虚者加阿胶 10 克；出血者加茜草根 15克；淋巴结肿大者加浙贝母 15 克、牡蛎（先煎）30 克；关节疼痛者加元胡 15克；恶心呕吐者加竹茹 12 克、法半夏 12 克；鼻衄、齿衄、皮肤瘀斑明显者加三七粉 3 克、丹参 15 克；感染发热较重者加连翘 30 克、栀子 12 克、板蓝根 15 克。

现代药理研究证明，党参能促进单核细胞吞噬功能；黄芪能提高 IgM，促进抗体产生，对 B 细胞有激发作用；而熟地黄、黄芪、甘草能激活 T 淋巴细胞功能，提高淋巴细胞转化率，增强患者的机体抵抗力，加强联合化疗对白血病细胞的杀伤作用。有研究表明，熟地黄、党参、黄芪能防止化疗药对造血功能的损害，保护白细胞、血红蛋白、血小板功能，保护 T、B 淋巴细胞功能及 NK 细胞活性，使化疗药物的不良反应明显减轻。白血病患者免疫功能低下，人参、黄芪、甘草具有调节免疫功能、增加抗白血病的能力。川芎、白芍、当归等中药复方和中药活性成分具有逆转作用。人参、黄芪等补益中药，能促进 IL~2 产生，提高 NK 细胞、DC 及 CIK 细胞的杀伤作用，可增强 CIK、NK 细胞的细胞活性，发挥抗白血病的免疫作用。黄芪、党参、山豆根等可减少免疫治疗的不良反应而增强免疫治疗的疗效。能通过诱导 NK 细胞、CIK 细胞等免疫活性细胞的增殖、分化和成熟，介导细胞免疫，抑制肿瘤生长。

方 11：参芪杀白汤

出处：李君、王茂生等，验方参芪杀白汤联合化疗治疗急性髓细胞白血病临床观察，中国中医急症。

组成：党参 15 克，黄芪 30 克，北沙参 15 克，生地黄 12 克，天冬 15 克，地骨皮 20 克，半枝莲 15 克，白花蛇舌草 30 克，黄药子 10 克，当归 10 克，枸杞子 10 克，甘草 6 克。

用法：每日 1 剂，水煎服，分 2 次温服。

功效：清热解毒，补气养阴。

主治：急性白血病。症见精神欠佳，发热，面色苍白，乏力，淋巴结肿大，五心烦热，多汗，纳眠欠佳。舌淡、苔白或黄，脉沉细数。

方解：方中党参、黄芪补气生津，当归养血、活血，天冬、北沙参滋阴润燥，生地黄、地骨皮清热凉血，枸杞子滋阴养血，半枝莲、白花蛇舌草、黄药子清热解毒，甘草调和诸药。诸药共奏清热解毒、补气养阴、凉血活血之功。伴癥瘕积聚者，加用软坚散结活血药；伴痰核瘰疬者，加用消瘰散结药治疗。

现代药理研究表明，白花蛇舌草、黄药子等清热解毒药物不但有抗癌作用，而且可与化疗药物协同发挥治疗效应，加强抗癌细胞的作用。

方 12：生血清毒汤

出处：韩立杰、刘伟等，生血清毒汤辅助治疗急性白血病 30 例，中国实验方剂学杂志。

组成：熟地黄 30 克，龟板胶 10 克（烊化），鹿角胶 10 克（烊化），制何首乌 20 克，黄芪 30 克，西洋参 15 克，大枣 20 克，天冬 15 克，沙参 15 克，青黛 3 克（冲服），牡丹皮 10 克，马齿苋 30 克，板蓝根 15 克，淫羊藿 10 克，三七粉 4 克（冲服），仙鹤草 15 克。

用法：每日 1 剂，水煎服，分 2 次温服。

功效：生髓止血，填精生血，清热解毒。

主治：急性白血病，症见皮肤出血点、鼻衄、齿衄，发热，面色萎黄，乏力，或有淋巴结及肝脾肿大，纳食欠佳。舌淡、苔黄腻，脉细数或沉细无力。

方解：生血清毒汤中熟地黄、龟板胶、鹿角胶填精生髓，制何首乌补肝肾益精血，淫羊藿补肾助阳，大枣补中益气、养血安神，黄芪补中气、生血，西洋参、天冬、沙参养阴生津，青黛、牡丹皮清热凉血止血，马齿苋、板蓝根清热解余毒，三七粉、仙鹤草敛血止血。全方共奏补骨生髓，填精生血，清热解毒，止血之功。

方 13：周郁鸿方

出处：周丽媛、蔡文亮等，周郁鸿教授治疗老年急性白血病临床经验，黑龙江中医药。

组成：白花蛇舌草 30 克，半边莲 15 克，败酱草 15 克，熟地黄 15 克，当归 12 克，黄芪 20 克，石斛 9 克，苦参 9 克，北沙参 9 克，生姜 6 克，甘草 3 克。

用法：每日 1 剂，水煎服，分 2 次服。

功效：养阴益胃，扶正祛邪。

主治：急性白血病老年患者，症见发热，倦怠乏力，盗汗，便秘，夜寐欠安，舌红、苔薄黄，脉数。

方解：方中白花蛇舌草、半边莲、败酱草、苦参以祛邪抗肿瘤；年老体弱，肾精不充，化疗之药毒峻猛，攻邪之时尤应注意扶正，予熟地黄、石斛、沙参益阴填精；脾胃乃后天之本，气血生化之源，药毒侵袭，伤脾碍胃，方用生姜、甘草护中焦之脾胃；黄芪、当归补气养血。全方补而不留邪，攻而不伤正，协助化疗以奏祛邪扶正之功。

方 14：郭立中方

出处：朱琳、郭立中，郭立中运用"温潜法"治疗急性白血病验案，河南中医。

组成：制附片（先煎 2 小时）60 克，干姜 20 克，生姜 20 克，炙甘草 5 克，砂仁 15 克，木蝴蝶 20 克，生黄柏 15 克，知母 15 克，肉桂 15 克，淫羊藿 20 克，枇杷叶 30 克。

用法：每日 1 剂，水煎服，分 2 次温服。

功效：滋阴降火，摄纳浮阳。

主治：急性白血病，症见自觉体质下降，经常感冒发热，咳嗽轻微，痰黄稍黏，鼻塞流涕不显，稍有咽痒，视物模糊，面赤，寐差，大便溏，日行 1 次。舌质淡，舌体胖大，边有齿痕，苔白厚腻，脉虚浮。

方解：药用附子、干姜及炙甘草为四逆汤之法，大补元阳，温暖肾水。生姜其性活泼，能内能外，配合枇杷叶，宣表肃肺，以清余邪。砂仁、黄柏、炙甘草为清代伤寒大家郑钦安的封髓丹，可引上浮之虚阳归位。《医理真传》指出，封髓丹为纳气归肾之法，上中下并补之方。方中黄柏味苦入心，性寒入肾，色黄入脾，一味药三才之意俱存；砂仁辛温，纳五脏之气入肾；甘草调和上下，令真火伏藏。三药共用，可令虚阳下潜，命火伏藏，生机自旺。口渴明显者，用知母与黄柏配伍，金水相生，滋阴潜阳；咽部不适，烦躁不安者，用木蝴蝶清肝润肺，加强全方凉降之性；肉桂辛温，温血化凝，助阳化阴，引火归元；淫羊藿引阳入阴，启阴交阳，共奏温潜之功。

方 15：黄振翘方

出处：周韶虹，黄振翘治疗急性白血病生存 5 年以上病例总结，中医杂志。

组成：黄芪 15 克，太子参 15 克，白术 15 克，猪苓 30 克，生地黄 15 克，麦冬 15 克，黄柏 10 克，蛇莓 30 克，半枝莲 30 克，蒲公英 30 克，黄芩 30 克，茜草 15 克，牛蒡子 10 克，汉防己 10 克，蜈蚣 3 条，紫草 30 克。

用法：每日 1 剂，水煎服，分 2 次温服。

功效：益气养阴，清毒利湿，顾护脾胃。

主治：急性白血病，症见化疗后白细胞低，低热，乏力，腰膝酸软，纳差，面色少华，寐欠安，易恶心。舌淡红而胖，苔中薄黄腻边白，脉细弦数。

方解：选用异功散、黄芪汤、四苓散为基本方。异功散加黄芪汤（黄芪、茯苓、生地黄、芍药、当归、人参、甘草），方中人参改用太子参，健脾调中益气，制其微火；四苓散加半枝莲、蛇莓、防己苦泄清利，清利湿热，清热解毒。黄芩、黄柏、蒲公英、牛蒡子清热解毒，茜草、紫草凉血止血，蜈蚣解毒散结。现代研究蜈蚣有抗癌、抗菌及调节免疫功能等作用。诸药合用，共奏扶正祛邪、解毒散结功效。

方 16：孙凤方

出处：阳辉、郝晶等，孙凤治疗急性白血病的经验，江苏中医药。

组成：熟地黄 15 克，白术 15 克，陈皮 12 克，三棱 9 克，莪术 9 克，昆布 9 克，牡蛎 15 克，白花蛇舌草 15 克，半枝莲 12 克，夏枯草 12 克。

同时青黛及雄黄粉醋调外敷。

用法：每日 1 剂，水煎服，每日 2 次。

功效：活血化瘀，软坚散结。

主治：急性淋巴细胞白血病，症见心悸，胸闷，气短，活动后加重，面色苍白，间断发热，胸骨胀痛，痰核，瘰疬，胁下癥积，按之坚硬，无齿衄、鼻衄，消瘦，腰膝酸软。舌质紫暗，脉涩。

方解：方中以昆布、牡蛎、白花蛇舌草、半枝莲、夏枯草为主，以软坚散结兼以青黛、雄黄醋调外敷癥积、痰核、瘰疬处，效果显著。以三棱、莪术活血化瘀，另加熟地黄、白术、陈皮顾护脾胃。全方合而能起到活血化瘀、软坚散结之功。

方 17：恶性肿瘤发热方

出处：益寿文摘 2010 年第 4 期转摘自《上海中医药报》。

组成：山慈菇、水牛角（先煎）、柴胡各 30 克，三叶青、金银花、青蒿各 15 克，干蟾皮 9 克，制大黄 10 克，生甘草 6 克。

用法：每日 1 剂，水煎 2 次，共取汁 600 毫升，分早晚 2 次口服。

功效：败毒清热。

主治：恶性肿瘤、白血病发热不退而正气尚未衰退者。

方解：山慈菇清热消肿散结，水牛角清热凉血，柴胡、三叶青、金银花、青蒿清解邪热，干蟾皮败毒清热抗癌，大黄泻下通腑清热，甘草和中清热。

现代药理研究表明，山慈菇含秋水仙碱、异秋水仙碱、角秋水仙碱等。秋水仙碱其衍生物秋水仙酰胺具有抗癌活性，常用于治疗乳腺癌、宫颈癌、食管癌、肺癌、皮肤癌、淋巴肉瘤、白血病等恶性肿瘤。

慢性白血病

慢性白血病是白血病的一大类型，其细胞分化停滞在较晚阶段，多为较成熟幼稚细胞和成熟细胞，病情发展慢，自然病程多为数年。最常见的慢性白血病分为慢性粒细胞白血病及慢性淋巴细胞白血病。在我国，慢性粒细胞白血病较慢性淋巴细胞白血病多见。慢性粒细胞白血病随年龄增长而发病率逐渐升高，而慢性淋巴细胞白血病多在 50 岁以后发病明显增多。

慢性粒细胞白血病

慢性粒细胞白血病占白血病的 15%～25%，各种年龄均可发病，以中年最多见，男性略大于女性。起病缓慢，早期常无自觉症状。患者可因健康检查或因其他疾病就医时才发现血象异常或脾大而被确诊。在受累的细胞系中可找到 Ph 标记染色体和 BCR/ABL 基因重排。慢性粒细胞白血病可分为三期，慢性期（稳定期），加速期（活动期）和急变期。大多数患者因急变而死亡。目前靶向治疗的出现使疾病预后有明显改善。本病常于数年内保持稳定，最后转变为恶性程度更高的疾病。

祖国医学对本病无记载，根据其临床表现把慢性粒细胞白血病归于中医"血证""虚劳""积聚"等范畴。一般认为本病是因虚致病，或因病致虚，或虚实夹杂。邪实有热毒、瘀毒、温热、痰热、湿热等；正虚有脏气不足、先天禀赋不足或后天失养，七情内伤；或脾失健运，痰蚀内生；又或邪毒外候，导致脏腑失利，气血运行不畅；或邪毒化火化热，灼伤脉络，导致衄血。临床上，这些病证的形成均与瘀血有关。诸邪毒侵入人体，通过经络侵及脏腑骨髓，导致气滞血瘀是发病的关键。瘀血不去，新血不生，因而导致各种虚实夹杂的临床证候群。

方 1：周霭祥青黄散方

出处：周庆兵、胡晓梅，周霭祥教授治疗恶性血液病经验简介，新中医。

组成：

（1）当归 12 克，赤芍 10 克，丹参 10 克，三棱 10 克，莪术 10 克，山慈菇 10 克，桃仁 6 克，红花 6 克，黄芪 15 克，鳖甲 15 克，白花蛇舌草 30 克，生牡蛎 30 克。

（2）青黛 120 克，雄黄 30 克，混匀装胶囊，每天 6 克，分 3 次口服。

用法：每日 1 剂，水煎服，每日 2 次。

功效：解毒化瘀。

主治：慢性粒细胞白血病，症见乏力，脾大，腹胀，纳差。舌淡胖、苔薄白、脉弦沉。

方解：青黛味咸性寒，入肝经，可消肿散瘀、凉血解毒。其主要成分含靛蓝、靛玉红、鞣酸及无机盐等。雄黄味辛温，可解百毒，消积聚，化腹中瘀血。其主要成分含二硫化二砷，并夹杂少量三氧化二砷及其他重金属盐。本方具有解毒化瘀功效。方（1）中黄芪、当归、赤芍、丹参益气养血活血，与逐瘀药同用，可使瘀血祛而不伤阴血；桃仁、红花、三棱、莪术、鳖甲、生牡蛎破血逐瘀，以消积块；配山慈菇、白花蛇舌草清热解毒。全方以逐瘀活血和清热解毒居多，其活血逐瘀，破癥消结之力强。

方 2：裴正学方

出处：薛文翰，裴正学教授治疗白血病经验拾粹，中医药学刊。

组成：生地黄 12 克，山药 10 克，山萸肉 16 克，茯苓 12 克，泽泻 10 克，牡丹皮 10 克，党参 15 克，太子参 15 克，北沙参 15 克，马钱子 1 枚（油榨），土大黄 15 克，水蛭 6 克，萹蓄 15 克，瞿麦 15 克。

用法：每日 1 剂，水煎服，分 2 次服。

功效：补肾健脾，解毒化瘀。

主治：慢性粒细胞白血病，症见面色苍白，头晕乏力，形体消瘦，脾大，胸骨压痛。舌淡胖、苔薄白，脉弦沉。

方解：生地黄、山药、山萸肉滋阴补肾；党参、北沙参、太子参健脾益气；茯苓、泽泻健脾利湿；牡丹皮凉血活血；马钱子，苦、寒，有大毒，能通络止痛，散结消肿，油榨之后去其毒性，留其疗效；水蛭，苦、微寒，有小毒，能破血逐瘀；土大黄，辛、苦、凉，清热解毒。方中加入以上三药后溶扶正、化瘀、解毒为一炉。萹蓄、瞿麦利湿通便，去除兼症。诸药合用，攻补兼施，以补为主，以攻为辅。

方 3：碧玉柴胡汤

出处：何建平、严婉英，碧玉柴胡汤治疗慢性粒细胞白血病 37 例报告，贵阳中医学院学报。

组成：碧玉散，柴胡，黄芩，半枝莲，白术，党参，茯苓，法夏，黄芪，当归，牡丹皮，炒枳壳。

用法：每日 1 剂，水煎服，分 2 次温服。

功效：清热解毒，健脾益气，活血行瘀，理气散积。

主治：慢性粒细胞白血病，其症起病缓慢，头昏乏力，面色苍白，消瘦，脾脏肿大。舌暗红、苔黄，脉沉数。

方解：方中以碧玉散、半枝莲、黄芩等清热解毒；以党参、黄芪、白术、茯苓健脾益气，扶正补虚；以柴胡、法夏、枳壳疏肝理气，导滞散结；当归、牡丹皮活血行瘀。全方合而能起到清热解毒、健脾益气、活血行瘀、理气散积之功。

方 4：地黄杜仲汤

出处：何建平、严婉英，碧玉柴胡汤治疗慢性粒细胞白血病 37 例报告，贵阳中医学院学报。

组成：生地黄 18 克，熟地黄 18 克，杜仲 20 克，枸杞子 15 克，五味子 8 克，怀山药 25 克，西洋参 15 克，茯苓 15 克，蒲公英 18 克，紫花地丁 15 克，半枝莲 15 克，白花蛇舌草 30 克，青黛 10 克，当归 10 克，女贞子 15 克，甘草 6 克。

用法：每日 1 剂，水煎服，分 2 次服。

功效：补肾生精，解毒祛邪。

主治：慢性粒细胞白血病，其症起病缓慢，头昏乏力，面色苍白，消瘦，脾脏肿大，易于感冒。舌质淡红、苔薄白，脉沉缓或细数。

方解：本方补肾生精生髓为主，解毒驱邪为辅。补肾药以生熟地黄、杜仲、枸杞、五味子、女贞子为主，解毒驱邪药则用蒲公英、紫花地丁、半支莲、白花蛇舌草、青黛，另外加当归养血活血，以增强机体抵抗力，甘草调和诸药，全方共奏补肾生精生髓，解毒驱邪而达到治疗的目的。

方5：傅汝林方

出处：詹继红，傅汝林教授治疗白血病经验，中国中医药现代远程教育。

组成：生地黄 30 克，白芍 30 克，牡丹皮 30 克，枸杞子 12 克，山萸肉 10 克，墨旱莲 30 克，白花蛇舌草 30 克，半枝莲 15 克，青蒿 10 克，蒲公英 15 克，大青叶 6 克，鳖甲 12 克（先煎），生甘草 6 克。

用法：水煎服，每日 1 剂，分 2 次温服。

功效：滋补肝肾，清热解毒，活血化瘀。

主治：慢性粒细胞白血病之肝肾阴虚患者，症见左上腹包块、疼痛，脾脏肿大平脐，乏力肢软。舌质红、苔薄白，脉细数。

方解：中医治疗该病常常从肝肾阴虚，热毒内盛挟瘀血辨证论治，治疗上强调滋补肝肾，同时清热解毒、活血化瘀。常用生地黄、山萸肉、墨旱莲、枸杞子、杜仲、巴戟天以滋补肝肾；清热解毒常用半枝莲、白花蛇舌草、紫花地丁、玄参、连翘、青蒿等；鳖甲软坚散结；尤其推崇青黛与雄黄合用；活血化瘀用莪术、红花、桃仁、赤芍、牡丹皮等。

方6：酸甘化阴煎

出处：项长生，自拟酸甘化阴煎治疗慢性粒细胞性白血病 38 例，中国民间疗法。

组成：南北沙参各 12 克，天麦冬各 10 克，玉竹 10 克，酸枣仁 10 克，甘枸杞子 10 克，山萸肉 10 克，五味子 5 克，制首乌 12 克，焦楂曲各 12 克，大枣 4 枚。

用法：每日 1 剂，水煎服，分 2 次温服。

功效：滋补肝肾。

主治：慢性粒细胞白血病之肝肾阴虚型。症见面色苍白中带黄，自觉乏力，时作眩晕，动则尤甚，纳差，口干，偶有发热，夜寐不宁，伴腰痛、足跟痛。胸骨压痛，脾大，舌质淡、苔薄，脉细而数。

方解：患者出现的一系列临床症状如体重减轻、脉数、发热、进行性贫血、心悸、口干、骨痛等属中医阴亏范畴，方中沙参、麦冬、五味子、玉竹清养肺胃、生津润燥；枸杞子、山萸肉、首乌、枣仁滋补肝肾之阴；山楂、神曲和胃消积；大枣益气养胃和中。故首选酸、甘二味组成汤剂，并顾及患者的胃肠吸收功能。本方功在滋补肝肾，健运脾胃，通过扶正增强体质而祛病邪。

慢性淋巴细胞白血病

　　慢性淋巴细胞白血病（CLL）是因淋巴细胞克隆性蓄积，浸润骨髓、血液、淋巴结和其他器官，最终导致正常造血功能衰竭的恶性血液病。患者多系老年人，男性略多于女性。90%的患者在50岁以上发病。起病十分缓慢，往往无自觉症状。淋巴结肿大常首先引起患者注意，以颈部、腋部、腹股沟等处淋巴结肿大为主。由于免疫功能减退，常易感染。约8%患者可并发自身免疫性溶血性贫血。患者通常保持无症状达数月至数年。

　　慢性淋巴细胞白血病多属于中医学"瘰疬""虚劳""痰核"等范畴。本病早期，西医予以观察，患者对此心存疑虑，心理负担重；疾病进展后，西医治疗主要为烷化剂、嘌呤类似物、免疫治疗和造血干细胞移植等方法，虽然能取得一定疗效，但免疫缺陷加重，患者体虚易感，且总体疗效仍差强人意，患者生活质量无法改善。CLL临床治疗应采取中西医结合方法，各扬其长，各避其短，中医以扶正、解毒、化痰、散结为治则。

方1：化痰散结扶正解毒方

　　出处：程毅敏、甘欣锦，化痰散结扶正解毒治疗慢性淋巴细胞白血病，实用中医内科杂志。

　　组成：熟地黄12克，白芥子9克，肉桂3克，甘草3克，黄芪15克，黄精12克，灵芝9克，浙贝母9克，夏枯草15克，绞股蓝30克，苦参9克，蛇六谷15克，红枣15克，陈皮6克，六曲15克。

　　用法：每日1剂，水煎服，分2次服。

　　功效：温化寒痰，软坚散结。

　　主治：慢性淋巴细胞白血病之寒痰凝结证，症见周身淋巴结肿大，舌淡、苔薄，脉细。

　　方解：方中熟地黄滋阴养血，填精益髓；肉桂入血分而温经散寒，温通血脉；白芥子辛温宣通，温化寒痰，通络散结，可祛皮里膜外之痰湿滞，疏导气血，既能使血气宣通，又可令熟地黄补而不滞；甘草生用为使，解毒而调诸药。浙贝母、夏枯草、蛇六谷具有化痰散积、行瘀消肿之功；绞股蓝、灵芝扶正培本；黄芪、黄精、红枣补气扶正；六曲消食和胃。上述药物相互配伍，扶正与祛邪兼顾，扶正而不滞邪，祛邪而不伤正，温养阳气而不伤阴，填补精血而不留痰瘀，散寒而不耗气散血。

方2：白花蛇舌草二陈汤

　　出处：杨曦，史哲新治疗小淋巴细胞淋巴瘤/慢性淋巴细胞白血病验案，四川中医。

组成：金银花15克，连翘15克，蒲公英15克，败酱草15克，白花蛇舌草30克，山慈菇15克，半枝莲15克，半边莲15克，猫爪草30克，陈皮15克，半夏10克，茯苓15克，鸡内金15克，首乌藤15克，扁豆15克，佩兰15克，荷叶15克，天花粉10克。

用法：每日1剂，水煎服，分2次服。

功效：清热解毒，健脾化湿，化痰散结。

主治：慢性淋巴细胞白血病之脾虚湿盛者，症见体倦乏力，自汗出，淋巴结肿大，质韧无痛，移动度良好，肢体酸软无力，口干，咽痒。舌淡红、苔白腻，脉弦。

方解：方中金银花、连翘、蒲公英、败酱草清热解毒为主；辅以白花蛇舌草、山慈菇、半枝莲、半边莲、猫爪草散结通络；加之陈皮、半夏、茯苓、鸡内金健脾消积，扶助正气，防止清热解毒药物寒凉之性损伤脾胃；扁豆、荷叶、佩兰芳香化湿，天花粉清热生津，使津液正常布散，润泽机体，缓解咽喉干痒症状。诸药合用，共奏清热解毒、健脾化湿、化痰散结之功。

方3：黄振翘方

出处：周韶虹，黄振翘教授治疗恶性淋巴细胞性疾病经验介绍，新中医。

组成：生地黄15克，石斛15克，炒黄柏12克，炒知母10克，炒牡丹皮10克，牡蛎（先煎）30克，重楼30克，土茯苓30克，白花蛇舌草30克，薏苡仁30克，半枝莲30克，炒枳壳5克。

用法：每日1剂，水煎服，2次分服。

功效：滋阴清热，清泻相火。

主治：慢性淋巴细胞白血病之脾胃亏虚，湿毒内蕴。症见胃纳减少，少寐，口干鼻干，便秘，舌红，脉细。

方解：药用生地黄、炒黄柏、炒知母滋肾清热，石斛滋养胃阴，牡蛎、重楼、炒牡丹皮泻肝凉血，土茯苓、白花蛇舌草、生薏苡仁、半枝莲清热利湿，兼治瘰毒用浙贝母、山慈菇。治疗过程中应顾护脾胃，宜酌减寒凉之品，加入佛手、紫苏梗、香附等调达肝胃之气。

方4：益气养阴解毒方

出处：李红玉、史哲新，益气养阴解毒方治疗慢性淋巴细胞白血病验案1则，湖南中医杂志。

组成：生黄芪30克，当归10克，金银花15克，连翘15克，蒲公英15克，败酱草15克，萹蓄15克，瞿麦15克，生地黄15克，丹参15克，沙参15克，麦冬15克，山慈菇15克，半枝莲15克，半边莲15克，泽泻15克，茯苓30克，荷叶15克，佩兰15克，甘草6克。

用法：每日 1 剂，水煎服，分 2 次服。

功效：益气养阴，清热解毒。

主治：慢性淋巴细胞白血病之气阴两虚者，症见面色少华，头晕乏力，动辄喘息憋气，盗汗，口糜，口干，畏寒肢冷，腹胀，腰膝酸软，双下肢轻度水肿，纳差，夜寐欠安，小便频急，大便干燥。舌暗、苔白腻，脉弦细。

方解：方中生黄芪、当归、丹参、生地黄、沙参、麦冬益气养阴补血和血；金银花、连翘、蒲公英、山慈菇、败酱草清热解毒；辅以半枝莲、半边莲散结通络；佐以茯苓、萹蓄、瞿麦、泽泻、荷叶健脾利水渗湿；佩兰化湿和中；甘草调和诸药。共奏益气养阴，清热解毒而治慢性淋巴细胞白血病之气阴两虚之证。

本病病程缠绵冗长，并发症较多，应注意在治疗中辨证论治，补中有泻，补泻兼施，不可一味祛邪，更不可过用寒凉药物。

恶性淋巴瘤

恶性淋巴瘤是源于人类免疫系统细胞及其前体细胞的一大类淋巴造血系统恶性肿瘤的总称。分为霍奇金淋巴瘤和非霍奇金淋巴瘤两类。可发生于任何年龄段，在我国 40 岁左右男性发病率高。非霍奇金淋巴瘤是最常见的淋巴造血系统恶性肿瘤，其病变主要发生在淋巴结、脾脏、胸腺等淋巴器官，亦可发生于淋巴结外的淋巴组织和器官的淋巴造血系统，必须依靠病理确诊。淋巴结肿大是本病最常见的临床表现，特点为无痛性、渐进性增大。目前主要的治疗手段包括全身化疗、局部放疗、生物免疫疗法、手术切除病灶、造血干细胞移植术等。

中医文献中未见有明确的关于恶性淋巴瘤的病名记载，但根据恶性淋巴瘤的临床表现，发病演变及预后情况，属于中医的"痰核""瘰疬""癥瘕""积聚""石疽""失荣"的范畴。现代临床文献研究表明，近 30 年来恶性淋巴瘤的中医 14 个证型使用频率从高到低依次为：寒痰凝滞证、痰浊凝滞证、气血两虚证、痰瘀互结证、肝肾阴虚证、脾虚痰湿证、肝郁脾虚证、血热风燥证、气滞血瘀证、痰毒虚损证、气郁痰结证、阴虚火旺证、肝火犯肺证、痰热互结证。治疗以化痰散结为主，解毒行瘀为辅。

方 1：调神解郁方

出处：王轶颖，陈熠运用调神解郁法治疗非霍奇金淋巴瘤经验，中医文献杂志。

组成：柴胡 6 克，赤芍 6 克，忍冬藤 24 克，连翘 9 克，白术 9 克，当归 9 克，白茯苓 12 克，炙甘草 4.5 克，制川朴 6 克，鱼腥草 30 克，夏枯草 12 克，象贝母 9 克，玄参 9 克，半枝莲 30 克，白花蛇舌草 30 克，蛇六谷 30 克（先煎），党参 12 克，陈皮 4.5 克，瓜蒌皮 12 克，杏仁 9 克（后下）。

用法：每日 1 剂，水煎服，分 2 次温服。

功效：调神解郁，清肺散结。

主治：恶性淋巴瘤，症见四肢乏力，咽痒咳嗽少痰，多行易胸闷、气短，双手指、双足趾、足底麻木，胃纳尚可，大便日行，夜寐尚可。舌淡红、苔薄白微腻，脉细。

方解：本方以柴胡、赤芍、忍冬藤、连翘为主药。柴胡疏肝利胆，理气解郁；赤芍清热凉血，散瘀止痛；忍冬藤清热解毒，疏风通络；连翘清热解毒，散结消肿。上述诸药配伍共奏理气清热解毒之功。用味甘苦、性微寒的玄参可加强清热凉血、泻火解毒、滋阴的功效。夏枯草清泄肝火，散结消肿；半枝莲功能清热解毒，散瘀消肿，白花蛇舌草清热解毒，消痈散结，利水消肿；蛇六谷化痰散积，行瘀消肿。三药经现代药理研究均具有抗肿瘤作用。半夏辛散温燥，主入脾胃兼入肺，能行水湿，降逆气，善祛脾胃湿痰，故为燥湿化痰、降逆止呕、消痞散结之良药。除用理气清热、解毒化痰之法，亦不忘顾护脾胃，取四君子汤健脾益气。方中党参性平，味甘，补中益气，为补气健脾之要药，所含菊糖、皂苷、微量生物碱、淀粉等对人体多脏器均有不同程度的强壮作用，能提高人体的适应性。配伍白术健脾益气，茯苓渗湿健脾，陈皮理气健脾，共奏健脾益气之功。同时，现代药理研究提示人参、茯苓能增强机体免疫功能，茯苓多糖具有明显的抗肿瘤及保肝脏作用。

方 2：黄振翘方

出处：周韶虹，黄振翘教授治疗恶性淋巴瘤验案二则，中西医结合研究。

组成：半夏 20 克，当归 15 克，枸杞子 15 克，山药 15 克，苦参 15 克，苍耳草 12 克，蒲公英 30 克，白花蛇舌草 30 克，龙葵 30 克，车前子（包）15 克，半枝莲 15 克，柴胡 10 克，炒枳壳 10 克，象贝 20 克，女贞子 30 克，旱莲草 15 克，炙龟板 18 克，僵蚕 15 克，牡丹皮 12 克，炒赤芍 15 克，紫草 15 克，炒黄柏 10 克，白薇 15 克，生黄芪 20 克，炙甘草 10 克。

用法：每日 1 剂，水煎服，分 2 次服。

功效：疏风化痰，健脾利湿，养阴清热。

主治：恶性淋巴瘤，症见浅表淋巴结肿大，周身皮肤瘙痒，神疲乏力，胃纳欠佳，时或便溏腹泻。舌淡红、苔薄黄，脉弦细。

方解：本方所治之证属于湿毒侵袭、痰瘀互结、脾肾阴虚之证，治疗按三焦辨证用药。上焦用疏解透泄方法以治风，行气通络方法以灭风邪，用黄芩、蝉衣、桑叶、柴胡、象贝等。中焦主要属于脾虚痰湿证，采用健脾化湿、疏解痰毒，药用太子参、炒白术、茯苓、生甘草、蒲公英、苦参、陈皮、半枝莲、猫爪草、野葡萄藤、生米仁、制僵蚕等。下焦主要属于肝肾阴虚证，采用滋阴补肾，软坚散结之方，药用生地黄、熟地黄、牡丹皮、旱莲草、炒黄柏、鳖甲、柴胡、枳壳、赤芍、龟板等。如此，共奏疏风化痰，健脾利湿，养阴清热之功。

方3：周仲瑛方

出处：李英英、郭立中，周仲瑛教授从复方辨治恶性淋巴瘤1例，中医药导报。

组成：炙鳖甲15克（先煎），炮穿山甲9克（先煎），山慈菇15克，猫爪草20克，泽漆15克，漏芦15克，炙僵蚕10克，制南星12克，肿节风20克，露蜂房10克，白花蛇舌草20克，半枝莲20克，龙葵子20克，白毛夏枯草10克，炙蜈蚣2条、仙鹤草15克，鸡血藤15克，炙女贞子10克，墨旱莲10克，北沙参10克，大麦冬10克，太子参12克，焦白术10克，茯苓10克，紫草10克。

用法：每日1剂，水煎服，分2次服。

功效：清热解毒化瘀，除湿化痰散结，补益肝肾，益气养阴。

主治：恶性淋巴瘤之湿热瘀毒互结，肝肾两伤，气阴交亏证。症见面黄无华，腹胀，疲劳，手麻，脾肿大质硬。舌质暗，苔薄黄腻，脉细滑。

方解：方中用山慈菇、漏芦、白花蛇舌草、半枝莲、夏枯草、肿节风、露蜂房、龙葵子等清热解毒兼以散结；猫爪草、泽漆、制南星等祛湿化痰，解毒散结；蜈蚣、僵蚕祛瘀活血，搜风解毒，剔络止痛；炮穿山甲、鸡血藤、紫草活血祛瘀；炙鳖甲、旱莲草、女贞子补益肝肾；沙参、麦冬滋阴益胃生津；太子参、白术、茯苓健脾益气，顾护脾胃。复方用药虽多，但组方严密，以攻为主，辅以扶正，共奏奇效。

方4：王沛方

出处：孙韬、沈洋等，王沛治疗非霍奇金淋巴瘤临证经验总结，中国中医基础学杂志。

组成：知母15克，黄柏15克，炙龟甲（先煎）30克，炙鳖甲（先煎）30克，生地黄15克，玄参15克，牡丹皮15克，地骨皮15克，夏枯草15克，紫草15克，女贞子15克，墨旱莲15克，生半夏（先煎）15克，生何首乌15克，山茱萸15克。

用法：每日1剂，水煎服，分2次服。

功效：滋补肝肾。

主治：非霍奇金淋巴瘤经过靶向治疗和放疗后肝肾阴虚证，症见头晕腰酸，潮热盗汗，食欲不振，消瘦，乏力，全身多处淋巴结肿大（质地坚硬）。舌红、苔薄黄，脉沉细数或沉缓。

方解：本方乃青蒿鳖甲汤加减化裁。方中鳖甲直入阴分，咸寒滋阴，以退虚热；青蒿芳香清热透毒，引邪外出，二者合用透热而不伤阴、阴而不恋邪；生地黄甘凉滋阴；知母苦寒滋润，助鳖甲以退虚热；牡丹皮凉血透热，助青蒿以透泄阴分之伏热；女贞子、墨旱莲（二至丸）补益肝肾，滋阴止血；夏枯草清泻肝火，消肿散结；牡丹皮、地骨皮清退虚热；紫草防治阴虚动血耗血；生何首乌和山茱萸养肝柔肝。诸药合用，共奏滋补肝肾之功，而治非霍奇金淋巴瘤经化疗、放疗后肝肾阴虚之证。

方5：吴氏消瘤散

出处：吴昆仑、张晓天等，吴氏消瘤散治疗恶性淋巴瘤62例，中医杂志。

组成：太子参、白术、薏苡仁、枳实、漏芦、山慈菇、墓头回、石打穿、石见穿、石上柏、蛇六谷、急性子、炙龟甲、炙鳖甲、土鳖虫。

用法：每日1剂，水煎服，分2次服。

功效：益气消积化瘤。

主治：各型恶性淋巴瘤，症见淋巴结及肝脾肿大。舌暗红、苔白，脉沉。

方解：方中太子参、白术、薏苡仁、枳实益气扶正，健脾渗湿，化痰导滞；漏芦、山慈菇、墓头回、石打穿、石见穿、石上柏、蛇六谷、急性子清热解毒，消癥散结，现代药理研究亦证实这些药物的抗肿瘤作用；炙龟甲、炙鳖甲、土鳖虫滋阴补肾，祛瘀化癥。诸药合用，益气消积化瘤，补消并用，以消为重。

方6：温化散结方

出处：王茂生、李军等，杨淑莲教授治疗淋巴瘤经验，河北中医。

组成：熟地黄10克，肉桂6克，麻黄6克，鹿角胶（烊化）15克，芥子10克，炮姜5克，白术15克，生牡蛎30克，玄参10克，海藻10克，夏枯草10克，山慈菇6克。

用法：每日1剂，水煎服，分2次温服。

功效：温化寒痰，软坚散结。

主治：恶性淋巴瘤之寒痰凝滞证，症见颈项、腋下、鼠蹊瘰疬，无痛不痒，皮色不变，坚硬如石，难溃难消，形寒肢冷，恶寒喜暖，或兼头身及胸腹疼痛，神倦乏力，面色少华，小便清利。舌质淡、苔白或腻，脉沉细。

方解：方中炮姜、肉桂解散寒凝；熟地黄滋补阴血，配以血肉有情之鹿角胶温壮肾阳，益精养血，二药合用，温阳养血，以治其本；少佐麻黄，宣通经络，与诸温药配合，可开腠理，散寒结，引阳气由里达表，通行周身。法"阳化气，阴成形"之旨，加白术健脾和中；夏枯草散结；芥子利气豁痰；玄参解毒滋阴；牡蛎、海藻咸寒，育阴潜阳，软坚消瘰；山慈菇解毒。综观全方，温阳气而消阴结。

方7：化痰消瘀方

出处：王茂生、李军等，杨淑莲教授治疗淋巴瘤经验，河北中医。

组成：三棱 10 克，莪术 10 克，当归 15 克，木香 10 克，茯苓 15 克，白术 20 克，陈皮 15 克，法半夏 15 克，猫爪草 15 克，芥子 20 克，牡蛎 30 克，川芎 10 克，海藻 15 克，玄参 15 克，山慈菇 6 克，白花蛇舌草 15 克。

用法：日 1 剂，水煎服，分 2 次温服。

功效：化痰消瘀，解毒散结。

主治：恶性淋巴瘤之痰瘀互结证。

症见：面色黧黑；乏力；颈项或体表瘰疬，硬实累累，推之不移，隐隐作痛，甚至融合成团块；或见两胁下癥瘕（肝脾大），兼发热，头痛头重，肌肤甲错，脱屑或身目俱黄，口干，胸闷，喘息，咳嗽，咯痰，纳呆，腹痛，痞满鼓胀，大便干结或溏稀，舌质紫黯；或有瘀斑；或有舌体胖大；舌下脉络迂曲，苔白或黄，脉弦或滑数。

方解：方中三棱、莪术破血消瘀；当归、川芎养血活血；木香行气解郁；陈皮、法半夏化痰；芥子、猫爪草性温，散结理气，化痰止痛；佐以茯苓、白术健脾和中，防破血辛燥性烈伤及脾胃；玄参解毒滋阴；牡蛎、海藻咸寒，育阴潜阳，软坚消瘰；加山慈菇、白花蛇舌草解毒。综观全方，具破血消瘀、化痰散结、健脾和中、清热解毒之功。

方 8：养阴散结方

出处：王茂生、李军等，杨淑莲教授治疗淋巴瘤经验，河北中医。

组成：知母 12 克，黄柏 12 克，生地黄 15 克，山茱萸 15 克，茯苓 20 克，牡丹皮 15 克，青蒿 15 克，鳖甲（先煎）15 克，龟甲（先煎）15 克，僵蚕 10 克，猫爪草 15 克，丹参 30 克，山慈菇 15 克，夏枯草 10 克，桑寄生 30 克。

用法：每日 1 剂，水煎服，分 2 次温服。

功效：养阴清热，解毒溃坚。

主治：恶性淋巴瘤之肝肾阴虚证，症见颈项、耳下、腋下瘰疬（质地坚硬），或腹内结块，形体消瘦，午后低热，五心烦热，盗汗，腰膝酸软，或兼夜寐欠安，心烦易怒，失眠健忘，眩晕耳鸣，午后颧红，两胁疼痛，齿松发脱。舌红或绛，苔薄或少苔，脉细数。

方解：方中知母清热泻火而长于清润，黄柏泻火解毒而除骨蒸、清虚热，二者相须为用重在滋阴降火，防肾阴耗竭。鳖甲直入阴分，咸寒滋阴，以退虚热；青蒿芳香清热透毒，引邪外出；生地黄甘凉滋阴；牡丹皮凉血透热；丹参活血，透热而不伤阴，养阴而不恋邪；桑寄生、山茱萸补肾；茯苓健脾；加猫爪草、山慈菇、夏枯草、龟甲、僵蚕软坚化痰。共奏养阴清热、解毒溃坚之功。

方 9：益气养血散结方

出处：王茂生、李军等，杨淑莲教授治疗淋巴瘤经验，河北中医。

组成：香附 10 克，浙贝母 10 克，人参（先煎）10 克，陈皮 20 克，茯苓 15 克，炙黄芪 20 克，白术 15 克，熟地黄 15 克，赤芍药 15 克，当归 15 克，川芎 10 克，半枝莲 15 克，黄药子 10 克，甘草 6 克，夏枯草 15 克，白花蛇舌草 20 克。

用法：每日 1 剂，水煎服，分 2 次服。

功效：益气养血，化痰散结。

主治：恶性淋巴瘤之气血亏虚证，症见面色苍白无华，神疲懒言，气短乏力，时觉恶寒或身热，自汗、盗汗，颈项及体表多处瘰疬不断增大（硬实如石），兼心悸、眩晕，语声低微，食少纳呆，失眠多梦。舌淡或淡黯，苔白，脉细数无力或沉细。

方解：方中人参、黄芪、茯苓、白术补气；四物汤补血养血；香附、浙贝母、夏枯草、陈皮行气散结化痰；半枝莲、白花蛇舌草、黄药子清热解毒；甘草调和诸药。诸药合用，共奏益气养血，化痰散结之功，而治恶性淋巴瘤之气血亏虚之证。

方 10：全蝎解毒汤

出处：曾丽蓉、郝征等，杨文华辨治恶性淋巴瘤经验，中华中医药杂志。

组成：金银花 30 克，连翘 15 克，黄芩 10 克，浙贝母 15 克，白花蛇舌草 30 克，半枝莲 15 克，全蝎 6 克，蒲公英 20 克，败酱草 20 克，茯苓 15 克，女贞子 15 克，旱莲草 15 克，麦冬 15 克，山药 15 克，莲子 15 克，芡实 15 克。

用法：每日 1 剂，水煎服，分 2 次服。

功效：扶正祛邪，健脾补肾。

主治：恶性淋巴瘤之正虚邪实证，症见面色晦暗，体倦乏力，下肢尤甚，消瘦，自汗，纳差，寐欠安，大便溏薄，颈部多发淋巴结肿大，无压痛。舌质暗红边齿痕苔白腻，脉濡。

方解：方中全蝎作为其主药，具有攻毒散结，通络止痛的功效，实为以毒攻毒之要药；配以金银花、连翘、白花蛇舌草、半枝莲、蒲公英、败酱草清热解毒；浙贝母、山慈菇、鳖甲、远志以消痰散结；瘀结较重者加上水蛭、地龙以活血通络；同时辨证属气阴两虚者合太子参、麦冬；辨证属脾肾亏虚者合生黄芪、当归、女贞子、旱莲草、黄精、山萸肉、山药等以扶助正气，调理气血。诸药合用，共奏扶正祛邪，健脾补肾之功，而治恶性淋巴瘤之正虚邪实之证。

方 11：六君二母汤

出处：张天博，张培彤应用六君二母汤治疗晚期恶性淋巴瘤验案 3 则，中国中医药信息杂志。

组成：黄芪 30 克，陈皮 10 克，茯苓 15 克，麸炒白术 10 克，党参 15 克，清半夏 10 克，熟地黄 15 克，山萸肉 15 克，山药 15 克，制何首乌 15 克，鸡内金 15 克，山楂 10 克，石见穿 30 克，猫爪草 30 克，浙贝母 30 克，知母 10 克，大青叶 15 克，板蓝根 15 克，丹参 10 克，莪术 10 克，夏枯草 15 克。

用法：每日 1 剂，水煎服，分 2 次服。

功效：益气养血、健脾补肾、清热化痰。

主治：恶性淋巴瘤之气血亏虚，脾肾不足，痰热未尽证。症见颈部两侧、双锁上、腋下、纵隔多组淋巴结受侵，乏力，饮食不佳，口臭，目眵多。舌大，苔薄微黄，脉沉细。

方解：方中以大剂量浙贝母及知母、大青叶、板蓝根化痰散结、清热解毒，重用黄芪、党参健脾益气为君，茯苓、白术、陈皮、清半夏健脾理气化痰，丹参、地黄、山萸肉活血养血，莪术、石见穿、猫爪草加强活血通络散结之力。全方共奏益气养血、清热解毒、健脾化痰、化瘀散结之效。全方攻补兼施，祛邪而不伤正，扶正而不助邪，相辅相成，恰与化疗后恶性肿瘤正虚邪实并存的病因病机契合，而治恶性淋巴瘤之气血亏虚，脾肾不足，痰热未尽之证。

方 12：刘嘉湘方

出处：吴继，刘嘉湘教授治疗恶性淋巴瘤 1 例，新中医。

组成：生黄芪 50 克，生白术 12 克，炙鳖甲 12 克，炮穿山甲 12 克，苦参 12 克，茯苓 15 克，蜂房 15 克，夏枯草 15 克，海藻 15 克，丹参 15 克，山药 30 克，玄参 30 克，生牡蛎 30 克，肉苁蓉 30 克，橘叶 9 克，橘皮 9 克，甘草 9 克，淫羊藿 24 克，生地黄 24 克，熟地黄 24 克。

用法：每日 1 剂，水煎服，分 2 次温服。

功效：健脾益肾，软坚散结，化瘀解毒。

主治：恶性淋巴瘤之脾肾亏虚、痰瘀毒结证。症见皮肤发疹，瘙痒难忍，颈、腋窝处、腹股沟淋巴结肿大。舌黯红、苔薄白，脉细。

方解：方中重用生黄芪益气托毒；合生白术、茯苓、山药益气健脾；予炙鳖甲、生地黄、熟地黄、玄参滋补肾阴；淫羊藿、肉苁蓉温补肾阳，既可充先天以助脾气，又能阳中求阴以资肾阴；夏枯草、海藻、生牡蛎、炮穿山甲化痰软坚散结；蜂房化瘀解毒；橘叶、橘皮、丹参理气活血；苦参清热利湿；甘草解毒、调和诸药。全方标本兼顾，脾肾同治，阴阳互补，气血并重，故能软坚散结，化瘀解毒而治恶性淋巴瘤。

多发性骨髓瘤

多发性骨髓瘤（MM）是浆细胞异常增生的恶性肿瘤。骨髓内有异常浆细胞（骨髓瘤细胞）的增殖，引起骨骼破坏（溶骨性改变），血清或尿的蛋白电泳出现单株峰（M 蛋白），正常的多克隆免疫球蛋白合成受抑，尿内出现本周蛋白，最后导致贫血和肾功能损害。所有恶性肿瘤中 MM 约占 1%，血液系统恶性肿瘤中 MM 占 10%～15%。我国骨髓瘤发病率约为 1/10 万。由于确切病因尚不清楚，并且骨髓瘤细胞对常规化疗有显著耐受性，至今为止，MM 依然被认为是不可治愈的。

中医学并无多发性骨髓瘤病名，但根据其临床症状如骨痛、乏力、贫血、感染等，可归属于"骨痹""骨蚀""虚劳""痹证"等范畴。多发性骨髓瘤发病率有逐年上升的趋势。目前西医治疗多用化疗，以控制和缓解临床症状，延长生存时间，提高生活质量为目的。由于化疗药物的不良反应，患者对医生的依从性较差。中医药具有个体化治疗、减毒增效、逆转耐药、改善症状等优势，且不良反应相对较少，如能中西结合治疗，则有望提高患者依从性从而改善生存质量和预后。

方 1：补肾活血方

出处：丘和明、陈鹏等，补肾活血方对多发性骨髓瘤调节性细胞水平的影响，新中医。

组成：龟板 5 克，熟地黄 5 克，补骨脂 15 克，当归 10 克，川芎 10 克，赤芍 10 克，菟丝子 10 克，鹿角胶（烊化）10 克，黄芪 20 克，没药 30 克，三七 8 克。

用法：每日 1 剂，水煎服，分 2 次温服。

功效：滋阴养血，补肾强骨。

主治：多发性骨髓瘤中肝肾阴虚型。症见周身疼痛，腰痛，腰膝酸软，乏力，消瘦，盗汗，自汗，五心烦热。舌暗红、苔薄黄，脉沉数或弦大数而无力。

方解：补肾活血方是以左归丸为基础化裁而得，方中熟地黄滋肾填精；当归、鹿角胶、龟板补肾养血，滋阴强骨；菟丝子、补骨脂滋补益肝肾、强筋健骨；黄芪补气生血并引领固摄血液运行；没药、三七、川芎、赤芍活血化瘀，通络止痛。诸药合用，共奏滋阴养血，补肾强骨之效。

方 2：健脾益肾补髓汤

出处：安书芬、张亚密等，健脾益肾补髓汤治疗多发性骨髓瘤 1 例报道，中西医结合研究。

组成：黄芪 50 克，当归 10 克，党参 30 克，白术 15 克，茯苓 15 克，枸杞子 20 克，鸡内金 15 克，补骨脂 15 克，菟丝子 20 克，炙甘草 5 克，川芎 10 克，女贞子 15 克，怀牛膝 10 克，生杜仲 10 克。

用法：每日 1 剂，水煎服，分 2 次温服。

功效：益肾补髓，健脾养血。

主治：多发性骨髓瘤中脾肾亏虚型。症见食少，四肢倦怠，面色苍白，腰膝酸软，乏力，消瘦。舌淡、苔白，脉虚弱。

方解：方中黄芪性甘温，归肺脾经，可以实卫固表、益气健脾、托毒生肌；黄芪倍于当归量，重补中焦脾之气。脾气健之，则气血生化有源，水谷精微，得以运化，则湿浊自消。当归性温，味甘辛，归肝、心、脾经，有补血活血之功。与黄芪共用可增强骨髓造血功能，具有抗贫血的功效。党参甘温益气，有补中益气健脾之功效，与黄芪相须为用，强化扶正补气之力。白术性甘温，味苦，入脾胃经，具有健脾燥湿，加强益气助运之功效。茯苓性甘，味淡，与白术配伍，具有健脾祛湿之功效。炙甘草具有益气和中，调和诸药之效。方中黄芪、党参相须为用，强化扶正补气之力。枸杞子功善滋补肝血肾精。补骨脂性温，味辛苦，具有温脾止泻，补肾助阳之功，两药合用，共奏健脾利湿，补肾助阳之功效。女贞子性甘苦，味凉，滋补肝肾。怀牛膝具有活血散瘀，祛湿利尿之功效。杜仲味甘性温，具有补肾、壮腰膝、强筋骨之功效。古代对杜仲有"久服轻身耐老"之说，杜仲与牛膝配伍，可加强补肾、强筋骨之效，与补骨脂配伍，大补肾阳，亦可补肝脾，可治诸药合用，共奏益肾补髓，健脾养血之效。

方3：加味补阳还五汤

出处：邹本宏，刘宝文教授应用补阳还五汤治疗多发性骨髓瘤经验介绍，新中医。

组成：黄芪120克，川芎20克，当归20克，红花20克，柏子仁20克，白术20克，杜仲20克，菟丝子20克，续断20克，熟地黄20克，龙骨30克，牡蛎30克，焦山楂15克，神曲15克，赤芍15克，鹿角胶15克，陈皮15克，地龙10克，桃仁10克，甘草10克。

用法：每日1剂，水煎服，分2次温服。

功效：益肾补髓，健脾养血。

主治：多发性骨髓瘤肾虚兼气虚血瘀型，症见面色少华，周身乏力，胸背部疼痛、痛如抽掣、固定不移，腰酸，畏寒，手足凉，纳差，便干，睡眠欠佳。舌紫暗、苔薄白，脉沉弱无力。

方解：本方为补阳还五汤与右归丸加减化裁而成。补阳还五汤补气活血，祛瘀通络，重用黄芪至120克，可大补元气，气旺则血生，气旺则血行，消瘀不伤正；配当归补血活血止痛，具有化瘀不伤血之妙；川芎辛散温通，既活血化瘀、又行气止痛，为"血中之气药"；赤芍凉血活血、散瘀止痛；桃仁破血逐瘀；红花活血通经，祛瘀止痛。四药共助当归活血祛瘀。配地龙长于行散走窜，通经活络。诸药合用，使气足以推动血行，瘀去络通，经脉筋骨得养，骨痹可除。右归丸之附子、肉桂、吴茱萸其性皆热，恐伤正气故去之，以鹿角胶补肾温阳，益精养血，培补肾中元阳；熟地黄、枸杞子甘润滋阴益肾，与鹿角胶相伍，乃"阴中求阳"，阳得阴助而生化无穷；菟丝子、续断、杜仲补肝肾、强腰膝；龙骨、牡蛎镇惊安神；柏子仁养心安神、润肠通便；焦山楂、神曲、陈皮、白术健脾消食、防滋补药碍胃气；甘草调和诸药；可加用桂枝温通经脉、助阳化气，使阳气达四末。诸药合用，共奏温补肾阳、填精益髓、活血化瘀之功。

方4：阳和汤加减方

出处：郑翠娥、王晓红，阳和汤加减治疗骨肿瘤，山东中医杂志。

组成：熟地黄 30 克，鹿角胶 10 克，白芥子 10 克，桂枝 10 克，麻黄 6 克，补骨脂 24 克，骨碎补 24 克，白花蛇舌草 30 克，半枝莲 30 克，细辛 6 克，杭白芍 25 克，威灵仙 15 克，全蝎 6 克，蜈蚣 2 条（研末冲服），甘草 5 克。

用法：每日 1 剂，水煎服，分 2 次温服。

功效：补血通阳，解毒化痰散瘀。

主治：多发性骨髓瘤骨痛明显者，症见面色少华，周身乏力，腰背部疼痛、痛如抽掣、固定不移，二便调。舌暗淡、苔薄白，脉沉细。

方解：方中重用熟地黄温补营血；鹿角胶为血肉有情之品，能生精补髓，养血助阳，强壮筋骨；桂枝温通经脉；麻黄、白芥子通阳散滞而消痰结，合用使血脉宣通。白花蛇舌草、半枝莲解毒散瘀，全蝎、蜈蚣活血通络，药理研究证明四药均具有较强的抗肿瘤作用。补骨脂、骨碎补平补肝肾，强壮筋骨，增强骨骼抗病能力；威灵仙其性善走，温经散寒；细辛香走窜，温通经络；杭白芍养血敛阴，配甘草酸甘缓急共治疼痛。诸药合用，共奏补血通阳，解毒化痰散瘀之功。

方5：黄振翘方

出处：陈佩，黄振翘老中医治疗多发性骨髓瘤临床经验，黑龙江中医药。

组成：

（1）当归 10 克，延胡索 12 克，野葡萄藤 30 克，忍冬藤 30 克，桑枝 12 克，炒黄芩 15 克，北沙参 12 克，丝瓜络 5 克，炒黄柏 10 克，猫人参 30 克，炒枳壳 5 克，骨碎补 12 克，生炙草各 5 克，太子参 15 克 。

（2）生黄芪 15 克，党参 15 克，炒白术 9 克，制半夏 9 克，茯苓 15 克，丹参 15 克，藤梨根 15 克，陈皮 9 克，野葡萄藤 15 克，骨碎补 9 克，炒杜仲 9 克，怀山药 12 克，猫爪草 30 克，生炙草 9 克，炒黄柏 12 克。

用法：方（1）服用 7 剂，疼痛稍缓解，继服方（2）。每日 1 剂，水煎服，分 2 次温服。

功效：益气养肝补肾，清热解毒。

主治：多发性骨髓瘤中肝肾亏虚者。症见骨节疼痛，以腰背、胸胁部为主。苔薄腻，脉弦。

方解：患者肝肾亏虚，脏腑亏损，以致肝郁气滞，痰瘀互结，热毒内蕴而成本证，治疗上以标本兼顾，益气活血，平肝清热。药用太子参、骨碎补益气；野葡萄藤、忍冬藤、桑枝、炒黄柏、猫人参、炒枳壳平肝清热；当归、延胡索活血止痛。之后又以生黄芪、党参、炒白术、制半夏、茯苓、丹参、藤梨根、陈皮、野葡萄藤、骨碎补、炒杜仲、怀山药、猫爪草、生炙草、炒黄柏组方，其功用在于补益气血，调治肝肾，化瘀泄浊，清热解毒。

方6：张镜人方

出处：郭飘婷、吴晴等，张镜人教授治疗多发性骨髓瘤的经验，世界中医药。

组成：丹参15克，赤、白芍各15克，陈胆星5克，鸡矢藤30克，炒桑枝12克，制狗脊15克，炒川断15克，补骨脂9克，炒石斛9克，白英15克，桃仁9克，徐长卿15克，香谷芽12克，白花蛇舌草30克。

用法：每日1剂，水煎服，分2次温服。

功效：补血通阳，解毒化痰散瘀。

主治：多发性骨髓瘤肝肾阴虚、外邪夹瘀热者。症见腰痛，引及背骶部及两胁，疼痛难忍，影响行动，转侧不利，面色日渐苍白，低热，精神疲乏，胃纳不馨。舌苔薄，少润，脉象弦大而数。

方解：方中丹参、赤芍、桃仁、鸡矢藤、徐长卿、桑枝清热、化瘀、通络；因患者低热明显故予白英、白花蛇舌草清营泄热兼以抗癌；予陈胆星清热化痰；白芍、石斛、川断、补骨脂、狗脊补肝肾，益气血；予谷芽甘温护胃助运，则寒凉药不致伤中，补益药不致碍胃。诸药共奏补血通阳，解毒化痰散瘀。

方7：魏克民方

出处：符陆帅，魏克民治疗多发性骨髓瘤经验，江西中医药大学学报。

组成：生黄芪30克，黄精15克，党参15克，杜仲15克，枸杞子15克，三棱12克，莪术12克，炮山甲12克（先下），干蟾皮12克，全蝎3克，肿节风30克，山海螺15克，三叶青30克，香茶菜30克，藤梨根30克，白花蛇舌草30克，猫爪草30克，鱼腥草30克，夏枯草30克，岩柏30克，蚤体15克，山豆根15克，半边莲15克，半枝莲15克，蛇莓15克，羊蹄15克，黄芩15克，生地黄15克，怀山药15克，山茱萸15克，茯苓15克，猪苓15克，芡实15克。

用法：每日1剂，水煎服，分2次温服。

功效：补气健脾，补肾益精，扶正祛邪，清热解毒，软坚散结，化瘀通络。

主治：多发性骨髓瘤中气血两虚，症见腰骶部疼痛较重，面色苍白，神疲乏力，纳呆。舌红、少苔，脉细虚。

方解：方用生黄芪、黄精、党参、女贞子、杜仲、枸杞子等补气健脾，补肾益精，扶正祛邪；干蟾皮、全蝎、肿节风、山海螺、三叶青、香茶菜、藤梨根、白花蛇舌草、猫爪草、鱼腥草、夏枯草、岩柏、蚤体、山豆根、半边莲、半枝莲、蛇莓、羊蹄、黄芩等清热解毒；三棱、莪术、炮山甲等软坚散结、化瘀通络。诸药合用，共奏健脾益肾，解毒散结散瘀之功。

方8：沈一平方

出处：马丽、沈一平等，沈一平主任治疗多发性骨髓瘤的临床经验，黑龙江中医药。

组成：川芎12克，香附6克，丹参15克，当归9克，秦艽12克，地龙12克，羌活9克，熟地黄12克，牛膝12克，杜仲15克，夜交藤15克，前胡15克，半枝莲12克，半边莲12克，大黄5克（后下），甘草6克。

用法：每日1剂，水煎服，分2次温服。

功效：散瘀解毒益肾。

主治：多发性骨髓瘤肾虚血瘀者，症见面色萎黄，腰背疼痛，活动受限，夜间加重，纳可，夜寐欠佳，小便量少，大便干。舌暗红，舌底络脉紫暗，苔薄白，脉细涩。

方解：方中川芎为治疗全身上下诸痛之要药，配伍香附、当归、丹参行气活血补血，气行则血行，瘀血自消，养血与活血同施，活血而无耗血之虑；秦艽、地龙、羌活宣痹通络止痛，寓秦艽、地龙行气而无耗阴之弊；熟地黄、杜仲、牛膝补肾填精益髓止痛，标本兼顾；夜交藤养心安神；前胡、半枝莲、半边莲清热解毒，抑制骨髓瘤细胞生长；大黄逐瘀通便；甘草补益气血，调和诸药。诸药合用，共奏益肾填精，解毒散瘀之功。

骨髓增生异常综合征

骨髓增生异常综合征（MDS）是一组异质性后天性克隆性疾患，其基本病变是克隆性造血干、祖细胞发育异常，导致无效造血以及恶性转化危险性增高。表现为骨髓中各系造血细胞数量增多或正常，出现明显发育异常的形态改变，久之外周血中各系血细胞明显减少，演变为急性髓系白血病（AML）的危险性很高。

骨髓增生异常综合征以贫血、发热、出血为主要临床症状，临证变化多端。根据其发病特点及临床表现，定义为"髓毒劳"，其含义为："髓"代表病位，"毒"代表病性，"劳"代表病状。本病为邪实正虚，虚实夹杂之证，其中毒瘀为邪实，气血虚损为正虚，而正邪之间存在着相互消长的关系，即邪愈实则正愈虚，正愈虚则邪愈实。其治扶正祛邪并行，益气养血与解毒祛瘀同施。

方1：MDS低危期方

出处：王敬毅，中西医结合治疗骨髓增生异常综合征。

组成：黄芪、党参、熟地黄、生地黄各20克，当归、山萸肉、炒杜仲、怀牛膝、白术、生白芍各15克，菟丝子、黄精、龟板胶、阿胶、黄芩各10克。

用法：每日1剂，水煎服，分2次温服。

功效：益气养血，调补脾肾，填精益髓。

主治：低危期MDS，症见神疲身倦，少气懒言，面色㿠白，畏寒肢冷，纳差，便溏，腰膝酸软，或面浮足肿。舌淡胖、苔白、脉沉细。

方解：黄芪、党参补气，熟地黄、生地黄、山萸肉、黄精填精益髓，龟板胶、阿胶、当归、白芍滋阴养血；菟丝子温阳；白术健脾，牛膝强壮腰膝，黄芩清热燥湿，泻火解毒而为佐药。全方共奏调补肝脾、填精益髓、益气养血之功。

临床应用：若兼见脾肾阳虚者，可加用仙灵脾、补骨脂、熟附块、鹿角片。

方2：MDS中危期方

出处：王敬毅，中西医结合治疗骨髓增生异常综合征。

组成：太子参30克，炒白术、生白芍、生地黄、茜草根、牡丹皮、卷柏、生槐花、干茅根、炙甘草、茯苓、陈皮各15克。

用法：每日1剂，水煎服，分2次温服。

功效：健脾滋肾、清肝解毒、泄热止血。

主治：中危MDS，临床除见贫血之外，还可见发热，甚至高热不退，伴出血，尚可见鼻衄。舌淡红、苔薄腻、脉弦。

方解：太子参、白术补气健脾，白芍养血柔肝，生地黄、茜草根、牡丹皮、卷柏、槐花、茅根凉血止血，茯苓、陈皮健脾。

中危期患者常病情进展较快，虚证虽重，但单用益气养阴往往疗效欠佳，尚需配伍清热解毒抗癌药物，适当配伍青黛、蚤休、白花蛇舌草、虎杖等，或加用六神丸、牛黄解毒片等。出血不明显者，则可加用活血化瘀药物，如丹参、红花、三棱、莪术等。

方3：MDS高危期方

出处：王敬毅，中西医结合治疗骨髓增生异常综合征。

组成：太子参、茯苓、白术各20克，白芍、天冬、生地黄、黄柏、北沙参、麦冬、全当归、枸杞子、陈皮、蒲公英、白花蛇舌草、虎杖、生麦芽、生鸡内金各15克。

用法：每日1剂，水煎服，分2次温服。

功效：益气养阴、扶正祛邪为主，兼清肝木之火。

主治：高危期MDS，症见心悸，气短，疲乏，动则汗出，自汗或盗汗，头晕心烦，口干，面颧暗红。舌质红、少苔，脉细数无力或结代。

方解：太子参、茯苓、白术、陈皮、鸡内金、麦芽益气健脾开胃，强后天而固本；天冬、麦冬、北沙参养阴生津；枸杞子、白芍滋补肝肾；黄柏、蒲公英清热泻火；全当归补血活血；蛇舌草、虎杖清热解毒。

临床应用：虚火炎上、骨蒸潮热、手足心热者，加女贞子、麦冬以养阴清热；大便燥结，去菟丝子，加肉苁蓉以润肠通便；若汗出多者，加黄芪、浮小麦以益气固表敛汗。

方4：参芪清热颗粒

出处：周振环、杨淑莲等，参芪清热颗粒联合地西他滨治疗中高危 MDS 疗效观察，中华中医药学会第二届岐黄论坛——血液病中医药防治分论坛论文集。

组成：太子参、黄芪、人参、补骨脂、女贞子、黄精、陈皮、桃仁、茯苓、黄药子、羌活、葛根、虎杖、白花蛇舌草、薏苡仁、菊花。

用法：每日 2 袋（24 克），分早晚 2 次服用。

功效：益气养阴，清热解毒，化痰祛瘀。

主治：中高危 MDS，症见面黄乏力、出血、发热、皮肤黏膜溃烂、自汗盗汗、耳鸣腰酸等。

方解：方中人参、黄芪、太子参、女贞子、补骨脂、黄精等益气养阴，扶正祛邪；黄药子、白花蛇舌草、葛根、羌活、陈皮、虎杖、茯苓、桃仁、菊花、薏苡仁等清热解毒，利湿化瘀。

现代药理研究证实：人参、黄芪、黄精、补骨脂等益气养阴中药具有促进单核吞噬系统活性，诱导骨髓粒-单核系造血，抑制白血病细胞克隆，激活 FAS 系统，诱导白血病细胞凋亡的生物作用。

方5：青黄散方

出处：刘治运、刘锋，刘锋教授单纯益髓青黄散治疗骨髓增生异常综合征一例，第十一届全国中西医结合血液学学术会议暨第二届中西医结合血液高峰论坛论文集。

组成：青黛、雄黄，二药和合制成胶囊，配伍比例有 9：1、8：2、7：3 三种剂型。

用法：根据不同病情选用配比不同的青黄散，初治每次服 0.5 克，早晚 2 次，饭后服用；而后根据病变化酌定用量。

功效：解毒，化瘀，消散积聚。

主治：骨髓增生异常综合征、慢性粒细胞白血病。

方解：方中雄黄，《本草纲目》记载其"辛酸、大热、有大毒"；《奇效良方》载其有"轻身益气"之效，并治"一切癥瘕积聚"。功效为解百毒，消积聚，化瘀血，化痰，平喘，截疟。现代中药研究多认为其有毒，可燥湿，祛风，杀虫，解毒，并有"化腹中瘀血"之功效。青黛性味咸寒，入肝经，有清热凉血、解毒散瘀等功效，且其咸寒可对抗雄黄辛温燥烈之性。因此，由青黛和雄黄组成的青黄散具有寒而不凝，温而不燥之效，二药共奏解毒、化瘀、消散积聚之功。青黛的主要有效成分为甲异靛，雄黄的主要成分为硫化砷，现代药理研究证明，甲异靛及砷剂具有抑制肿瘤细胞增殖、促进肿瘤细胞分化及诱导其凋亡、抑制白血病细胞释放血管内皮细胞生长因子的作用，从而影响骨髓微血管形成而抑制肿瘤细胞增殖，达到治疗肿瘤的目的。

方6：瘀毒清方

出处：杨振江，赵霞，瘀毒清治疗骨髓增生异常综合征 18 例临床观察，浙江中西医结合杂志。

组成：黄柏 6 克，制大黄 6 克，白茅根 10 克，茜草 9 克，泽泻 9 克，小蓟 9 克，三七粉（冲服）1 克，墨旱莲 9 克，蝉蜕 3 克，苍术 10 克，土茯苓 12 克，白花蛇舌草 9 克。

用法：每日 1 剂，水煎 300 毫升，分早晚 2 次温服。

功效：活血破瘀，清热解毒，滋阴养血。

主治：骨髓增生异常综合征，症见面色苍白无华，神疲乏力，头晕心悸，胁下癥积，皮下瘀点、瘀斑、衄血，舌质紫暗，出血症状较多。

方解：瘀血不去，新血不生。本方抓住"内有干血"这一根本，施以化瘀通络之法以开血源，再辅以益气养血，滋阴补脾肾等法随证加减，达到治本之目的。三七粉、制大黄、茜草、小蓟、白茅根、墨旱莲活血祛瘀止血；黄柏、苍术、白花蛇舌草、土茯苓、蝉蜕清热解毒燥湿；泽泻利水通血脉而行瘀。据此以活血化瘀为主组成瘀毒清方药，全方兼顾血瘀和血虚两方面，具有活血破瘀、清热解毒、滋阴养血之功。

骨髓增殖性疾病良方

真性红细胞增多症

真性红细胞增多症，又叫原发性红细胞增多症（简称真红），是一种起源造于血干细胞的增殖性疾病，其血液学特点为血容量和外周血红细胞数绝对增多，常伴白细胞升高、血小板升高、脾大。由于血容量增加和血黏滞度增加从而引起中枢神经系统和循环系统症状，表现为皮肤红紫、头晕、头痛、目赤、耳鸣视力障碍、脾肿大、手足麻木、易怒、失眠、记忆力减退，以及出血、血栓等并发症。本病较为少见，总的发病数在我国并不高，患者以 31～60 岁者最多，男性多于女性。

祖国医学无真性红细胞增多症之名称，根据其临床表现，颜面及口唇暗红如醉酒状、鼻衄、齿衄，皮肤黏膜瘀斑，肝脾肿大，头痛头晕耳鸣，疲乏等症，属祖国医学"血瘀""血证""血鼓""癥积""头痛""眩晕"等范畴。主要的病因病机有以下几个方面：先天不足，后天失养致气血虚弱，气血不足，血流缓慢，日久脉络瘀阻；或脾肾阳虚，气血失于温养致寒凝血滞；或因素体阳盛，嗜食辛辣，血分郁热，气机不畅，气滞血瘀；或肝气不舒，肝郁气滞，气滞血瘀而成本病；或痰浊内阻，气滞血瘀而致。

方 1：三甲血府逐瘀汤

出处：陈安民血液病临证验方。

组成：当归，生地黄，赤芍，川芎，红花，三棱，莪术，枳壳，柴胡，桔梗，牛膝，玄参，浙贝，牡蛎，鳖甲，龟甲，穿山甲，鸡内金，甘草。

用法：每日 1 剂，水煎服，分 2 次温服。

功效：活血祛瘀，理气止痛，软坚消积。

主治：真性红细胞增多症，症见血液郁滞瘀结，症见血行不畅，面赤唇暗，腹中结块，头痛，胸痛，骨痛，日久不愈，痛如针刺而有定处，入暮渐热，舌质红绛，舌边舌面瘀点瘀斑，两目黯黑，脉涩或弦紧。

方解：当归、川芎、赤芍、桃仁、红花活血行血祛瘀；牛膝祛瘀血，通血脉，且可引瘀血下行；柴胡疏肝解郁，畅达气机而行瘀；桔梗、枳壳行胸腹气滞，使气行血行；生地黄凉血清热，配当归养血润燥，使祛瘀而不伤阴血；玄参、浙贝、牡蛎化痰散结而除痰核瘰疬；鳖甲、龟甲、穿山甲、鸡内金软坚散结破积；甘草调和诸药。本方不仅行血分瘀滞，又能解气分之郁结，活血而不耗血，祛瘀而又生新，合而用之，使瘀积消，则诸症可愈。临床可用于真性红细胞增多症、原发性血小板增多症、多发性骨髓瘤、骨髓纤维化、髓增生异常综合征、骨髓增殖性疾病等。

临床疗效：血瘀为患，获效缓慢，治之月余始或见效，首见症状得以缓解，进而血液检验渐至改善。

方2：水蛭行瘀汤

出处：陈安民血液病临证验方。

组成：水蛭15克，赤芍15克，桃仁9克，红花9克，三棱9克，莪术9克，喜树果15克，芦荟9克，川芎15克，制香附9克，陈皮9克，焦东楂15克，川牛膝15克，丝瓜络15克，泽兰30克。

用法：每日1剂，水煎服，分2次温服。

功效：理气活血，通络散结。

主治：血液病血瘀证，多用于真性红细胞增多症及特发性血小板增多症。

方解：水蛭、赤芍、桃仁、红花、三棱、莪术活血化瘀行血通络；喜树果、芦荟散结化积消癥；川芎、制香附行血中之气，气行血行自无郁滞瘀积；陈皮、焦东楂理脾胃之气，以保后天健运之职；川牛膝、丝瓜络、泽兰活血通络行瘀以保气血流行畅达。诸药合用共理气活血，通络散结之效而有降低亢盛之红细胞和促血小板增多的功效。

方3：血府逐瘀汤加减方

出处：郑翠娥，血府逐瘀汤合益气养阴方治疗真性红细胞增多症，山东中医杂志。

组成：桃仁10~12克，红花10~15克，赤芍15克，当归15克，川芎10克，柴胡12克，枳壳10克，黄芪30~45克，党参18克，茯苓12克，白花蛇舌草30~45克，半枝莲30克，麦冬30克，女贞子30克，甘草5克。

用法：每日1剂，水煎服，分2次温服。

功效：活血化瘀，行气止痛。

主治：头晕，头胀痛，失眠多梦，面红目赤，皮肤和指甲紫红，唇舌紫暗，甚则肢体手足麻木或欠灵活，腹部癥块。

方解：本方为血府逐瘀汤加减。方中黄芪、党参、茯苓、女贞子、麦冬等益气养阴以扶正，白花蛇舌草、半枝莲等清热解毒以祛邪。《医宗必读·积聚》云："初者，病邪初起，正气尚强，邪气尚浅，则任受攻；中者，受病渐久，邪气较深，正气较弱，任受且攻且补；末者，病魔经久，邪气侵凌，正气消残，则任受补。"故早期患者可加大桃仁、红花、白花蛇舌草、半枝莲的用量，白花蛇舌草可用至 40~60 克，半枝莲可用至 30~45 克，或加全蝎、蜈蚣、水蛭等虫类药物。中期诸药可用一般剂量，晚期患者可加大黄芪、党参、茯苓的剂量。

临床应用：头晕、目赤、烦躁者，加栀子、黄芩、龙胆草；阴虚低热、盗汗者，加知母、黄柏；肝脾肿大者，加三棱、莪术、鳖甲；失眠多梦者，加生龙骨、生牡蛎、夜交藤、炒酸枣仁；肢体麻木，甚则活动欠灵活者，加全蝎、蜈蚣、王不留行；唇甲紫暗或舌紫暗有瘀斑者，重用活血药物；头胀痛，甚则脑鸣重用川芎；四肢乏力、纳差、嗜睡者，重用补气药物。

方 4：桃红龙胆泻肝汤

出处：李海霞，白消安联合龙胆泻肝汤治疗真性红细胞增多症疗效观察。

组成：桃仁 6 克，红花 9 克，生地黄 12 克，当归 10 克，赤芍 12 克，龙胆草 12 克，栀子 12 克，黄芩 10 克，泽泻 12 克，车前子 12 克，柴胡 9 克，甘草 9 克。

用法：每日 1 剂，水煎服，分 2 次温服。

功效：活血化瘀，清肝泻火。

主治：真性红细胞增多症，颜面红赤，口苦目眩，头晕头痛，胁痛易怒，耳鸣目赤。肌肤甲错，胁下积块，痛有定处。舌质暗红或红绛，苔薄黄或黄腻，脉弦滑有力。

方解：本方为龙胆泻肝汤加减化裁。龙胆泻肝汤清肝泻火，肝火得清，则瘀滞得散；加桃仁、红花、赤芍活血化瘀、畅达血络，如此血瘀之证可除。泽泻、木通、车前子清热利湿，使热邪从水道排出，甘草调和诸药，且顾护中阳不致苦寒伤伐胃气。

临床应用：胁下癥块明显者加三棱、莪术、鳖甲；乏力明显者加黄芪、太子参；大便秘结者加草决明、火麻仁。

方 5：柴胡疏肝化瘀方

出处：李振波，活血化瘀法治疗真性红细胞增多症。

组成：柴胡 9 克，川芎 9 克，枳壳 15 克，赤芍 15 克，甘草 6 克，桃仁 12 克，红花 9 克，当归 12 克，熟地黄 20 克，香附 9 克，牛膝 30 克，三棱 15 克，莪术 15 克。

用法：每日 1 剂，水煎服，分 2 次温服。

功效：疏肝理气，活血化瘀。

主治：真性红细胞增多症，情志抑郁，胸胁或少腹胀闷窜痛，胁下积块，面色晦暗或暗红，妇女乳房胀痛，月经不调。舌质暗红或有瘀点、瘀斑，苔薄白，脉弦涩。

方解：本方为柴胡疏肝散加减。方中以柴胡功善疏肝解郁，用以为君。香附理气疏肝而止痛,川芎活血行气以止痛,二药相合,助柴胡以解肝经之郁滞,并增行气活血止痛之效,共为臣药。枳壳理气行滞;芍药、甘草养血柔肝,缓急止痛;桃仁、红花、莪术、三棱活血化瘀,牛膝补肝肾而引药下行均为佐药。甘草调和诸药,为使药。诸药相合,共奏疏肝行气、活血止痛之功。

临床应用:疼痛明显窜痛者,加郁金15克,延胡索15克,以行气活血止痛;刺痛不移者,加蒲黄9克,五灵脂9克,以活血化瘀止痛;肢体麻木疼痛者,加鸡血藤30克,忍冬藤15克,以活血通络止痛。有出血倾向者,加仙鹤草15克,三七粉3克(吞服),以止血。

方6:清肝凉血汤

出处:许崇艳,清肝凉血汤剂联合羟基脲、干扰素治疗真性红细胞增多症观察,中医药临床杂志。

组成:龙胆草10克,黄芩12克,栀子9克,水牛角15克,茜草根10克,牡丹皮15克,柴胡9克,生地黄12克,白芍12克,当归15克,赤芍15克,生甘草6克。

用法:每日1剂,水煎服,2次分服。

功效:清热解毒,活血化瘀。

主治:真性红细胞增多症。

方解:方中龙胆草清泄肝火;黄芩清泻胃热,并可止血;水牛角清热解毒,凉血止血;栀子、牡丹皮清肝热,并可凉血止血,散瘀解毒;茜草根凉血化瘀止血;柴胡疏肝解郁;生地黄甘寒质润,白芍甘平酸苦,二者养阴清热,敛阴柔肝以助肝气条达,同时可防治肝火以及苦寒之品耗伤阴血,另外生地黄还可凉血止血;当归、赤芍活血通络并可活血养血;生甘草清热解毒,调和诸药。

方7:清经散加减方

出处:郭菊清、林珍莲,清经散加减验案3则,浙江中医杂志。

组成:生地黄10克,玄参10克,麦冬10克,牡丹皮10克,茯神10克,地骨皮15克,白芍15克,青蒿5克,黄柏5克,黄连5克,焦山栀15克,龙胆草5克,菖蒲5克,煅牡蛎(先煎)30克。

用法:每日1剂,水煎服,分2次服。

功效:清热泻火,养阴宁心。

主治:真性红细胞增多症,症见心烦热。舌质红,苔薄白,脉弦。

方解:方中牡丹皮、青蒿、黄柏清热泻火凉血,生地黄、地骨皮清血热而生水,白芍敛阴,玄参、麦冬、茯神、黄连滋水宁心,煅牡蛎、菖蒲通窍宁心安神,龙胆草、焦山栀清泻肝火,全方为清火之品加滋水之药,使火泄而液不伤,心神得宁而病愈。

原发性血小板增多症

原发性血小板增多症是一种少见的出血血栓性疾病，其临床特征为血小板持续增多，甚或高于 $1\,000\times10^9$/L，有自发出血倾向，血栓形成，半数以上患者可有脾脏肿大。其血液学特点为血小板质与量的改变，骨髓中巨核细胞增生，多数患者有脾脏肿大及白细胞增多。本病与慢性粒细胞白血病、真性红细胞增多症及骨髓纤维化关系密切，常合称为"骨髓增殖性肿瘤"，它们可以互相转化，亦可合并发生。原发性血小板增多症一般无因可查，血小板明显增多，易于出现栓塞、出血等并发症，有半数患者存活期在 5 年以上，约 10% 患者有可能转化为其他类型骨髓增殖性疾病，或急性白血病，预后较差。

本病临床可见各种皮肤黏膜出血表现，亦可见腹部包块、脉管炎等，根据本病的临床表现，属于祖国医学"血证""癥瘕""积聚""脉痹"等范畴。肾阴不足，阴虚阳亢，瘀血阻络为本病的主要病因。故肾阴不足为其本，血瘀脉络为其标，以标实为主要临床表现时，可见瘀血或气机不畅或血不循经诸症；以本虚为主要临床表现时，可见一派肝肾阴虚表现。

方 1：膈下逐瘀汤加减方

出处：陈伟儿，膈下逐瘀汤加减联合羟基脲治疗原发性血小板增多症临床观察。

组成：当归、桃仁、五灵脂、牡丹皮、青黛、川芎、芦荟、胆星、赤芍、枳壳各 10 克，红花、乌药、元胡、香附、甘草各 6 克。

用法：每日 1 剂，分上、下午 2 次服用。

功效：理气活血，化瘀消积。

主治：原发性血小板增多症，胸闷胁痛，痛有定处，胁下积块，肌肤甲错。头痛头晕，或神疲乏力，少气懒言，齿鼻衄血，面色晦暗。舌质暗紫，有瘀点瘀斑，苔薄，脉弦涩。

方解：本方为膈下逐瘀汤加减。方中当归、赤芍养血活血，与逐瘀药同用，可使瘀血祛而不伤阴血；牡丹皮、青黛清热凉血，活血化瘀；桃仁、红花、五灵脂破血逐瘀，以消积块；配香附、乌药、枳壳、元胡行气止痛；尤其川芎不仅养血活血，更能行血中之气，增强逐瘀之力；芦荟、胆星凉血泻火；甘草调和诸药。诸药共奏理气活血化瘀消积之功。

临床应用：若体倦乏力，脘闷纳差者，加党参、白术、云苓；齿鼻衄血者，加牡丹皮，旱莲草，重用赤芍。

方2：柴胡疏肝散加减方

出处：梁春灵，李达以"血积"辨治原发性血小板增多症经验。

组成：柴胡 12 克，枳壳 12 克，香附 12 克，川芎 10 克，当归 15 克，白芍 15 克，郁金 12 克，青皮 12 克，甘草 6 克。

用法：每日 1 剂，水煎服，分 2 次温服。

功效：疏肝解郁，理气活血。

主治：原发性血小板增多症，两胁胀痛，烦躁易怒，腹胀嗳气，肌肤甲错，面色晦暗。舌苔薄白，舌质暗紫，有瘀点瘀斑，脉弦。

方解：本方为柴胡疏肝散加减。方中以柴胡功善疏肝解郁，用以为君。香附理气疏肝而止痛，川芎活血行气以止痛，二药相合，助柴胡以解肝经之郁滞，并增行气活血止痛之效，共为臣药。青皮、枳壳理气行滞；芍药、甘草养血柔肝，缓急止痛，四药均为佐药。甘草调和诸药，为使药。当归养血和血，郁金行郁破瘀。诸药相合，共奏疏肝行气、活血止痛之功。

临床应用：若两胁胀痛甚者，加川楝子 10 克、元胡 12 克；脾虚者加党参 15 克、炒白术 10 克、云苓 15 克；痛点固定不移者，加三棱 10 克。

方3：加味补阳还五汤

出处：潘铭，中西医结合治疗原发性血小板增多症。

组成：黄芪 60～120 克，党参 18 克，白术 10 克，赤芍 10 克，川芎 10 克，当归 30 克，地龙 10 克，桃仁 10 克，红花 6 克，路路通 15 克，鸡血藤 15 克，羌活 10 克，细辛 3 克，丹参 30 克，桑叶 10 克，菊花 10 克，桂枝 6 克，豨莶草 15 克，水蛭 15 克。

用法：每日 1 剂，水煎服，分 2 次温服。

功效：补气活血，化瘀通络。

主治：原发性血小板增多症，头昏头晕，气短懒言，体倦乏力，胸闷心悸，手足麻木、疼痛、发绀、溃烂甚至坏疽，面色白或暗红。舌质淡或见瘀点、瘀斑，苔薄白，脉虚大无力或沉细涩。

方解：本方为补阳还五汤加减。方中黄芪、党参、白术补中益气为主；血瘀属肝，除风先活血，故配伍当归尾、川芎、桃仁、赤芍、红花、鸡血藤、丹参、水蛭行瘀活血，疏肝祛风；路路通、桂枝、地龙活血而通经络；细辛、豨莶草、羌活通痹止痛；桑叶、菊花清利头目。诸药合用，共奏补气活血化瘀通络而治原发性血小板增多症。

临床应用：纳呆加焦三仙；恶心呕吐者，加砂仁、半夏；胃脘痛以刺痛为主者，加元胡、五灵脂；以胀痛走窜不定为主者，加川楝子、枳壳；口干舌燥者，加乌梅、沙参。

方4：滋阴活血祛瘀方

出处：潘铭，中西医结合治疗原发性血小板增多症。

组成：知母15克，黄柏10克，熟地黄20克，山药20克，山茱萸10克，茯苓10克，泽泻10克，牡丹皮8克，青蒿15克，当归15克，赤芍10克，川芎10克，桃仁10克，红花6克，生地黄30克，地骨皮15克，银柴胡10克，鳖甲10克（先煎），丹参18克，水蛭10克。

用法：每日1剂，水煎服，分2次温服。

功效：滋阴清热，活血化瘀。

主治：原发性血小板增多症，低热虚烦，手足心热，或午后潮热，口燥咽干，颧红耳赤，腰膝酸软，心烦心悸，夜寐不宁，多梦健忘，兼见血瘀证候。舌红或红绛，见瘀点或瘀斑，苔少而干，脉细涩或兼数。

方解：本方为知柏地黄汤合桃红四物汤加减。方以知柏地黄汤滋补肝肾而清虚热，更加青蒿、地骨皮、银柴胡、鳖甲加强滋阴清热之力，以桃红四物汤活血化瘀，复以丹参、水蛭加强活血化瘀之力。使该方滋阴清热，活血化瘀大为增强，而治原发性血小板增多症之阴虚血瘀证。

临床应用：若兼见出血症状、虚实证候并见，则灵活选用凉血止血、益气摄血药如仙鹤草、茜草炭、卷柏、灶心土、海螵蛸、白及、大蓟、小蓟；以肝肾阴虚为主时，加生地黄、玄参、知母。

方5：桃红水蛭土元通瘀方

出处：高丹，原发性血小板增多症中医证候分析及血实方干预的临床观察，新疆医科大学。

组成：桃仁9克，红花9克，川芎9克，当归9克，赤芍9克，水蛭3克，土鳖虫6克。

用法：每日1剂，水煎400毫升，分早晚2次，饭后温服。

功效：活血破血，调畅气机。

主治：原发性血小板增多症，症见脉络瘀血，积聚癥瘕，腹痛，皮下瘀斑瘀点，头晕乏力，肢体偏瘫或麻木不仁，肌肤甲错，健忘，溺赤，便秘，烦渴。

方解：本方由桃红四物汤去地黄加水蛭、土鳖虫而成，去地黄者使活血祛瘀之力更著，加土鳖虫者使强化活血祛瘀之功。

现代药理研究，桃仁提取液能提高血小板内环磷酸腺苷含量，达到降低PLT的生长分化速率；钙离子拮抗作用突显，达到扩张血管，降低血压的作用。故桃仁能从而多靶点作用抑制血小板的聚集。红花中提炼出的红花黄素，抑制阻碍凝血酶活性以及加强组织型纤溶酶原激活剂活性，有效延长凝血酶原时间、凝血酶时间，使其抗凝作用得以有效发挥。川芎提取物川芎嗪，参与纤维蛋白溶解，激活其系统，降低纤维蛋白原，有助于调节机体凝血状态。水蛭素为水蛭的主要提取物，其通过多种途径以抑制凝血过程，抑制凝血因子、凝血酶等活性，阻碍凝血因子释放，达到显著减低纤维蛋白原，增加并延长 PT、APTT。土鳖虫的提取物既能使 PT、APTT 显著延长，抑制凝血酶其活性，同时又能减低纤维蛋白原水平。

方6：凉血解毒通瘀方

出处：童晓露，自拟中药汤剂治疗原发性血小板增多症的临床疗效观察，山西中医。

组成：水牛角30克，生地黄10克，牡丹皮10克，虎杖10克，三棱15克，莪术15克，乳香3克，没药3克，甘草6克。

用法：每日1剂，水煎400毫升，早晚2次服。

功效：凉血解毒，活血理气。

主治：原发性血小板增多症，辨证属于血瘀证。

方解：方中水牛角凉血解毒为君。牡丹皮清热凉血，活血祛瘀，与君药合用可增加君药清热凉血，肃清血分热毒之效，又能避免因君药寒凉太过而致血凝成瘀之弊；生地黄清热凉血，养阴生津，可助君药清热凉血，又能滋补阴液，以防热毒伤津耗液，营血生化乏源；虎杖清热解毒，散瘀止痛，三者为臣。佐以三棱、莪术、乳香、没药活血化瘀，理气止痛。甘草调和诸药即使药。

方7：化瘀降板汤

出处：冯燕燕，化瘀降板汤联合西药治疗血小板增多症的疗效观察，大家健康（学术版）。

组成：当归20克，川芎10克，桃仁10克，红花6克，赤芍10克，醋香附10克，三七10克，枳壳10克，甘草6克。

用法：每日1剂，水煎服，分2次服。

功效：活血化瘀，行气散瘀。

主治：原发性血小板增多症。头昏、头晕、乏力，肢体麻木，纳差，口干口苦，烦热，口唇发绀，或见齿衄、鼻衄、皮肤紫癜，甚至呕血、便血、偏瘫、昏迷。

方解：本方为桃红四物汤加理气活血之品而成。桃红四物汤去地黄活血化瘀之力更专；香附、枳壳行气散瘀，是为"气行则血行"；三七参活血止血，化瘀而不留瘀。诸药合用治疗血小板增多症恰切病机。

现代药理研究，当归有较强的抗凝血和抗血栓作用，并具有对缺血损伤的保护作用，以及抗动脉粥样硬化的作用。川芎含有阿魏酸和川芎嗪，阿魏酸具有改善血液循环抗凝血，并能抑制血小板聚集，明显的抗血栓作用；川芎嗪有清楚自由基的作用，能拮抗内皮素，双重保护血管内皮，还能降低血液黏度，改善微循环。桃仁具有抗凝血作用和抗血栓形成作用，并可改善血液流变学状态，以及抗动脉粥样硬化作用。红花黄素具有抑制血小板聚集，增加纤溶酶活性，抑制体外血栓形成等作用，以及改善微循环及抗肿瘤作用。赤芍具有抑制血小板聚集，抗凝及抗血栓作用，还有较强的抗动脉粥样硬化作用。香附能显著降低全血高黏度。三七皂苷可以通过抑制白细胞黏附、血小板聚集、过氧化物的产生，促进纤维蛋白原的溶解，降低血液黏度，改善微循环，达到抗血栓形成的目的。

方8：化痰活血行瘀方

出处：丁莹、李景瑜等，健脾化瘀法治疗原发性血小板增多症，中国中医药现代远程教育。

组成：当归15克，赤芍15克，川芎10克，生地黄15克，丹参20克，鸡血藤30克，黄芪30克，桑葚15克，枸杞子15克，陈皮10克，竹茹12克，茯苓15克，连翘15克，炒莱菔子15克，炒山楂15克，炒建曲15克，炒麦芽20克，炒火麻仁30克，甘草6克。

用法：每日1剂，水煎服，分2次温服。

功效：益气健脾，活血化瘀。

主治：原发性血小板增多症，疲劳乏力，便秘，纳眠可。舌质暗，有瘀斑，苔薄白，脉弦滑。

方解：本方为桃红四物汤加减而成。当归活血补血，兼有润肠的功效；赤芍清热凉血，祛瘀止痛；川芎具有活血行气之功；生地黄具有清热凉血，养阴生津之功效；丹参、鸡血藤具有行血补血、活络之功效，本品在行血散瘀中兼有补血之能，以防过用活血、破血之品伤血太过，可起养血以散瘀之效；黄芪善健脾补中益气，善入脾胃，为补中益气之要药；桑葚、枸杞子均为补肾之品，同时顾护先后天之本；陈皮理气化痰，气行则痰化，气行则血行；竹茹、连翘清热化痰，清热解毒，热痰消，血液宁，遂走其道；茯苓益气健脾利湿，杜绝痰生之源，痰去则血不壅滞，血道通畅，脾气健运，摄血有权，血行脉中；焦山楂、炒建曲、炒麦芽为基础健脾和胃，化食消积，使中焦畅而不壅，脾胃健运，气血阴阳得以敷布。本病标在本虚，达到扶正祛邪之功。

现代药理研究，当归有较强的抗凝血和抗血栓作用，并具有对缺血损伤的保护作用，以及抗动脉粥样硬化的作用；赤芍具有抑制血小板聚集、抗凝及抗血栓作用，还有较强的抗动脉粥样硬化作用；川芎能抑制血小板聚集，有明显的抗血栓作用，还能降低血液黏度，改善微循环；黄芪可以降低血小板的黏附力，减少血栓的形成；丹参有抗血小板聚集作用，对血小板聚集具有明显的解聚作用。

方9：凉血解毒活血理气方

出处：李仕能，凉血解毒活血理气方治疗原发性血小板增多症（血瘀证）的临床疗效观察。

组成：水牛角30克，生地黄15克，牡丹皮30克，三棱15克，莪术15克，朱血竭5克，乳香3克，没药3克，银花10克，虎杖10克。

用法：加水500毫升煎成300毫升，分早晚2次，温服。

功效：凉血解毒，活血理气。

主治：原发性血小板增多症。

方解：方中水牛角为君，功主凉血解毒，证属热毒血瘀者。同时加入牡丹皮、生地黄、银花、虎杖以增强君药清热解毒之功，独牡丹皮、虎杖两味，恐其活血化瘀之力不足，且血瘀日久，气机郁滞不畅，故加入三棱、莪术两味破血行气峻品，增强本方活血理气之力，上六味共为臣药。又本病血瘀日久、气机郁滞致气血运行不畅，不通则痛，故入朱血竭、生乳香及生没药三药行活血化瘀，理气止痛之效，是为佐药。再加甘草调和诸药，共奏凉血解毒，理气活血祛瘀之功。

骨髓纤维化

骨髓纤维化（MF）简称髓纤，是一种由于骨髓造血组织中胶原组织增生，其纤维组织严重地影响造血功能所引起的一种骨髓增生性疾病，原发性髓纤又称"骨髓硬化症""原因不明的髓样化生"。本病具有不同程度的骨髓纤维组织增生，以及主要发生在脾，其次在肝和淋巴结内的髓外造血。典型的临床表现为幼粒-幼红细胞性贫血，并有较多的泪滴状红细胞，骨髓穿刺常出现干抽，脾常明显肿大，并具有不同程度的骨质硬化，骨髓活检：纤维组织明显增生。

祖国医学虽无"骨髓纤维化"病名，但对其临床表现早有论述，基本上可归属于"癥积""虚劳"范畴。

骨髓纤维化，由于病因未明，目前尚无特效药物治疗，以对症、支持治疗为主。中医以活血化瘀，补益肝肾为主。目前本病多采用中西医结合方法治疗。可根据不同阶段的临床表现采取相应的治疗。

方1：加味膈下逐瘀汤

出处：谢仁敷，加味膈下逐瘀汤治疗骨髓纤维化。

组成：黄芪15克，五灵脂10克，当归10克，川芎10克，桃仁10克、牡丹皮10克，赤芍10克，延胡索10克，香附10克，红花10克，枳壳10克。另用青黛、雄黄9：1研末混合内服。

用法：每日 1 剂，水煎服，分 2 次温服。

功效：活血化瘀，清热解毒。

主治：骨髓纤维化，腹部痞块，质硬不移，或伴见贫血乏力。舌质淡紫或有瘀斑，脉细涩。

方解：本方为加味膈下逐瘀汤化裁。黄芪、香附、枳壳以益气行气，当归、红花、桃仁、川芎、牡丹皮、赤芍活血化瘀，五灵脂、延胡索活血止痛，配以青黛、雄黄清热解毒。

临床应用：若伴见寒湿之症，加炮姜、炙升麻各 6 克，炒白术 10 克；伴见湿热之症，加葛根、生薏仁各 10 克，败酱草 15 克；伴见脾胃虚弱之症，加茯苓、炒山药各 15 克，白芍 12 克。

方 2：叶华云方

出处：叶华云，生血方治疗骨髓纤维化。

组成：熟地黄 15 克，炒白芍 15 克，党参 15 克，炒白术 15 克，炙鳖甲 10 克，桑葚 15 克，阿胶（烊化）10 克，生牡蛎 30 克，茵陈蒿 15 克，焦山楂 15 克。

用法：每日 1 剂，水煎服，分 2 次温服。

功效：滋阴养血。

主治：骨髓纤维化，面色萎黄，倦怠乏力，心悸头晕，或伴腹部痞块。舌质淡，脉虚。

方解：方中熟地黄、党参、桑葚、阿胶以滋阴补血，鳖甲、生牡蛎、山楂活血软坚，茵陈蒿清热利湿。

临床应用：眩晕心悸明显者，可加大熟地黄、白芍用量；气虚、气短乏力明显者，可加大党参、白术用量；兼见不寐者，加酸枣仁、五味子。

方 3：鳖甲生血丸

出处：刘清池、马传宝等，鳖甲生血丸治疗原发性骨髓纤维化患者 120 例临床观察，中医杂志。

组成：醋鳖甲、熟大黄、三棱、桃仁、水蛭、熟地黄、紫河车配伍比例为 6：2：8：3：3：8：1。

用法：上诸药共为散剂，每次 8 克，每日 2~3 次口服。

功效：活血化瘀、软坚散结。

主治：原发性骨髓纤维化。

方解：鳖甲生血丸方用醋鳖甲入肝经，软坚散结；熟大黄活血化瘀，荡涤积滞；三棱、桃仁散结逐瘀；水蛭化瘀止痛，破积通络；熟地黄、紫河车补气养血，并防大黄、三棱过度攻伐之弊。诸药合用，共达活血化瘀生新的功效。

方4：化髓丹

出处：宋淑花、武大勇等，化髓丹治疗原发性骨髓纤维化70例疗效观察，河北中医。

组成：大黄，川贝母，三棱，桃仁，地鳖虫。

用法：制成丸剂，每丸6克，每粒含生药5克。自小剂量开始，每日1丸，逐渐增加至每日3丸，口服。

功效：活血化瘀，化痰散结。

主治：骨髓纤维化。

方解：化髓丹方用大黄活血化瘀，荡涤积滞；三棱、桃仁散结逐瘀；川贝母化痰散结；地鳖虫化瘀止痛，破积通络，补血活血。诸药合用，共达活血化瘀、通络散结之功效。

方5：降白汤

出处：旋静、牛春风，降白汤治疗骨髓增殖性疾病（白细胞增多型）1例报道，中国中医药现代远程教育。

组成：海藻10克，昆布10克，清半夏10克，陈皮20克，青皮10克，连翘15克，贝母20克，当归10克，川芎10克，独活10克，金银花15克，龙骨30克，牡蛎30克，夏枯草10克，黄芪30克，白花蛇舌草30，半枝莲15克。

用法：上方水煎取汁300毫升，早晚分2次口服，以1个月为1个疗程。

功效：清热散结，活血化瘀。

主治：骨髓增殖性疾病白细胞增多型。

方解：本方以黄芪为君，补气健脾养血，扶助正气，托毒外出；以海藻、青皮、清半夏、川芎为臣，行气化瘀，化痰散结；以昆布、陈皮、连翘、独活、当归、贝母、龙骨、牡蛎、夏枯草、白花蛇舌草、半枝莲、金银花为佐，以活血化瘀、清热泻火，化痰解毒散结。

嗜酸性粒细胞增多症

嗜酸性粒细胞增多症是一种疾病过程，其特点是血液中的嗜酸性粒细胞计数持续性升高（多于1 500/毫米^3），没有明显的病因。嗜酸性粒细胞增多症有两种形式：心内膜纤维化和勒夫勒心内膜炎。心内膜纤维化（又称戴维斯病，Davies disease）见于在非洲和南美洲，勒夫勒心内膜炎没有明显的地域性。

嗜酸性粒细胞增多症可归属于中医学"咳嗽""喘证""温病"范畴，其发病多与温热邪毒外袭，脾肾不足，气血虚弱有关，临床治疗不外乎清热解毒、补脾益肾、气血双补等大法。

方 1：补肺汤

出处：陈秀英，补肺汤治疗热带嗜酸性粒细胞增多症。

组成：桂枝，炒苏子，桑白皮，半夏，紫菀，杏仁，党参，甘草，五味子，射干，款冬花，麻黄，干姜，细辛。

用法：每日 1 剂，早晚水煎服；小儿患者每日 1 剂，水煎 2 遍分 4 次服。

功效：养阴润肺，化痰止咳。

主治：嗜酸性粒细胞增多症肺气不足，咳逆短气，舌本干燥。

方解：方中麻黄、桂枝、细辛、干姜辛温解表，温肺散寒；杏仁、苏子、射干、桑白皮、半夏宣通开降，调达肺气；正虚邪恋反复发作，用党参、五味子补益肺气，收敛耗散之津；加上治疗久咳要药紫菀、款冬花，并以甘草调之和之，诸药共奏养阴润肺，化痰止咳之效，而治嗜酸性粒细胞增多症肺气不足，咳逆短气之证。

临床应用：如伴哮喘者，加地龙、僵蚕；咳血痰者，加生梨皮、藕节、侧柏叶；久咳肺虚汗多者，方中麻黄改为麻黄根，再加黄芪；兼有口干、舌红等热象者，加熟地黄、白芍、沙参。

方 2：圣愈汤加味方

出处：丁果元，血液病辨证治验。

组成：当归、白芍、阿胶、防风、白术各 10 克，生地黄、熟地黄、党参、黄芪、乌梅各 15 克，川芎 6 克。

用法：每日 1 剂，水煎服，分 2 次温服。

功效：气血双补。

主治：嗜酸性粒细胞增多症气血虚弱之证，症见畏冷，咽干，头晕乏力，气短少食。苔少，脉细缓弱。

方解：本方为圣愈汤加味而成，方中党参、黄芪、白术健脾补气，当归身、生熟地黄、白芍、川芎、阿胶滋阴补血。黄芪、白术、防风又为玉屏风散而补益卫气，乌梅味酸生津健胃。诸药合用，共奏气血双补之功，而治嗜酸性粒细胞增多症而为气血虚弱之证。

临床应用：血热重者选加生地黄、黄芩、栀子；血瘀重者选加益母草、熟大黄；食欲不振者加砂仁、陈皮、白豆蔻。

方 3：加味甘草附子汤

出处：侯臻，嗜酸性粒细胞增多症治验。

组成：炙甘草 30 克，附子 10 克，白术 10 克，桂枝 10 克，沙参 15 克，苍术 9 克，忍冬藤 15 克，黄芪 20 克。

用法：每日 1 剂，水煎服，分 2 次温服。

功效：温经散寒，祛风除湿。

主治：嗜酸之寒湿证者，风湿相搏，骨节疼烦，掣痛不得屈伸，近之则痛剧，汗出短气，小便不利，恶风不欲去衣。

方解：本方为甘草附子汤加味。方中桂枝、附子同用，既可散寒止痛，又可固表止汗；附子、白术、苍术同用除寒湿通痹止痛；桂枝、甘草同用，振奋心阳，治短气、小便不利；黄芪、沙参益气养阴顾护正气；忍冬藤通络除痹止痛。诸药合用，共奏温经散寒，祛风除湿，除痹止痛之功。

临床应用：腹胀者加木香，热甚者加黄芩，腹痛者加炙甘草，恶心、呕吐者加陈皮、焦三仙。

方 4：甘温除热方

出处：李琛琛，董振华运用甘温除热法辨治嗜酸性粒细胞增多症。

组成：生黄芪 50 克，党参 10 克，白术 10 克，升麻 5 克，柴胡 5 克，当归 10 克，陈皮 10 克，防风 3 克，葛根 10 克，熟地黄 15 克，桂枝 10 克，白芍 10 克，炙甘草 6 克，大枣 5 枚。

用法：每日 1 剂，水煎服，早晚 2 次分服。

功效：补脾益气，调和营卫，疏风散邪，甘温除热。

主治：嗜酸性粒细胞增多症脾胃气虚，营卫失和，外感风邪。面色苍白，乏力明显，神疲纳差，恶风畏寒，夜间盗汗；口不干，二便如常；舌质淡暗，舌体胖大齿痕，苔薄白，脉沉细。

方解：黄芪、党参补气；白术、陈皮、大枣健脾；防风、葛根、升麻、桂枝、柴胡疏风除热；当归、白芍、熟地黄补肝肾益阴血，气血和畅，利于退热。

临床应用：胸脘痞闷者加枳壳；食欲不振者加焦山楂、神曲；夜寐不实者加合欢花。

慢性粒单核细胞白血病

慢性粒单核细胞白血病（CMMC）是一种骨髓造血干细胞的异常增殖性疾病。2008 年 WHO 髓系肿瘤分类将此类疾病隶属于骨髓增生异常-骨髓增殖性肿瘤（MDS/MPN）。临床多见血细胞减少和（或）伴有盗汗、脾肿大、体重减轻等症状。以骨髓和外周血粒、单核系细胞显著增殖为主要特征。

本病当属祖国医学"虚劳""血积""髓劳"范畴。早在《灵枢·决气篇》云："血脱者，色白，夭然不泽。"《灵枢·海论》云："脑转耳鸣，胫酸眩晕，目无所见，懈怠安卧。"《难经》中就有"病有积有聚，何以别之？积者，阴气也"的论述。亦有医家认为本病临床症状，病机为伏暑湿病，与瘟疫有关，是人体内的蕴毒陷入骨髓而发。现代医家认为本病火、热、瘀、痰诸邪内盛为常见实性病机，气、血、阴、阳亏虚是常见虚性病机，病位主要涉及肾、脾、肝三脏。

方1：清髓解毒胶囊

出处：陈安民血液病临证验方。

组成：雄黄，青黛，土鳖虫，龙葵，莪术，蚤休，葛根，人工牛黄，白花蛇舌草，太子参，丹参。

用法：共为细末制胶囊，每胶囊药粉 0.5 克，初始服用每服 2 粒，每日 2 次，无不良反应并结合病情变化渐次加量。

功效：清髓解毒，泻火散瘀。

主治：急、慢性白血病，骨髓增殖性疾病。

方解：雄黄解毒杀虫，青黛有清热解毒、凉血散瘀之功，二者配伍名为青黄散，多年来被用于慢性粒细胞白血病的治疗。葛根、龙葵、莪术、蚤休、白花蛇舌草、人工牛黄清热解毒；丹参活血凉血散瘀；土鳖破血逐瘀，散结消肿；太子参补气生津扶正，以防逐瘀散结泻火解毒之品耗伤气阴。

方2：李玲方

出处：李玲，中西医结合治疗慢性粒单核细胞白血病临床分析。

组成：黄芪 30 克，太子参 15 克，天冬 15 克，女贞子 20 克，补骨脂 20 克，山萸肉 15 克，田三七 5 克，仙鹤草 30 克，山慈菇 20 克，石菖蒲 15 克，苦参 20 克。

用法：每日 1 剂，水煎服，早晚 2 次分服。

功效：益气养阴、健脾补肾、活血解毒。

主治：慢性粒单核细胞白血病，脾胃虚弱，食少便溏，气短，肢倦乏力，色暗红。

方解：本方黄芪、太子参、天冬、女贞子益气养阴，伍以大剂量仙鹤草扶正补虚；山萸肉、补骨脂填精益髓；田三七活血行瘀；石菖蒲开髓窍，引药入经；山慈菇、苦参等解毒抗癌。

临床应用：胃胀、纳差者加枳壳、厚朴、陈皮；咳嗽、痰黄者，小半夏汤加桑白皮、葶苈子、川贝、冬瓜仁等；大便秘结者，实者加大黄，虚者加肉苁蓉；肢体酸痛者加首乌藤、鸡血藤；发热、热毒炽盛者，加羚羊角粉、生石膏、生地黄、牡丹皮、连翘。

出凝血疾病良方

原发性免疫性血小板减少症

原发性免疫性血小板减少症，既往称特发性血小板减少性紫癜（ITP），是一种原因未明的获得性出血性疾病，目前大多认为 ITP 属于免疫介导导致血小板减少的一种综合征，又称为免疫性血小板减少性紫癜，根据病因 ITP 分为原发性 ITP 和继发性 ITP。临床上以皮肤、黏膜、内脏出血及外周血血小板计数减少，骨髓巨核细胞数目正常或增多并伴有成熟障碍为主要表现。发病的主要病因有细菌、病毒等感染，免疫因素，遗传等。发病机制可能为免疫功能及血小板功能异常。本病可见于任何年龄和性别，成人发病率 5～10/10 万，育龄期女性患者的发病率比同年龄阶段的男性患者的发病率高，60 岁以上的老年人是该病的高发群体。冬、春季节发病率较高。

中医根据患者的临床表现将其归属于"血证""发斑""虚劳""肌衄""葡萄疫"等范畴。现代多数学者认为，ITP 的病因可归纳为外感和内伤两方面；病理因素为虚、瘀、热；病性可分为虚实；病位主要在肝脾肾三脏；病机为血热妄行、气不摄血、阴虚火旺、瘀血阻络几种证型，它们不但是出血的原因，还是出血的结果，且往往兼并存在。

ITP 的预后与转归主要与发病的原因、出血量及伴随症状有关。一般风热、血热旺盛者，虽起病急，治疗及时得当，80% 以上的患者可在半年内缓解。治愈后复发率也不高。若失治误治，病情反复发作，病性由实转虚，则治疗较为棘手。极少数出现严重出血而死亡，但总体上预后是良好的。

方 1：犀角地黄化斑汤

出处：陈安民血液病临证验方。

组成：犀角，生地黄，赤芍，当归，牡丹皮，生石膏，知母，玄参，仙鹤草，紫草，大黄炭，炒蒲黄，小蓟，白茅根，藕节，炒栀子，二花，连翘，甘草。

用法：每日 1 剂，水煎服，分 2 次温服。

功效：清热解毒，凉血散瘀。

主治：热入血分，伤血动血。

呈现诸多血证：肌衄发斑，齿衄，鼻衄，尿血，便血，舌绛起刺，脉数。可用于过敏性紫癜、紫癜性肾炎、特发性血小板减少性紫癜（血分郁热者宜）、白血病热迫血分见血证者，再障血分郁热见血证者，单纯性紫癜，急性黄色肝萎缩、肝昏迷、尿毒症，各种败血症，疔疮肿毒等出现高热、出血而属于血热者。

方解：此方由犀角地黄汤、化斑汤及小蓟饮子化裁而成。犀角清热凉血、清热解毒为主药，现用水牛角代之，但用量应大，一般为 30~60 克；生地黄清热凉血，协助犀角清解血分热毒，并能养阴，治其热甚伤阴；赤芍、牡丹皮清热凉血，活血散瘀，既能增强凉血之力，又可防止瘀血停滞；生石膏、知母、犀角、玄参乃斑汤之主药，清热凉血，滋阴解毒，化斑消除紫癜；小蓟、白茅根、藕节、炒栀子、甘草清热利尿而治血尿；仙鹤草、紫草、大黄炭、炒蒲黄凉血止血，化瘀祛斑；二花、连翘、炒栀子清热解毒，清泄三焦之火；当归养血和血，不致凉血太过。以上诸药合方，共奏清热凉血化斑消除紫癜之作用。

临床疗效：服用此方一般一周紫癜可明显减轻，继用则需临证化裁，可使血小板逐渐提升。

方2：血症安胶囊

出处：陈安民血液病临证验方。

组成：连翘 45 克，栀子 45 克，阿胶 45 克，乌鸡（雌雄各 1 只，去肠杂，炭化），黄芪 180 克，荆芥炭 45 克，三七 27 克，大黄炭 45 克。

用法：诸药干燥碾成细粉装胶囊，每粒干药粉 0.5 克。口服，一次 4~6 粒，每日 3 次，饭后白开水送服。

功效：滋髓生血，养血止血。

主治：用于血液病，诸出血证，如各类紫癜、鼻衄、齿衄等。

方解：栀子泻火除烦，清热利湿，凉血解毒。连翘清热解毒，消痈散结，主治外感风热、热毒蕴结所致的丹毒、斑疹等症。阿胶补血止血、滋阴养血，主要用于血虚、出血证、阴虚火旺、肺燥咳嗽等的治疗。乌鸡炭味甘性平，是为血肉有情之品，雌雄各一，取其阴阳相恋，阴阳互生，最宜养血止血。荆芥发表、祛风、理血，炒炭则止血，适用于吐血、衄血、便血、崩漏、产后血晕等诸多出血证候。黄芪补中益气，摄血止血。三七参止血、散瘀、消肿、定痛、活血止血、祛瘀生新，主治吐血、咳血、衄血、便血、崩漏、血晕等一切血证，其能明显抑制内毒素所引起的血小板数减少和纤维蛋白量的减少，并具抗炎作用。大黄炭止血散瘀，可治吐衄、尿血、便血等多种血证。诸药合用，共奏生血养血、凉血止血之效，而治诸出血症。

现代药理研究，栀子具有利胆、保肝、镇痛、镇静、降血压、抗菌等作用。连翘具有抗病毒、抗菌、抗炎、解热、镇吐、利尿、强心、降血压和抗肝损害等作用。阿胶能促进红细胞和血红蛋白的生成，促进淋巴细胞转化，扩张血管，增加血小板计数，升高血压等。黄芪可增强粒系造血功能，使骨髓单一粒系祖细胞数明显升高，对骨髓造血功能有明显的保护作用，能阻止骨髓有核细胞数的明显减少，对白细胞、血小板数、网织红细胞数和巨核细胞数下降亦有明显的回升作用。大黄且具抗肿瘤作用主要是抑制癌细胞的氧化和脱氢，对癌细胞的酵解也有明显抑制作用。

临床疗效：根据不同的病程、病情、症状，1 周至 1 个月当有症状改善，3个月后血象会有所改善，半年之后会有显著改善，生活或如常人，升后之血小板也渐至稳定。

方3：柴胡木贼汤

出处：杨淑莲、王茂生，《血液病中医治验心悟》。

组成：柴胡 10 克，黄芩 12 克，木贼 10 克，青蒿 15 克，茜草 15 克，仙鹤草 20 克，马鞭草 15 克，白茅根 30 克，龙胆草 10 克，甘草 6 克。

用法：每日 1 剂，水煎服，分 2 次温服。

功效：疏肝清热，凉血止血。

主治：特发性血小板减少性紫癜证属肝胆火旺型的患者。症见皮肤紫癜，齿鼻衄血，口苦咽干，急躁易怒，尿黄或伴寒热往来，胸胁苦满。舌红、苔黄，脉弦或滑数。

方解：方中柴胡疏肝清热，和解少阳；黄芩、龙胆草清肝泻火；木贼、青蒿入肝胆经，与柴胡合用起到疏风清热之效；茜草、仙鹤草止血；马鞭草清热解毒，活血散瘀；白茅根利水清热，凉血止血，令热邪出于下焦；甘草和中。诸药合用共起疏肝清热，凉血止血之功效。

临床应用：若出现心烦喜呕之肝火犯胃者，可加半夏和胃降逆；气机郁滞重者，加枳壳、郁金；肝火灼津者，加沙参、麦冬；盗汗明显者，加生龙牡、麻黄根。

方4：宁血升板汤

出处：黄振东、于志峰、戴锡孟等，宁血升板汤联合泼尼松治疗特发性血小板减少性紫癜与泼尼松等效性多中心随机平行对照研究，实用中医内科杂志。

组成：水牛角 30 克，生地黄、赤芍、牡丹皮、女贞子、旱莲草、卷柏、连翘、生侧柏、仙鹤草各 15 克，三七粉 1.5 克（冲服）。

用法：每日 1 剂，水煎服，分 2 次温服。

功效：清热凉血，滋阴养血，止血化瘀。

主治：特发性血小板减少性紫癜以血热妄行为主要证型者。症见皮肤紫癜等出血诸证。舌红、苔黄，脉细数。

方解：方中水牛角、生地黄、赤芍、牡丹皮取犀角地黄汤之意，清热凉血，可迅速控制外溢之血，缓解出血症状；女贞子、旱莲草为二至丸，滋补肝肾，防止阴血被热邪耗竭；生侧柏、仙鹤草、卷柏、连翘、三七等凉血解毒、止血化瘀，增强凉血止血之功，同时防止寒凉之药过度遏制血行留瘀之弊，以达止血不留瘀之功。

现代药研究：仙鹤草可增加外周血小板数目，而三七能缩短出血和凝血时间。

临床疗效：治疗 30 例，总有效率为 83.33%，而单纯泼尼松组有效率小于 80%。

方 5：清热消癥方

出处：陈楠楠，黄世林论治免疫性血小板减少性紫癜经验，中医杂志。

组成：黄芩 20 克，连翘 30 克，野菊花 20 克，板蓝根 30 克，紫苏子 20 克，茵陈 20 克，姜半夏 20 克，黄芪 30 克，白术 20 克，生地黄 20 克，天花粉 20 克，补骨脂 20 克，当归 20 克，荷叶 10 克，仙鹤草 15 克。

用法：每日 1 剂，水煎服，分 2 次温服。

功效：清热利湿，健脾化浊，凉血止血。

主治：特发性血小板减少性紫癜以湿热主要表现者。多见于 ITP 的急性期，起病急骤，病情凶险。症见皮肤紫癜密集，或呈片状，色鲜红，四肢多见，尤以下肢为甚，躯干次之；可有鼻衄、齿衄及口腔黏膜、球结膜出血，甚者可见崩漏、呕血、便血、尿血、脑出血等；常有发热、口渴、便秘、尿黄赤等。舌红赤或绛、苔薄黄、脉滑数。

方解：方中黄芩、连翘、野菊花、板蓝根清热利湿；紫苏子、茵陈、姜半夏利湿泄浊；黄芪、白术、生地黄、天花粉健脾祛浊；补骨脂、当归、荷叶补肾生血；仙鹤草收敛止血。湿热型 ITP 患者常伴外感症状，本方能较有效地发挥清热解毒作用。

临床应用：若合并较严重出血者，可酌情加用地榆炭、白茅根、侧柏叶、墨旱莲等，加强凉血止血功效。

方 6：益气通阳汤

出处：朱会兰、戴林枫、许勇钢，益气通阳汤加减治疗慢性血小板减少性紫癜患者 31 例临床观察，中医杂志。

组成：太子参 30 克，麸炒白术 10 克，茯苓 10 克，炙甘草 10 克，桂枝 10 克，白芍 10 克，锁阳 20 克，淫羊藿 10 克，绵萆薢 20 克，穿山龙 30 克，巴戟天 10 克，生姜 10 克，大枣 10 枚。

用法：每日 1 剂，水煎服，分 2 次温服。

功效：益气通阳，温通血脉，行血散瘀。

主治：慢性特发性血小板减少性紫癜。

中医辨证为：

（1）肺脾气虚：出血症状不明显，或紫癜色淡红而稀疏，时隐时现，平素易感冒，伴乏力，大便溏泄；或头晕，心悸气短。舌淡、苔白，脉沉细无力。

（2）脾肾阳虚：基本无出血，或紫癜色淡红或暗而稀疏，伴神倦乏力，尤以双下肢乏力明显，或畏寒肢冷，腰膝酸软，大便溏泄，多尿；或头晕，心悸，气短，五更泄泻。舌淡或淡胖，或舌边齿痕，苔薄白，脉沉细或脉弱。

方解：太子参、茯苓、白术、甘草，取四君子之意，顾护后天之本。桂枝、白芍、生姜、大枣、甘草取桂枝汤之意，既有利于紫癜吸收，又可顾护肺卫，抵御外邪，避免慢性感染导致血小板骤降导致病情加重。萆薢、穿山龙通血脉，患者病久气伤，必有血瘀，用穿山龙通络，而不用丹参之类活血祛瘀之药，意在缓图求本，络通而瘀自去，并避免峻药加重出血。锁阳、淫羊藿、巴戟天益肾助阳，益火补土，脾肾同治。

现代药理研究，穿山龙有调节免疫功能的作用；补益类中药具有类似糖皮质激素的作用，可增强肾上腺皮质功能，而不良反应远远小于糖皮质激素。

临床疗效：31例治疗2个疗程，临床痊愈3例，显效13例，有效9例，总有效率为80.65%。

方7：滋阴和阳升板方

出处：季菲、肖海燕、胡晓梅，滋阴和阳法治疗激素无效血小板减少性紫癜临床研究，时珍国医国药。

组成：墨旱莲、卷柏、仙鹤草各30克，萆薢、穿山龙、锁阳各20克，生黄芪、女贞子、土大黄、仙灵脾、白芍各15克，巴戟天12克，桂枝、当归各10克。

用法：每日1剂，水煎服，分2次温服。

功效：脾肾双补，滋阴和阳，清热化瘀。

主治：特发性血小板减少性紫癜，激素治疗无效，辨证以阴阳两虚为主者。以五心烦热、潮热盗汗、口干渴饮、动则自汗、畏寒肢冷、神疲乏力为主症，可伴头晕目眩、腰膝酸软、纳呆腹胀、大便不调等兼症。舌红、苔薄黄或薄白，脉沉细或细弦。

方解：此基础方系中国中医科学院邓成珊教授经验方，用生黄芪补脾肺之气，资生血之源，加当归养血和营，使阳生阴长，气旺血充。女贞子、墨旱莲补益肝肾，滋阴清热，凉血止血。加锁阳、仙灵脾、巴戟天温肾助阳，促进生血。卷柏、土大黄、仙鹤草清热行瘀，收敛止血，为升血小板经验用药。萆薢、穿山龙苦而微寒，为邓老常用的调节免疫药物，可抑制免疫介导的血小板破坏。桂枝通阳，白芍敛阴，二者合用于阴阳两虚、寒热错杂证，能通阳调卫气，敛阴和营气，从阴引阳，从阳引阴，使阴阳得以协调，恢复"阴平阳秘"的平衡状态。

且桂枝通经散瘀，芍药养血和血，共用可奏祛瘀生新之效。方中补肾之剂重于健脾，补肾药中，滋阴填精之品可控制病情，稳定症状，温肾助阳之品则有助生化，提升血象。阴阳并补，正合张景岳"补肾之法，真阴为本；育阴之用，涵阳为度；扶阳之妙，培阴生阳"的阴阳互济之说。

临床应用：出血明显者加生地黄、牡丹皮各 15 克，水牛角 30 克（先煎）。尿血者加茅根 20 克，小蓟 15 克，炒蒲黄 12 克。月经过多者，加菟丝子、苎麻根各 15 克。便血者加生地榆 15 克，槐花 10 克。畏寒自汗，易外感者，加炒白术 12 克，防风、补骨脂各 10 克；汗多者，加煅牡蛎 15 克。神疲乏力、大便溏薄者，加太子参、炒白术、茯苓各 15 克，甘草 10 克。口干唇红者，加山药、黄精各 15 克。纳呆者，加鸡内金、炒神曲各 12 克。便秘者，加肉苁蓉 15 克。脘腹胀满者，加厚朴、枳壳各 12 克，木香 10 克。外感后咽红肿痛者，加金银花、金莲花、蒲公英各 15 克。咳嗽痰黄者，加黄芩、鱼腥草各 15 克。心烦眠差者，加首乌藤 30 克、枣仁 15 克。咽干口渴者，加北沙参、玄参各 15 克，石斛 25 克。加减用药当注意阴阳平衡，勿失"和法"之本意。

临床疗效：32 例患者均完成 8 周治疗，2 个疗程结束后显效 8 例，良效 14 例，进步 7 例，无效 3 例，总有效率 90.63%。29 例患者血小板计数升高。

方 8：徐瑞荣方

出处：张树森，徐瑞荣治疗原发性血小板减少性紫癜的经验，广西中医药。

组成：三粉冲剂（羚羊角粉 0.3 克，水牛角粉 2 克，三七粉 2 克）配合升血小板膏方加减。

升血小板膏方组成：玄参 200 克，生地黄 200 克，紫草 100 克，地骨皮 100 克，赤芍 100 克，牡丹皮 100 克，卷柏 100 克，藕节炭 300 克，白及 100 克，麦冬 150 克，天冬 150 克，炒麦芽 60 克，炒谷芽 60 克，金银花炭 100 克，地榆炭 200 克，地耳草 300 克，虎掌 300 克，地锦草 300 克，墨旱莲 300 克，仙鹤草 300 克，黄芪 300 克，太子参 300 克，水牛角 150 克，甘草 60 克，阿胶 250 克，饴糖 500 克，制成内服膏方。

用法：膏方每次 20 克，温水冲服，每日 2 次。三粉冲剂每日分 2 次冲服。

功效：清热凉血，健脾益气，养血活血，兼以补益肝肾。

主治：特发性血小板减少性紫癜辨证为气阴两虚为本，热盛、血瘀为标；气虚不摄、阴虚火旺、热迫血行、病久络瘀者均可。症见出血诸证，或伴有头晕乏力，或伴有烦热盗汗，或伴有腰膝酸软等。

方解：黄芪、太子参健脾益气，养血生血；玄参、天冬、麦冬养阴生津；生地黄、地骨皮、赤芍、牡丹皮、卷柏清热凉血；紫草、藕节炭、金银花炭、地榆炭、地耳草、虎掌、地锦草凉血止血；仙鹤草收敛止血；旱莲草补益肝肾；炒麦芽、炒谷芽健脾和胃；阿胶养血补血；加入甘草、饴糖调和膏方口味。

临床应用：若出现热象，可加用黄连、栀子、黄芩等清热解毒；女性月经期，可加用益母草、马齿苋调经活血；待血小板升至一定数量，症状消失后，再拟补肝肾健脾以生血之方药。

方9：统血消瘢汤

出处：孙浩，江苏省仪征市中医院主任中医师。

组成：党参10~15克，炙黄芪6~10克，茯苓10~15克，炙黄精10~15克，炙甘草3~5克，炒谷芽10~15克，当归3~5克，熟地黄5~10克，旱莲草10~15克，生白芍15~20克。

用法：水煎服。每日1剂，早晚分服，15天为1个疗程。待紫癜消退后，继以本方10倍剂量为散，共研细末，每次5~10克，每日3次，加糖少许，开水调服，可连续服用3~6个月。

功效：补益脾气、统摄血液。

主治：小儿慢性原发性血小板减少性紫癜。

方解：本方仿归脾汤意，以补益脾气、统摄血液为主。党参、黄芪、黄精、甘草补益脾气；谷芽运脾和胃兼能疏肝，助补气诸药运用；当归、地黄和血养阴，当归"能引诸血各归其所当归之经"，是治疗血证不可或缺之药，然其气味辛香浓烈，不宜多用；旱莲草、白芍味酸性收，功擅敛阴止血。清代医家吴仪洛谓旱莲草"甘酸而寒，汁黑补肾，功善益血凉血"，白芍入肝脾二经，"补血，益肝脾真阴"，对于脾不统血、肝不藏血而致各种血证，用之甚佳。本方补而不滞，温而不燥，阴阳相济，寒温平调，适用于小儿"易虚易实、易寒易热"之体，从而达到化源充足、气血调和、血循经行、衄必自止的目的。本病病程较长，且有间歇期病情隐而不露的阶段，勿以为病已痊愈而中止治疗。

方10：特发性血小板减少性紫癜膏方

出处：陈安民血液病临证验方。

组成：生地黄200克，熟地黄200克，黄精150克，山萸肉150克，杞果150克，桑葚150克，制首乌150克，水牛角300克，炒栀子200克，连翘200克，炒牡丹皮150克，茜草150克，仙鹤草300克，紫草300克，墨旱莲150克，薏苡仁300克，仙灵脾150克，鹿角霜150克，巴戟天150克，菟丝子150克，补骨脂100克，肉桂100克，党参200克，白术200克，车前子150克，陈皮120克，砂仁60克，焦山楂150克，焦神曲150克，生甘草100克，白参150克，三七参150克。另取阿胶200克，鹿角胶100克，饴糖200克，冰糖200克，收膏。

用法：每次取膏滋30~50克，白开水冲服，每日早晚各服1次。

功效：滋补肝肾、化生精血、止血和血、祛瘀消瘢。

主治：本方适用于慢性特发性血小板减少性紫癜属肝肾亏虚的患者，也可用于过敏性紫癜慢性期属于肝肾亏虚者。

方解：本方由左归丸和右归丸化裁而成，左归丸滋补肝肾之阴纯甘壮水之剂，主治肝肾精血亏损；右归丸温补肾阳填充精血之剂。二方合用，阴中求阳，阳中求阴，既无温燥伤阴之虞，也无阴寒伤阳之弊，共奏补益元阴元阳化生精血之效。

临床应用：三七参、水牛角、炒栀子、连翘，炒牡丹皮、茜草、仙鹤草、紫草、墨旱莲者止血消瘀化斑；用白参、党参、白术、车前子、陈皮、焦山楂、焦神曲、薏苡仁、甘草者以健脾和胃使本方补而滞，也防滋阴之品伤阳腻脾导致泄泻，且后天健旺则可"受气取汁"而化生精血。方中用仙灵脾、鹿角霜、巴戟天、补骨脂代制附子温补肾阳更为平缓温和，且能促进血小板再生。总观本方以滋补肝肾填髓健脾而生精血以治其本，配以凉血止血活血散瘀之品而消紫癜除血证而治其标。

过敏性紫癜

过敏性紫癜也称出血性毛细血管中毒病或许兰—亨诺（Schonlein Henoch）综合征，是最常见的变态反应性血管炎之一。以非血小板减少性紫癜为主，常有关节炎或关节痛、腹痛、胃肠道出血及肾炎等临床表现。本病多发于儿童，常见发病年龄为 7~14 岁。男女发病比例为 1.4∶1。冬春季节多发，无明显地区性差异。致敏原因很难确定，可能的因素有感染、药物、食物、花粉、虫咬、疫苗等。中医根据患者的临床表现将其归属于"血证""紫癜风""斑毒""肌衄""葡萄疫"等范畴。历代医家认为病因多为风热毒邪浸淫腠理，深入营血，燔烁营阴；或素体阴虚，血分伏热，复感风邪，与血热相搏，壅盛成毒，致使脉络受损，血溢脉外。

现代多数学者认为，HSP 的病因可归纳为外感和内伤两方面，病理因素为虚、瘀、热，病性可分为虚实，病位主要在肝脾肾三脏，病机为血热妄行、气不摄血、阴虚火旺、瘀血阻络、脾胃湿热。分别选用犀角地黄汤、大补阴丸、导赤散、归脾汤、血府逐瘀汤等加减。而瘀血不但是出血的原因，还是出血的结果，且各型往往并存。

方1：荆防紫草除癜方

出处：石琳、冯磊，陈安民诊治过敏性紫经验，中医研究。

组成：桃仁 15 克，红花 9 克，当归 9 克，川芎 9 克，生地黄 15 克，赤、白芍各 15 克，紫草 15 克，荆芥 9 克，防风 9 克，蝉蜕 10 克，茜草根 15 克，地肤子 15 克，川牛膝 15 克。

用法：每日 1 剂，水煎服，分 2 次温服。

功效：活血化瘀，祛风利湿。

主治：过敏性紫癜日久瘀血阻络在于肌肤以紫癜为主者。

方解：方中桃红四物汤活血养血；荆芥、防风祛风疏散外邪；紫草、茜草根凉血止血；蝉蜕祛风除湿；地肤子祛湿利尿；川牛膝祛风，利湿，通经，活血。诸药合用，活血、祛风、除湿、利尿，补泻兼施，标本兼治。

临床应用：若尿中红细胞较多者，加白茅根 30 克、琥珀末 3 克（冲服）利水活血止血散瘀；若午后潮热、手足心热者，加地骨皮；浮肿者，加茯苓、泽泻、大腹皮。

方 2：风毒清解汤

出处：苗德光、袁泉、李玲等，陈权从风毒论治过敏性紫癜经验，中华中医药杂志。

组成：金银花 15 克，连翘 10 克，重楼 6 克，防风 10 克，蝉蜕 10 克，僵蚕 10 克，炒栀子 10 克，生地黄 12 克，竹叶 10 克，甘草 6 克。

用法：水煎服，每日 1 剂，分 2 次温服。

功效：疏风清热，凉血解毒。

主治：用于风热、风热夹湿、阴虚内热兼外感之紫癜。

方解：金银花、连翘、重楼配防风、蝉蜕、僵蚕疏风散热达表；炒栀子、生地黄、竹叶凉血解毒、利湿泻热，使邪毒从下窍而出；甘草解毒清热，调和诸药。

临床应用：风热犯肤，血溢肌肤仅为单纯性紫癜，皮疹颜色较为鲜艳，发病时伴有发热、咽痛、口干等症状，舌质红、苔薄黄、脉浮数者，可加重清热祛风药物如薄荷、苏叶；咽痛明显者加牛蒡子、桔梗、北豆根；口干者加芦根。阴虚内热，复感外邪临床见皮疹色红，伴口干、五心烦热，舌质红、苔少或剥脱或有裂纹，脉细数者，加女贞子、旱莲草、茜草等；伴腰膝酸软者加杜仲、续断。若皮疹色鲜红或绛红，伴口干渴、心烦，舌质红绛苔黄燥，脉数者，此乃外邪入于血分，迫血外溢，原方中加水牛角、赤芍，重用生地黄以清热解毒凉血。而风夹湿热，肾络受损而出现尿检异常见隐血、蛋白尿者，加白茅根、茜草、积雪草、芡实、三七粉。

方 3：消风化斑汤

出处：贾维、刚宋博、徐庆等，高永祥教授辨治过敏性紫癜临床经验，中国中医急症。

组成：苦参、知母、牡丹皮、生石膏、荆芥、防风、生地黄、苍术、白鲜皮、地肤子、白蒺藜、当归、赤芍、三七、槐花、甘草。

用法：每日1剂，水煎服，分2次温服。

功效：祛风活血，清热除湿。

主治：各型过敏性紫癜。

方解：方中苦参为君，功专清热解毒，燥湿止痒；知母、牡丹皮、生地黄，助苦参清热，凉血止血，取治风先治血，血行风自灭之意；苍术、白鲜皮、地肤子、白蒺藜，燥湿利湿，助苦参祛湿邪；荆芥、防风疏风止痒，胜湿止痛；生石膏凉血，槐花、当归、赤芍、三七凉血止血，祛瘀止痛，活血而不伤血，立药共为佐药，与赤芍、生地黄等相合，含四物凉血活血之法；大量生甘草，调和诸药，清热解毒，又和中护胃，兼佐使之用，与芍药同方含芍药甘草汤缓急止痛之旨。诸药相合，苦参、地肤子利小便，槐花、当归并走大肠，荆芥、防风等行肌表；如此，祛风、清热、燥湿而止痒，凉血、止血、解毒而消斑，和中、化瘀、缓急而止痛，药味广而功效专。

临床应用：伴有发热者，加双花、薄荷、苏叶等；咽痛明显者，加牛蒡子、桔梗、北豆根；口干者，加芦根。阴虚内热、复感外邪者，重用生地黄，加水牛角、侧柏叶、墨旱莲等。腹痛者，加元胡、橘核、乌药、乳香、没药或合用失笑散等；若偏于寒证可加用桂枝。呕吐者，加竹茹、橘红。便血者，加地榆炭、槐角。腹痛、便血者，为湿热蕴结胃肠、灼伤脉络所致，重用白蒺藜，可加卷柏、侧柏叶等清热利湿。关节肿痛者，加怀牛膝、土茯苓、木瓜、伸筋草等。合并紫癜肾炎以蛋白尿为主者，加石韦、生山药、芡实、女贞子、墨旱莲等。以血尿为主者，加茅根、小蓟、黄柏、仙鹤草、茜草等；血尿日久不消、反复不愈者，加蒲黄炭、棕榈炭、血余炭等。

方4：双蛸茅根汤

出处：杨淑莲、王茂生，血液病中医治验心悟，人民军医出版社。

组成：桑螵蛸、海螵蛸各15克，山萸肉15克，白茅根炭20克，杜仲15克，益母草20克，菟丝子10克，小蓟10克，黄芪30克，白术10克，淫羊藿10克，炙甘草10克。

用法：每日1剂，水煎服，分2次温服。

功效：温肾健脾，温阳摄血。

主治：过敏性紫癜证属脾肾阳虚者，症见皮肤紫癜隐约散见迁延不愈，或紫癜消失，只表现蛋白尿及潜血持续难消。兼症有面色㿠白，畏寒肢冷，腰膝酸软，便溏或下利清谷，面浮肢肿；舌淡胖有齿痕，脉沉无力。

方解：方中以桑螵蛸、海螵蛸补肾固摄，以防精微物质外泄；杜仲、菟丝子、淫羊藿温补肾阳，配山萸肉阴中求阳；黄芪、白术补脾益气摄血；白茅根炭、益母草、小蓟清利下焦止血；炙甘草调和诸药。诸药合用，脾肾得固，精微不泄。

现代药理研究，仙鹤草可增加外周血小板数目，三七能缩短出血和凝血时间。

临床应用：尿血重者，加蒲黄炭、侧柏炭；蛋白尿重者，加芡实、金樱子；浮肿者，加茯苓、泽泻、大腹皮。

方5：夏翔经验方

出处：许毅、郑岚，夏翔治疗过敏性紫癜临床经验，新中医。

组成：黄芪15～30克，生地黄15克，旱莲草、徐长卿、苍耳子、辛夷、地肤子、白鲜皮、牡丹皮、白芍、紫草各12克，炙甘草9克，野菊花20克，板蓝根30克，紫苏子20克，茵陈20克，姜半夏20克，白术20克，天花粉20克，补骨脂20克，当归20克，荷叶10克，仙鹤草15克。

用法：每日1剂，水煎服，分2次温服。

功效：益气养阴，祛风固表，清营凉血。

主治：各种类型过敏性紫癜。

方解：方中苍耳子、辛夷、地肤子、白鲜皮、荷叶祛风除湿，疏风解表；生地黄合旱莲草、牡丹皮补益肝肾而凉血活血；徐长卿为夏教授祛风必用药，协紫草、仙鹤草解毒透癜；佐白芍甘寒益阴、酸收敛营；配黄芪益气固表；炙甘草调和诸药又调脾护中。野菊花、板蓝根、苏子清热解毒利咽，当归和血，白术、半夏健脾除湿，茵陈清热利湿，天花粉清热生津，补骨脂益肾阳而固肾精。诸药合用，风邪去，邪热解，紫癜退，机体免疫功能提高。本方药味虽多，但均围绕过敏性紫癜各型而设，临床应用可根据具体证型予以化裁。

现代药理研究，辛夷中的挥发油可降低毛细血管通透性，减轻炎症反应，具有抗炎抗过敏作用；苍耳子的抗过敏作用主要通过抑制白介素-2受体，抑制组胺、5-羟色胺的释放，从而减轻过敏反应。

方6：清热凉血消斑汤

出处：陈敬德、王思农，王文春治疗过敏性紫癜经验，中医杂志。

组成：紫草15克，板蓝根30克，茜草15克，白茅根30克，天花粉15克，生地黄炭10克，金银花炭20克，牡丹皮15克，槐花30克，地榆炭10克，蒲黄炭10克，木瓜10克。

用法：每日1剂，水煎服，分2次温服。

功效：清热凉血消斑。

主治：各类过敏性紫癜均可加减化裁。

方解：方中紫草、板蓝根清热，解毒，凉血；茜草治行血止血；白茅根、槐花清热凉血止血；佐以天花粉清热生津；生地黄、金银花二者炒炭存性，能入血分清解血分之毒热，又能养阴护心；配伍牡丹皮清热凉血，活血散瘀，治热入血分之发斑；地榆炭可增强止血以及敛疮作用，且其性凉清热，味苦沉降，直达下焦，专清下焦血热，用于便血、尿血；蒲黄炭行血消瘀、止血；再给予木瓜化湿、和胃、凉血。在此基础上外用雄黄洗剂清热解毒可增强临床疗效。

方7：凉血化瘀通络方

出处：邵莉，孙轶秋治疗过敏性紫癜经验拾撷，北京中医。

组成：水牛角30克（先煎），生地黄10克，赤芍10克，牡丹皮10克，雷公藤6~10克（久煎2 h），鸡血藤15克，大蓟10克，小蓟10克，益母草13克，蝉蜕10克，甘草5克。

用法：每日1剂，水煎服，分2次温服。

功效：凉血化瘀通络。

主治：用于以皮肤紫癜、血尿为主要表现、以血热妄行为主要病机的过敏性紫癜。

方解：本方以犀角地黄汤为基础方加味。犀角地黄汤清热凉血解毒；蝉蜕祛风解表；大蓟、小蓟凉血止血；鸡血藤活血养血；雷公藤祛风除湿，通络止痛，消肿止痛。共奏凉血通络化瘀之功。

临床应用：关节肿痛者加牛膝、忍冬藤、制乳香、制没药，腹痛者加白芍、元胡、木香，肠出血者加地榆炭、槐花炭，水肿者加泽泻、车前子、茯苓皮，血压高者加夏枯草、钩藤，尿中红细胞多者加蒲黄、茜草、紫珠草、侧柏叶，尿蛋白多者加荠菜花、玉米须、鱼腥草，尿中白细胞多者加白茅根、黄柏，尿中有管型者加猫爪草，胆固醇增多者加白花蛇舌草、生山楂。

方8：补肾固精汤

出处：陈安民血液病临证验方。

组成：生地黄炭、熟地黄、山茱萸、黄精、山药、茯苓、牡丹皮、车前子、菟丝子、白术、黄芪、仙鹤草、三七、蒲黄、小蓟、白茅根、玉米须、生薏苡仁。

用法：每日1剂，水煎服，分2次服。

功效：补肾固精。

主治：过敏性紫癜性肾炎见尿潜血、尿蛋白者。

方解：方中熟地黄、山茱萸、黄精补肾滋阴，固本填精；山药、菟丝子、牛膝补肾固精，利尿消肿；黄芪、生薏苡仁、茯苓、车前子、玉米须益气健脾，利尿消肿，消除尿蛋白；生地黄炭、牡丹皮、仙鹤草、三七、蒲黄、小蓟、白茅根化瘀止血，消除尿潜血。诸药共奏补肾固精，消除尿蛋白与潜血而愈紫癜性肾炎。

治疗的同时，嘱患者尽量减少活动，保证充分休息，极力避免致敏因素，避免感冒及其他感染性疾病。

单纯性紫癜

单纯性紫癜是一种无明显不适，仅见皮肤尤其是双下肢反复出现的紫癜，常可自行消退的一种出血性疾病。本病可能与毛细血管壁异常有关，因多发于女性，且多在月经期前出现，故有认为与内分泌有关。

本病很少发于内脏，中医根据其好发于皮肤的特点，将其归属于"紫斑"范畴。病理因素为热、虚、瘀；病性有虚实；病位主要在肝脾肾三脏；病机为热盛、气虚、精亏、瘀血等。

本病的预后一般良好，紫癜较轻者不需治疗。本病新病多实证，经正确治疗，一般1个月左右可获痊愈。但若反复发作，虚实夹杂，应予积极治疗，以防变生他证。

方1：栀连四草汤

出处：陈安民血液病临证验方。

组成：炒栀子30克，连翘30克，仙鹤草30克，紫草30克，旱莲草30克，茜草15克，槐花炭15克，黄芪30克，当归9克，甘草9克，生姜3克，大枣10克。

用法：每日1剂，水煎服，分2次服。

功效：益气摄血，凉血止血。

主治：单纯性紫癜，无外力作用而见肌肤间断性出现片状瘀青紫斑，不痛不痒，无明显全身症状，血象与相关凝血检验正常。

方解：方中黄芪益气摄血，当归养血和血，炒栀子、连翘凉血止血以减少瘀斑再出，仙鹤草、紫草、旱莲草、茜草、槐花炭止血活血消斑，甘草调和诸药，生姜、大枣和胃护中。本方温凉并用互补互制，而能起到平和摄血化斑的作用。

方2：羚柴清气汤

出处：顾来娣引沈法祖老先生方。

组成：羚羊角粉3克（冲服），柴胡8克，延胡索10克，制香附10克，牡丹皮10克，黑山栀10克，夏枯草10克，银花10克，连翘10克，竹叶10克，生地榆10克，怀牛膝10克。

用法：每日1剂，水煎服，分2次温服，于女性经前1周及经期服用效佳。

功效：清疏肝气，凉血止血。

主治：用于单纯性紫癜，女性伴有月经期延长，量多，情绪急躁，舌红、苔黄，脉细数等。

方解：羚羊角粉、柴胡、延胡索、制香附、牡丹皮、黑山栀、夏枯草清疏肝气，银花、连翘、竹叶轻清气分，生地榆凉血止血，怀牛膝引药达病所。

临床应用：紫斑超过10天者，加三妙丸（苍术、黄柏、牛膝）；合并乳房胀痛者，加青皮、橘核、橘叶；女性经后可酌加阿胶、四君子之类。

血栓性血小板减少性紫癜

血栓性血小板减少性紫癜（TTP）是一种罕见的威胁生命的疾病，典型患者具有五联征：发热，血小板减少，溶血，肾功能损害和神经精神症状。其典型病理变化是细小血管广泛微血栓形成，阻塞小血管。

血栓性血小板减少性紫癜在祖国医学中依据其发病特征，属于"瘀血""血证"的范畴。发病的高峰年龄是20~60岁，中位年龄35岁。其发病与寒热、气滞血瘀、痰湿有关。

本病以瘀为主，贯穿各种证型，辨证主要在瘀的基础上从寒热、气滞气虚、痰湿等考虑，在脏腑上主要与心、肝、脾有密切联系。心主血脉，肝主疏泄，脾主统血，对血液的运行有直接的关系。当脏腑、经脉、气、津受损时，就会造成瘀阻。两者互为因果，互相影响交织。

方1：清瘟败毒饮加减

出处：孙伟正、刘丽波、孙凤，中医血液病学，中国医药科技出版社。

组成：生石膏30克，知母15克，生地黄15克，犀角（或水牛角）10克，黄连10克，赤芍15克，黄芩15克，栀子15克，玄参15克，桔梗15克，连翘15克，竹叶15克，牡丹皮15克，甘草6克，丹参20克，红花15克，郁金15克，紫草30克。

用法：每日1剂，水煎服，分2次温服。

功效：清热解毒，活血化瘀。

主治：血栓性血小板减少性紫癜证属热毒炽盛夹瘀者，症见壮热、口干口渴、心烦、夜寐不安、面红耳赤、溲黄便秘、皮肤紫黑斑点；或兼吐血、便血、尿血，甚至出现神昏谵语、四肢痉挛拘急、烦躁，有瘀斑、瘀点。舌红、苔黄，脉弦数。

方解：方中生石膏重用直清胃热，配知母、甘草清热保津，加连翘、竹叶轻清宣透，清透气分表里之热毒；方中黄连解毒汤通泄三焦，清泄气分上下之火邪。诸药合用，目的清气分之热。犀角、生地黄、赤芍、牡丹皮共用，为犀角地黄汤法，专于凉血解毒，养阴化瘀，以清血分之热。以上三方合用，则气血两清的作用尤强。此外，玄参、桔梗、甘草、连翘同用，还能清润咽喉；竹叶、栀子同用则清心利尿，导热下行。

临床应用：出血较重者，加白茅根、大小蓟、地榆、侧柏叶等清热凉血，再配三七、蒲黄、茜草等化瘀止血；腑热便秘者，可加入大黄、芒硝；神昏谵语者，可给予安宫牛黄丸服用。

方 2：犀角散加减

出处：孙伟正、刘丽波、孙凤，中医血液病学，中国医药科技出版社。
组成：水牛角 30 克，黄连 10 克，升麻 15 克，山栀 15 克，茵陈 15 克。
用法：每日 1 剂，水煎服，分 2 次温服。
功效：清热利湿，活血化瘀。
主治：血栓性血小板减少性紫癜证属湿热蕴结夹瘀者，与方 1 症状完全相同。症见壮热，口干口渴，心烦，夜寐不安，面红耳赤，溲黄便秘，皮肤紫黑斑点；或兼吐血，便血，尿血，甚至出现神昏谵语、四肢痉挛拘急、烦躁，有瘀斑、瘀点。舌红、苔黄，脉弦数。
方解：方中犀角（用水牛角代替）清热解毒，凉血止血；黄连、山栀、升麻加强清热解毒之功；茵陈清热利湿退黄。
临床应用：出现尿血、便血者，加白茅根、大小蓟、地榆、侧柏叶等清热凉血；胁下积痛者，加桃仁、红花活血化瘀；小便不利者，加猪苓、泽泻、茯苓、木通通利小便。

方 3：丁济南方

出处：史宇广、单书健，当代名医临证精华·奇症专辑。
组成：党参 15 克，炙升麻 3 克，生地黄炭 15 克，藕节 15 克，煅龙骨 12 克，炙远志 3 克，牡丹皮 9 克，炒防风 12 克，石菖蒲 9 克，紫花地丁草 15 克。紫雪散 2 支。
用法：每日 1 剂，水煎服，分 2 次温服；紫雪散冲服。
功效：益气摄血，清热开窍祛风。
主治：血栓性血小板减少性紫癜证属气虚血热、引动肝风、内闭心包者，症见壮热、口干口渴、心烦、夜寐不安、牙龈渗血不止、皮肤紫癜，或便血、尿血，甚至出现神昏谵语、四肢痉挛拘急、烦躁，肌肤瘀斑、瘀点。舌质淡红、苔薄腻，脉滑。
方解：方中党参、升麻益气摄血，升阳固本；生地黄炭、藕节、牡丹皮凉血止血；防风祛在表之风邪；龙骨、菖蒲熄风开窍；紫花地丁草清热解毒凉血。紫雪散清热凉血熄风开窍。本方标本兼治。
临床应用：高热神昏者，随病情可酌选紫雪散、安宫牛黄丸、羚羊角粉等凉开之剂；呃逆频作者，加公丁香；痰湿重者，加苍白术、陈皮、半夏等；血热妄行者，可加用犀角地黄汤。

方4：桃红圣愈汤

出处：孙伟正、刘丽波、孙凤，中医血液病学，中国医药科技出版社。

组成：熟地黄20克，白芍15克，川芎15克，人参20克，当归15克，黄芪30克，桃仁15克，红花15克。

用法：每日1剂，水煎服，分2次温服。

功效：益气养血，活血化瘀。

主治：血栓性血小板减少性紫癜证属气血亏虚夹瘀者，症见皮肤瘀斑，斑点逐渐出现，呈淡红色；神疲乏力、心悸气短、动则尤甚，面色萎黄、头晕，食少纳呆；兼见鼻衄、齿衄，但出血量少。舌淡、苔薄白，脉细涩。

方解：圣愈汤，即四物汤加人参、黄芪，治一切失血过多，阴亏气弱，烦热作渴，睡卧不宁者。加桃仁、红花活血止血。

临床应用：血虚重者，加鸡血藤、枸杞子、阿胶补血养血；出血重时，去桃仁、红花，加白茅根、大小蓟、地榆、侧柏叶、三七等。

方5：急救回阳汤

出处：孙伟正、刘丽波、孙凤，中医血液病学，中国医药科技出版社。

组成：人参15克（可用潞党参代之），生山药30克，生杭芍15克，山萸肉24克，炙甘草9克，赭石（研细）12克，朱砂（研细）15克。

用法：每日1剂，水煎服，分2次温服。

功效：温阳益气，活血化瘀。

主治：血栓性血小板减少性紫癜证属脾肾阳虚夹瘀者，症见倦怠乏力，畏寒肢冷，腹胀、腹泻或大便溏薄，小便短少而色清，面色㿠白，腰酸、纳差、肢体浮肿，皮肤紫斑色淡而稀疏；兼见鼻衄、齿衄，但出血量少。舌质淡紫，或舌淡有瘀点、瘀斑，脉沉细涩，或沉迟。

方解：方中重用人参以回阳；山药、芍药以滋阴；山萸肉敛肝气之脱；炙甘草和中气；赭石止呕吐，色赤入心，协人参助心气下降；山药温固下焦，滋补真阴，协人参以回肾气之下趋，使之上行也；朱砂直入心以解毒。

临床应用：血瘀重者，酌加川芎、延胡索、丹参；面黯乏力者，可加淫羊藿、补骨脂、巴戟天、菟丝子温补阳气。

方6：一贯煎合血府逐瘀汤

出处：孙伟正、刘丽波、孙凤，中医血液病学，中国医药科技出版社。

组成：北沙参、麦冬、当归身各15克，生地黄30克，枸杞子15克，川楝子6克，桃仁15克，红花、牛膝各12克，赤芍、川芎、桔梗各15克，枳壳15克，甘草9克，柴胡6克。

用法：每日 1 剂，水煎服，分 2 次温服。

功效：滋养肝肾，活血化瘀。

主治：血栓性血小板减少性紫癜证属肝肾阴虚夹瘀者，症见低热，手足心热，形体消瘦，盗汗，头晕耳鸣，腰膝酸软，两目干涩，胸脘胁痛；兼见口苦吞酸，皮肤紫斑，鼻衄。舌红、少苔，舌体有瘀斑或瘀点，脉细数。

方解：一贯煎与血府逐瘀汤合方化裁，取一贯煎滋养肝肾之阴，取血府逐瘀汤活血化瘀，理气止痛。方中北沙参、麦冬、生地黄、枸杞子、当归滋补肝肾肺胃，养血养阴生津。当归、川芎、赤芍、桃仁、红花活血祛瘀，消斑止衄，此因瘀血去新血生，新血生则斑消衄止；川楝子疏肝泄热，理气止痛；牛膝活血通经，祛瘀止痛；柴胡疏肝解郁，升达清阳，与桔梗、枳壳同用，一升一降，尤善理气行滞，使气行则血行；甘草调和诸药。两方合用，既补肝肾阴虚，又有活血化瘀之妙。

临床应用：阴虚重者，加玄参养阴；瘀血重者加丹参，郁金加强活血化瘀；潮热明显者，酌加地骨皮、鳖甲、银柴胡、龟板，以清虚热。

毛细血管扩张性环状紫癜

毛细血管扩张性环状紫癜属于色素性紫癜性皮肤病，本病的特征性表现为毛细血管扩张性小点出血色素沉着所组成的环状损害，下肢多见，以浅褐色斑疹及斑丘疹多见。损害为 1~2 平方厘米大小环状斑片，并逐渐向周围扩大，或相互融合，边缘明显，皮损持续时间较长，消退较慢。

活血逐瘀汤

出处：李祥云，中医治愈奇病集成。

组成：丹参 15 克，当归尾 10 克，赤芍 12 克，牛膝 10 克，泽兰 10 克，桃仁 10 克，红花 10 克，蒲黄炭 10 克。

用法：每日 1 剂，水煎服，分 2 次服。

功效：活血化瘀，止血除斑。

主治：毛细血管扩张性环状紫癜，下肢伸侧见浅褐色斑疹及斑丘疹，伴不同程度之瘙痒症状。

方解：此证属瘀血阻滞，外溢脉络。方中丹参、当归尾、赤芍、桃仁、红花活血化瘀；牛膝引药下行，且具活血功效；蒲黄炭止血。诸药合用，使瘀滞得以消散，环状紫癜消退。

本病往往与剧烈活动劳累有关，所以治疗期间或愈后的一个时期，嘱患者要适当多休息，避免劳累与剧烈运动，以免复发。

血 友 病

血友病（hemophilia）是一种 X 染色体连锁的隐性遗传性出血性疾病，可分为血友病 A 和血友病 B 两种。前者为凝血因子Ⅷ（FⅧ）质或量的异常所致，后者为凝血因子Ⅸ（FⅨ）质或量的异常所致。

据世界卫生组织（WHO）和世界血友病联盟（WHF）1990 年会议报告统计，血友病 A 的发病率为 0.000 15~0.000 2，我国的血友病的发生率为0.000 027，其中血友病 A 占 80%以上。

血友病在临床上以出血为主要症状，根据本病临床上主要以身体各个部位的出血为主，可归纳为中医学的"血证"或"血病"范畴。病因病机主要有热盛迫血、肾精不足、气虚不摄、瘀血阻络四个方面。清代医家唐容川的《血证论》认为止血、消瘀、宁血、补血是为治疗血证之四法，对血友病的治疗有其指导意义。以前我国对遗传性出血性疾病没有有效的治疗方案，预后不佳。现在由于预防治疗、替代治疗和基因治疗的日益成熟，血友病患者的正常寿命逐渐趋向正常。

方 1：加味清胃散

出处：梁冰、李达，专科专病名医临证经验丛书：血液病，人民卫生出版社。

组成：黄连 10 克，生地黄 15 克，当归 10 克，牡丹皮 10 克，升麻 10 克，石膏 30 克，元参 10 克，白茅根 30 克，甘草 10 克。

用法：每日 1 剂，水煎服，分 2 次温服。

功效：清热泻火，凉血止血。

主治：血友病阳明蕴热，胃火上炎之齿衄，症见牙齿浮动疼痛，齿龈红肿，牙龈糜烂渗血，血色鲜红，口臭，便秘；舌红、苔稍黄，脉数。

方解：本方由清胃散化裁而成。清胃散（黄连、生地黄、当归、牡丹皮、升麻）清热凉血；元参归肾、胃经而滋阴降火；白茅根归胃、肺经，清热凉血；石膏清胃火；甘草调和诸药。诸药合用，共奏清热泻火，凉血止血之功。

方 2：加味小蓟饮子

出处：梁冰、李达，专科专病名医临证经验丛书：血液病，人民卫生出版社。（王旭方）

组成：小蓟 30 克，木通 10 克，生地黄 15 克，竹叶 10 克，藕节 30 克，蒲黄炭（包煎）10 克，滑石 10 克，栀子 10 克，当归 10 克，炙甘草 6 克，白茅根 30 克，仙鹤草 30 克，三七粉 3 克（冲服），琥珀 1 克（冲服）。

用法：每日 1 剂，水煎服，分 2 次温服。

功效：清泻三焦火，滋阴降火，凉血止血。

主治：血友病阴虚火旺，下焦热盛所致尿血，面色潮红，腰膝酸软，口苦心烦，胸胁胀满，舌红、少苔，脉细数。

方解：本方由小蓟饮子化裁而成。小蓟饮子（小蓟、蒲黄炭、藕节、滑石、木通、生地黄、当归、甘草、栀子、竹叶）清泄心肺三焦之火，凉血止血；白茅根、仙鹤草、三七粉、琥珀凉血止血，镇静安神。诸药合用，共奏滋阴清降火、凉血止血之功。尿血止后，继服知柏地黄丸巩固疗效。

方 3：加味黄土汤

出处：梁冰、李达，专科专病名医临证经验丛书：血液病，人民卫生出版社。（王旭方）

组成：灶心土（包煎）60 克，炮附子（先煎）10 克，焦白术 10 克，阿胶 10 克（烊化），黄芩 10 克，炙甘草 6 克，人参 10 克，炮姜 6 克，三七粉（冲服）3 克，仙鹤草 30 克。

用法：每日 1 剂，水煎服，分 2 次温服。

功效：温阳健脾，养血止血。

主治：血友病中气虚寒，复感外邪，阴寒伤脏，脾不统血而致的便血，面色苍白，四肢不温。舌淡、苔薄白，脉沉迟无力。

方解：本方由黄土汤化裁而成。方中黄土汤（灶心黄土、附子、白术、熟地黄、阿胶、黄芩、甘草）养血止血，温阳健脾；人参补中益气；炮姜温经止血；三七粉、仙鹤草化瘀、收敛止血。诸药合用，共奏温阳健脾，养血止血之功。

方 4：舒筋止痛方

出处：梁冰、李达，专科专病名医临证经验丛书：血液病，人民卫生出版社。（常世平方）

组成：白芍 20 克，生牡蛎 30 克，生薏苡仁 30 克，牡丹皮 10 克，白薇 15 克，白茅根 20 克，小蓟草 15 克，荷叶 10 克。

用法：每日 1 剂，水煎服，分 2 次温服。配合外敷药同用。

功效：柔肝清热，凉血止血。

主治：血友病证属肝旺血热，热伤血络者，症见反复关节疼痛，不能行走站立，夜不能平卧。舌淡、苔薄白，脉细弦数。

方解：白芍养肝阴柔肝气，舒筋缓急止痛，其性味酸苦微寒，可清火收敛止血，而无动血之虞，此为君药。生牡蛎益阴收敛镇痛，且有软坚散结之功；生薏苡仁祛湿消肿，缓解肌肉挛缩而痛；丹皮清肝火，凉血活血祛瘀止痛；小蓟凉血破瘀止血；茅根利湿消肿，凉血止血；荷叶散瘀止痛；白薇养阴而防虚热动血。

方5：凉血止血散瘀方

出处：梁冰、李达，专科专病名医临证经验丛书：血液病，人民卫生出版社。（甘欣锦方）

组成：水牛角30克，生地黄15克，黑山栀10克，牡丹皮10克，赤芍10克，玄参10克，白茅根15克，藕节炭10克，茜草10克，大黄炭10克。

用法：每日1剂，水煎服，分2次温服。

功效：清热凉血，化瘀止血。

主治：血热炽盛，迫血妄行，血出瘀留，瘀血内停之血友病出血，症见牙宣不止，片刻即吐，色鲜红，口唇绛红，口干欲饮，烦躁欲怒，夜寐不安，纳可便调。舌红、苔薄，脉滑数。

方解：水牛角清热凉血；牡丹皮清肝火，凉血活血祛瘀止痛；小蓟凉血破瘀止血；茅根利湿消肿，凉血止血；大黄炭散瘀止痛；黑山栀、藕节炭、茜草凉血止血；赤芍养血活血；玄参养阴清热。

临床应用：关节肿痛、不能步履者，加大蓟、小蓟各15克，牛膝10克，凉血破瘀止血。

方6：大黄苎麻根汤

出处：梁冰、李达，专科专病名医临证经验丛书：血液病，人民卫生出版社。（钱利凝方）

组成：大黄炭12克，生熟地黄炭各15克，紫草根12克，紫珠草15克，苎麻根30克，白及15克，地榆15克，牡丹皮10克，甘草3克。

用法：每日1剂，水煎服，分2次温服。

功效：泻火解毒，清热凉血。

主治：血友病出现的皮肤黏膜紫癜、鼻衄、齿衄、便血、关节血肿及月经过多等出血倾向。

方解：大黄炭散瘀止痛；牡丹皮清肝火，凉血活血止血；生熟地黄炭养血止血；紫草根、紫珠草、苎麻根凉血止血；地榆、白及收敛止血；甘草调和诸药。

临床应用：血虚明显者加党参、阿胶、鸡血藤；阴虚内热者加玉竹、水牛角、旱莲草；气血两虚者加黄芪、阿胶、当归、白术；肌衄及关节血肿者加丹参、三七、失笑散。

方7：散瘀止痛敷贴方

出处：梁冰、李达，专科专病名医临证经验丛书：血液病，人民卫生出版社。（胡振玉方）

组成：大黄、䗪虫、血竭、天花粉、紫花地丁、蒲公英各30克，桃仁、红花、乳香、没药各20克。

用法：上药共研细末，用凡士林调成软膏，取适量敷于血肿之上，厚约0.3厘米，上盖塑料薄膜，外用纱布包扎，每日或隔日换药1次。

功效：活血化瘀，通经止痛。

主治：血友病反复出血致深部血肿，尤其是关节腔血肿致关节僵硬、畸形、功能障碍。

方解：大黄、䗪虫、桃仁、红花逐瘀痛经，推陈致新；血竭、乳香、没药活血散瘀止痛；配紫花地丁、蒲公英、天花粉凉血散瘀，清热解毒，以防瘀血郁腐成脓。

弥漫性血管内凝血方

弥散性血管内凝血（DIC）是一种在严重的原发病基础上，不同病因导致局部损害而出现以血管内凝血、机体广泛性微血栓形成、伴有继发性纤维蛋白溶解亢进为特征的获得性全身血栓-出血综合征。其原发病可以是感染、恶性肿瘤、病理产科、严重创伤、大手术及药物等，常引起多脏器栓塞和功能衰竭，广泛严重的全身出血，顽固性休克及微血管性溶血性贫血。

本病多伴有皮肤黏膜出血点、紫癜、鼻衄、齿衄、呕血、尿血、便血或脏器出血。属于"血证"范畴之"瘀血""出血"和"厥脱证"。辨证多从热毒及气、阴、阳亏虚入手，而瘀血贯穿始终，为辨证之本。

DIC的转归、预后，与原发病的治疗密切相关。热毒血瘀型的患者虽起病急骤，但如能及时有效治疗，使外邪得到控制和消除，预后较好。但若出现神昏谵语，出血重的热盛耗血，动血现象，或面暗唇紫、四肢厥冷、脉微欲绝的阳气欲脱之象，预后差。阴虚火旺和气虚血瘀型，病程较长，出血现象较轻，需要长时间治疗，如治疗得当，可逐步好转或治愈。

方1：重楼茜草根汤

出处：冯靖涵、李沐涵，中医药治疗弥漫性血管内凝血研究进展，辽宁中医药大学学报。（防城港市中医院方）

组成：生地黄20克，赤芍15克，牡丹皮12克，丹参15克，茜草根30克，茅根30克，侧柏叶30克，半边莲30克，黄柏10克，黄连10克，大黄10克，七叶一枝花30克，仙鹤草30克，甘草10克。

用法：每日1剂，水煎服，分2次温服。

功效：清热解毒，活血化瘀，凉血止血。

主治：用于竹叶青蛇咬伤的患者合并DIC，早期在应用抗蝮蛇毒血清，以及复方丹参、山莨菪碱静脉滴注的基础上应用。

方解：生地黄清热解毒凉血，赤芍、牡丹皮、丹参活血化瘀，黄柏、黄连、大黄清解三焦热毒，茅根、半边莲、七叶一枝花清热凉血，茜草根、侧柏叶、仙鹤草凉血止血，甘草解毒益中焦，调和诸药。

临床疗效：23 例全部治愈，治愈率 100%，无伤残病例，及时截断 DIC 的病机发展。

方 2：清瘟败毒饮加减

出处：冯靖涵、李沐涵，中医药治疗弥漫性血管内凝血研究进展，辽宁中医药大学学报。

组成：水牛角 60 克，生石膏（先煎）60 克，生地黄 15 克，玄参 15 克，黄芩 15 克，知母 15 克，赤芍 15 克，栀子 12 克，牡丹皮 12 克，桔梗 12 克，连翘 10 克，黄连 10 克，竹叶 10 克，甘草 6 克。

用法：每日 1 剂，水煎服，分 2 次温服。

功效：清热解毒，凉血止血。

主治：用于毒蛇咬伤的患者合并 DIC，在对照组伤口常规处理，静脉注射抗蛇毒血清，合理使用抗生素，适当补充凝血因子、血浆基础上应用。也用于辨证属于热毒炽盛者。

方解：重用生石膏直清胃热；石膏配知母、甘草，清热保津；加以连翘、竹叶，轻清宣透，清透气分表里之热毒；再加黄芩、连翘、栀子（即黄连解毒汤法）通泄三焦，可清泄气分上下之火邪。水牛角、生地黄、赤芍、牡丹皮共用，为犀角地黄汤法，专于凉血解毒，养阴化瘀，以清血分之热。玄参、桔梗、甘草、连翘同用，还能清润咽喉；竹叶、栀子同用则清心利尿，导热下行。综合本方诸药的配伍，对疫毒火邪充斥内外、气血两燔的证候，确为有效的良方。

临床疗效：结果治疗组总有效率 93.33% 明显高于对照组 56.25%，两组比较 $P<0.01$，差异具有显著性。

方 3：清瘀汤

出处：周复兴，清瘀汤治疗弥漫性血管内凝血 30 例临床观察，内蒙古中医药。

组成：生地黄 30 克，桃仁 10 克，大黄 9 克，丹参 30 克，赤芍 12 克，牡丹皮 12 克，紫草 12 克，红花 9 克，三七粉 6 克，水蛭 5 克，肉桂 5 克，甘草 6 克。

用法：每日 1 剂，水煎服，分 2 次温服。

功效：活血化瘀，凉血止血，寒热平调。

主治：用于毒蛇咬伤的患者合并 DIC，在对照组伤口常规处理，静脉注射抗蛇毒血清，合理使用抗生素，适当补充凝血因子、血浆基础上应用。也用于辨证属于热毒炽盛者。

方解：方中丹参活血凉血，赤芍散瘀凉血，水牛角解毒凉血，红花祛瘀活血，水蛭逐瘀破血，都具有活血化瘀之功效，共为君药；三七粉化瘀止血，蒲黄祛瘀止血，血余炭散瘀止血，都具有止血而不留瘀特点，为臣药；佐以肉桂一味温通经脉，平调寒热，以防诸药过于寒凉，败坏胃气，甘草调和诸药为使药。全方活血而不加重出血，止血而不留瘀滞，加减灵活，寒热平调。

临床应用：阳虚者，加附子、干姜；气阴两虚者，加西洋参、玄参、麦冬；偏于湿者，可加苦参、薏苡仁、茯苓；热毒炽盛者，加大青叶、水牛角、石膏、知母；出血症状显著者，酌加蒲黄炭、藕节、白茅根、小蓟炭、茜草、地榆炭等。

临床疗效：对照组有效率 57%，治疗组有效率 73%。治疗组有效率高于对照组（$P<0.05$），具有统计学意义，表明在常规治疗的基础上加用自拟清瘀汤口服治疗 DIC 临床疗效肯定。

方 4：哈医大益气化瘀方

出处：李金梅、姜长玲、喜斌、胡晓晨，中药配合治疗急性早幼粒细胞白血病并发 DIC 26 例临床观察，中医杂志。

组成：黄芪 25 克，人参 5 克，党参 15 克，淫羊藿 15 克，黄精 15 克，当归 10 克，何首乌 15 克，桃仁 10 克，赤芍 10 克，红花 10 克。

用法：每日 1 剂，水煎服，分 2 次温服。

功效：益气养血，活血化瘀。

主治：用于急性早幼粒细胞白血病合并 DIC 辨证属于气虚血瘀者，症见疲倦乏力、畏寒喜暖、四肢不温、自汗气短、语音低微、皮肤瘀斑，兼见鼻衄、便血等，舌质紫暗有瘀斑，脉细弱。

方解：方中黄芪、人参益气养血扶正，党参健脾益气，淫羊藿阴阳双补重在助阳，黄精、何首乌补益肾精重在养阴，当归补血，桃仁、红花、赤芍活血化瘀。全方益气养血，滋阴补阳，活血化瘀，补而不留瘀，活而不伤正，标本兼治。

急性早幼粒细胞白血病目前已成为可治愈疾病，其早期易合并 DIC，是导致其死亡的最常见原因。在常规治疗的基础上给予中医中药辨证治疗，能明显提高 DIC 治愈率和抢救成功率。

方 5：大黄桃仁汤

出处：张先勇，辨证治疗流行性出血热 DIC/42 例临床分析，江西中医药医。

组成：大黄、芒硝各 20~50 克（冲服），生地黄 30 克，桃仁 10 克，赤芍 10 克，牡丹皮 10 克，红花 6 克。

用法：每日 1 剂，水煎服，分 2 次温服。

功效：通里攻下，凉血化瘀。

主治：用于流行性出血热合并 DIC，热结肠腑并入营血证。凡辨证属热结肠腑并入营血证者临床均可应用，不应拘泥于原发病。

方解：方中大黄、芒硝通腑泄热，生地黄、牡丹皮养血凉血活血，桃仁、红花、赤芍祛瘀活血，共奏通里攻下、凉血化瘀、养血止血之功效。本方简洁易行，临证时亦可随症加减。

方6：桃红六味地黄汤

出处：孙伟正、刘丽波、孙凤，中医血液病学，北京中医药科技出版社。

组成：丹参 20 克，红花 10 克，赤芍 15 克，郁金 15 克，香附 10 克，当归 9 克，生地黄 30 克，熟地黄 30 克，牡丹皮 15 克，山药 15 克，泽泻 15 克，茯苓 12 克。

用法：每日 1 剂，水煎服，分 2 次温服。

功效：滋阴养血，活血化瘀。

主治：用于 DIC 辨证属阴虚血瘀者，尤其肝肾阴虚明显者。症见低热、腰膝酸软、五心烦热、心悸失眠、盗汗、头晕耳鸣、两目干涩、皮肤瘀斑，兼见鼻衄、齿衄、呕血。舌质红，有瘀点或瘀斑，苔少，脉弦细数。

方解：方中六味地黄丸滋补肝肾，滋阴养血以治本，辅以养血、行气、活血。以破血之品桃仁、红花活血化瘀；以甘温之熟地、当归滋阴补肝、养血调经；赤芍养血和营，以增补血之力；香附、郁金活血行气、调畅气血，以助活血之功。全方配伍得当，标本兼治，使瘀血祛、新血生、气机畅。出血严重者，可加用藕节、地榆、大蓟、小蓟等。

放化疗副反应病症良方

骨髓抑制诸症

骨髓抑制是指骨髓中的血细胞前体的活性下降，是多数化疗药的常见毒性反应。肿瘤治疗过程中的放、化疗作用于造血干细胞，使得血细胞的生成受抑，表现为外周血中白细胞、红细胞、血小板等的减少。下表即骨髓抑制分度标准：

骨髓抑制程度 血液成分	0 度	1 度	2 度	3 度	4 度
血红蛋白（克/L）	≥110	109~95	94~80	79~65	<65
白细胞（×10⁹/L）	≥4.0	3.9~3.0	2.9~2.0	1.9~1.0	<1.0
粒细胞（×10⁹/L）	≥2.0	1.9~1.5	1.4~1.0	0.9~0.5	<0.5
血小板（×10⁹/L）	≥100	99~75	74~50	49~25	<25

骨髓抑制在人体的表象主要包括易感染、贫血、出血等病症，归结于中医属于"虚劳"的范畴。

全血细胞减少

方1：脾肾方

出处：梁慧、蔡美，脾肾方防治化疗后骨髓抑制64例总结，湖南中医杂志。

组成：白参15克，黄芪20克，当归10克，白术10克，枸杞子10克，菟丝子10克，仙灵脾10克，女贞子10克，补骨脂10克，旱莲草10克，仙茅10克，白芍10克，熟地黄10克，川芎10克，茯苓10克，鸡血藤20克，阿胶10克，生姜10克，大枣10克。

用法：水煎服，每日1剂，2次分服。

功效：补益脾肾。

主治：白血病放、化疗后多见正气亏虚、先后天受损、气血两伤的证候，骨髓抑制表现为白细胞、红细胞、血小板等下降明显，所见全身症状也多表现为脾肾亏虚，气血不足之证。

方解：方中白参、黄芪、当归益气生血；枸杞子、女贞子、熟地黄、旱莲草滋补肝肾之阴，生精化血，菟丝子、仙灵脾、仙茅温肾助阳；白术、茯苓、生姜、大枣健脾利湿补益后天；川芎、鸡血藤活血祛瘀生新血；阿胶血肉有情之品生血。

临床疗效：可降低化疗后白细胞、血小板、贫血的发生率。

方2：参芪当归阿胶汤

出处：陈安民血液病临证验方。

组成：黄芪、红参、当归、阿胶、地黄、芍药、女贞子、枸杞子、墨旱莲、鹿角霜、补骨脂、白术、茯苓、陈皮、砂仁、三七参、仙鹤草、栀子（炭）、连翘、枳壳、焦山楂。

用法：水煎服，每日1剂，分2次服。

功效：补肾健脾，生精化血。

主治：放疗、化疗后骨髓抑制全血细胞减少，倦怠乏力，精神不振，食欲不振；舌淡红、苔白腻，脉沉缓无力。

方解：黄芪、红参大补元气，益气生血；鹿角霜、补骨脂温壮肾阳，强化造血生机；当归、地黄、芍药、阿胶、女贞子、枸杞子、墨旱莲滋补肝肾阴液，化生精血；白术、陈皮、茯苓、枳壳、砂仁、焦山楂健运脾胃，强后天之本，受气取汁而生血；三七参、仙鹤草、栀子炭、连翘活血止血生血，放疗、化疗后血小板会有不同程度的下降，多有轻重不同的血证，以三七参活血止血而生新血，栀子（炭）、连翘凉血止血而除血证。诸药合用，促进造血功能得以较快恢复。

方 3：滋髓生血胶囊

出处：陈安民血液病临证验方。

组成：黄芪 180 克，红参 27 克，鹿茸 18 克，阿胶 45 克，龟甲胶 27 克，鹿角胶 27 克，当归 27 克，白芍 45 克，生地黄 45 克，熟地黄 45 克，龙眼肉 45 克，枸杞子 45 克，女贞子 45 克，墨旱莲 90 克，补骨脂 45 克，淫羊藿（油炙）45 克，栀子（炭）45 克，连翘 45 克，三七 27 克，仙鹤草 45 克，山楂（炒）45 克，陈皮 27 克，枳壳 27 克，大枣 90 克

用法：口服，1 次 4~6 粒，每日 3 次，饭后白开水温服。

功效：补肾健脾，滋髓生血。

主治：化疗后血红蛋白并红细胞、白细胞、血小板均有不同程度的降低，面色无华，心悸短气，倦怠乏力。舌淡红，苔白稍腻，脉象沉缓无力。

方解：方中鹿茸、阿胶、红参、龟甲胶具有益气养血、滋髓填精之功效；生熟地黄、当归、女贞子、枸杞子、龙眼肉、墨旱莲具有滋补肝肾、化生阴血之功效，这是血流化生的物质基础；而淫羊藿、补骨脂具有温壮肾阳、补养肾阴之功效；黄芪、红参具有益气健脾、资气化生、补气生血之功效；栀子炭、连翘具有凉血、止血、补血生血之功效；三七具有止血活血、祛瘀生血之功效；焦山楂具有健运脾胃、气血化生之功效。诸药合用具有补肾健脾、滋髓生血之功效，发挥滋补阴阳、气血化生之作用。

方 4：化疗扶正汤

出处：薛育新、杨建平，化疗扶正汤防治骨髓抑制 96 例临床观察，光明中医。

组成：黄芪 30 克，太子参 30 克，当归 12 克，白术 10 克，郁金 10 克，半夏 10 克，茯苓 10 克，鸡血藤 30 克，枸杞子 15 克，菟丝子 15 克，女贞子 15 克，茵陈 15 克，生姜 3 片。

用法：水煎服，每日 1 剂，分 2 次服。

功效：补益气血，滋补肝肾。

主治：白血病放疗、化疗后多见正气亏虚、气血两伤的证候，骨髓抑制表现为白细胞、血小板等下降明显，所见全身症状也多表现气血两虚、肝肾亏虚之证，故而制方也当补益气血，滋补肝肾。

方解：方中黄芪、太子参、当归益气生血；枸杞子、女贞子滋补肝肾之阴，生精化血；菟丝子温肾阳，生精取其阴得阳助，方能生化无穷；半夏、白术、茯苓、茵陈健脾利湿补益后天；郁金、鸡血藤理气活血祛瘀且生新血；生姜温中解毒。

临床疗效：与对照组比，2度以上骨髓移植白细胞减少下降了 22.4%，血小板减少下降了 19.2%，临床症状也多能改善。

方5：化疗后诸虚膏方

出处：陈安民血液病临证验方。

组成：炙黄芪 200 克，太子参 200 克，北沙参 150 克，石斛 100 克，玄参 150 克，生白术 150 克，茯苓 150 克，陈皮 90 克，姜半夏 60 克，砂仁 60 克，炒栀子 100 克，竹茹 60 克，桂圆肉 100 克，红枣肉 100 克，黄精 100 克，山萸肉 100 克，仙灵脾 100 克，肉苁蓉 100 克，菟丝子 100 克，天冬 100 克，麦冬 100 克，百合 100 克，当归 100 克，丹参 200 克，霜桑叶 150 克，麻黄根 150 克，浮小麦 200 克，八月札 150 克，龙葵 100 克，焦三仙各 200 克。

另：别直参 150 克，西洋参 150 克，鲜莲肉 500 克（榨汁兑入），灵芝破壁孢子粉 60 克，阿胶 200 克，鹿角胶 200 克，饴糖 200 克，冰糖 200 克，收膏。

用法：每次取膏滋 30~50 克，白开水冲服，每日早晚各服 1 次。

功效：健脾和胃，补益气阴。

主治：化疗后诸般虚证，症见精神倦怠，全身酸软无力，多汗，心悸，短气，口舌干燥，便干溲黄，舌红苔黄乏津，脉沉缓、濡缓或细数。查见周围血象全血细胞会有不同程度的降低。本方也可用于肝肾虚、肺阴胃津不足之干燥综合征及气阴不足的虚劳证患者。

方解：化疗后往往脾胃虚弱影响纳食，并见表虚、气虚、阴虚、血虚诸般虚证，治宜健脾和胃止呕，并调补气血阴阳之虚，同时尚需促气血化生以利再次化疗。本方遵香砂六君汤、沙参麦冬汤、生脉饮、增液汤、麦味地黄汤等方综合化裁而成。黄芪、别直参、白术、茯苓、砂仁、陈皮、姜半夏、竹茹、桂圆肉、红枣肉、焦三仙健脾和胃止呕；西洋参、太子参、北沙参、石斛、玄参、黄精、山萸肉、天冬、麦冬、百合、鲜莲肉汁益气养阴生胃津；炒栀子、竹茹清热除烦；黄芪、霜桑叶、麻黄根、浮小麦益气固表敛汗；鹿角胶、仙灵脾、肉苁蓉、菟丝子、当归、阿胶助元阳化生精血；八月札、龙葵、灵芝破壁孢子粉都有一定的抗癌作用，助清除微小残留病理细胞。诸药合用，共奏健脾和胃、补益气阴、复正祛邪而治化疗后诸般虚证。

化疗后白细胞减少

方 1：贞芪升白汤

出处：陈安民血液病临证验方。

组成：黄芪、红参、当归、阿胶、地黄、芍药、女贞子、枸杞子、墨旱莲、鹿角霜、补骨脂、白术、茯苓、陈皮、砂仁、三七参、仙鹤草、栀子炭、连翘、枳壳、焦山楂。

用法：每日 1 剂，水煎服，分 2 次服。

功效：补肾健脾，益气生血。

主治：放、化疗后骨髓抑制白细胞减少，倦怠乏力，精神不振，食欲不振。舌淡红、苔白腻，脉沉缓无力。

方解：黄芪、红参大补元气，益气生血；鹿角霜、补骨脂温壮肾阳，强化造血生机；当归、地黄、芍药、阿胶、女贞子、枸杞子、墨旱莲滋补肝肾阴液，化生精血；白术、陈皮、茯苓、枳壳、砂仁、焦山楂健运脾胃，强后天之本，受气取汁而生血；三七参、仙鹤草、栀子（炭）、连翘活血止血生血，放疗、化疗后血小板会有不同程度的下降，多有轻重不同的血证，以三七参活血止血而生新血，栀子（炭）、连翘凉血止血而除血证。诸药合用，促进造血功能得以较快恢复。

方 2：升白灵汤

出处：吕蕾，自拟方治疗化疗致白细胞减少 30 例，中医函授通讯。

组成：党参、黄芪、补骨脂（破故纸）各 30 克，紫河车 15 克，女贞子 30 克，熟地黄各 20 克，枸杞子、当归各 15 克，鸡血藤 50 克，丹参 15 克。

用法：每日 1 剂，水煎服，早晚 2 次温服。服药期间忌食辛辣之品。

功效：健脾补肾，养血生精。

主治：化疗所致之白细胞减少症，症见精神疲倦、自汗乏力、低热、纳差呕恶等。

方解：方中党参、黄芪健脾气，脾气健运则生化有源；补骨脂、女贞子、枸杞子、紫河车补肾填精，化精为血；熟地黄、当归、鸡血藤、丹参养血活血，补血益髓。诸药相伍，共奏健脾补肾、养血生精之功效。

方 3：化疗补血方

出处：李树芳，化疗补血方防治化疗后贫血及白细胞减少症临床研究，中医学报。

组成：生黄芪 60 克，党参 30 克，白术 10 克，陈皮 12 克，生地黄、熟地黄各 15 克，山茱萸 12 克，当归 12 克，枸杞子 15 克，女贞子 15 克，何首乌 30 克，黄精 15 克，三七粉（冲服）4 克，鸡血藤 30 克，石韦 30 克，阿胶（烊）15 克，大枣 5 枚，肥知母 12 克。

用法：每日 1 剂，水煎 2 次，煎至 500 毫升，分早晚 2 次服用。

功效：益气补血，补肾生髓。

主治：化疗后贫血及白细胞减少，症见精神疲倦、乏力、低热、头晕等。

方解：《温病条辨》："血虚者，补其气而血自生"。化疗补血方大剂量使用，黄芪便是取此用意，化疗后患者以气血两虚最为常见，注重气血双补，临床运用，使得补气以固脱，则气旺而血生。该方以六君子汤加减为底方，以益气行气、复其运化收纳之功，从而推动气血运行，促其血生。方中选用熟地黄、当归、何首乌、阿胶行补血之效。《景岳全书》有言："当归，其味甘而重，故专能补血，其气轻而辛，故又能行血，补中有动，行中有补，诚血中之气药，宜血中之圣药也。"

现在研究证明：当归具有促进造血，抗肿瘤的功效，当归中的当归多糖可以促进血红细胞的生成，对血细胞数目的恢复有明显的促进作用，在化疗补血方的组方依据中，阴生阳长，阴中求阳也可体现出来。熟地黄善补阴血，性微温平和而不伤阳，方中选用熟地黄、枸杞子、山茱萸、制首乌等药物同时配伍，以达到滋阴养血，补精益髓之效。改善肿瘤化疗患者骨髓造血功能，加快骨髓造血细胞的增殖。

方 4：升白益血方

出处：郭姣等，升白益血方治疗白细胞减少症 37 例分析与实验研究，中医药学刊。

组成：黄芪、熟地黄、白术各 15 克，白花蛇舌草 12 克，菟丝子、阿胶（烊化）、山慈菇各 10 克。

用法：每日 1 剂，水煎服，分 2 次服。

功效：健脾补肾，养血解毒。

主治：各种原因所致白细胞减少症，尤其对恶性肿瘤放化疗后的白细胞减少症效佳。症见头晕、乏力、食欲差、四肢困乏、失眠多梦等症，舌淡红、苔薄黄，脉沉细无力。

方解：方中重用黄芪健脾益气固表为主药；辅以白术健脾而助气血之源；菟丝子补肾助阳固精；熟地黄、阿胶滋肾养血；佐以微苦甘寒之白花蛇舌草、山慈菇，既能清解本病兼夹之热毒，又能缓制主药和辅药之温性。现代药理实验提示，本方中的 7 味药分别不同程度地具有升高白细胞或提高机体免疫力的作用。故诸药合用而成健脾补肾、养血解毒、升高白细胞之剂。

临床疗效：本方治疗各种原因所致白细胞减少症疗效确切，对恶性肿瘤放、化疗后的白细胞减少症效果尤为明显，有效率 100%，其中临床痊愈和显效率达 82.35%。

方 5：健脾益肾生髓方

出处：鄂东医疗集团黄石市中心医院。

组成：黄芪 30 克，党参 10 克，当归 10 克，牛骨髓 15 克，熟地黄 10 克，山茱萸 10 克，山药 10 克，白术、茯苓、大枣各 10 克，枸杞子 9 克，龟板胶 10 克，菟丝子 9 克，女贞子 6 克，陈皮 6 克，焦山楂 30 克，焦六神曲 30 克，炒麦芽 30 克，龙眼肉 30 克，甘草 6 克。

用法：每日 1 剂，水煎服，分 2 次服。

功效：健脾补肾，益气养血，益精生髓。

方解：方中黄芪、党参补中益气、健脾益肺；当归补血活血；牛骨髓补肾填髓，补中益气，治虚痨羸瘦、精血亏；熟地黄具有补血滋阴功效；山茱萸补益肝肾，收涩固脱；山药滋肾益精、健脾益胃；白术、茯苓健脾益气；大枣益气养血；龟板胶滋阴潜阳，益肾健骨；枸杞子补虚益精；菟丝子补肾益精，养肝明目；女贞子补肾滋阴、养肝明目；枸杞子、女贞子滋阴补肾；菟丝子助阳，取阴阳互补之效；生姜、大枣开胃健脾，调和营卫；陈皮燥湿、理气、化痰、健脾；焦山楂、焦六神曲、炒麦芽行气健脾，消食健胃，补而不滞；龙眼肉补益心脾，养血安神；甘草补气，调和诸药。

方 6：益气升白汤

出处：李克强，益气升白汤治疗肿瘤化疗后白细胞减少症 68 例，陕西中医。

组成：黄芪 30 克，党参、当归、熟地黄、阿胶、女贞子、骨碎补各 20 克，山药、黄精、白芍各 30 克，白术 12 克，陈皮、甘草各 10 克。

用法：每日 1 剂，水煎服，分 2 次温服。

功效：益气健脾，滋阴补肾，养血柔肝。

主治：血液病放疗、化疗后白细胞减少者。

方解：黄芪、党参、白术、山药、黄精等益气健脾、补养后天气血生化之源；女贞子、骨碎补、熟地黄等滋阴补肾，填精补髓；黄芪与当归合用，乃当归补血汤，配合阿胶之血肉有情之物，以补气养血，调和肝脏；陈皮理气行气，以防滋腻太过，壅滞中气；甘草补中气，调和诸药。全方合用，共奏健脾补肾、益气养血、调和肝脏之功。

方 7：左归补髓生血汤

出处：何春玲、王新梅等，左归补髓生血汤治疗白血病化疗后白细胞减少症的临床研究，中药药理与临床。

组成：牛骨髓 14 克，紫河车 7 克，大怀熟地黄 7 克，山药 7 克（炒），枸杞子 7 克，山茱萸 7 克，龟板胶 7 克（切碎，炒珠），鹿角胶 7 克（敲碎，炒珠），川牛膝 14 克（酒洗蒸熟），菟丝子 7 克，女贞子、旱莲草各 6 克。

用法：每日 1 剂，水煎服，分 2 次服。

功效：滋补肝肾，补髓生血。

主治：血液病放疗、化疗后白细胞减少者。

方解：本方由左归丸加牛骨髓、紫河车组成，取古方"左归丸"之滋阴补肾、填精益髓之功效，方中补阴方中合用补阳药，此即张介宾所谓"善补阴者，必于阳中求阴，则阴得阳升而泉源不竭"。诸药合用而有补肾滋阴益髓生血的功效。

方 8：棉根大枣煎

出处：王擎玉等，棉花根大枣煎剂防治放、化疗引起的白细胞减少临床研究，山东中医杂志。

组成：棉花根 60 克，大枣 50 克。

用法：加水 600 毫升，文火煮沸，煎至 300 毫升，过滤备用。

功效：补气养血。

主治：化疗后白细胞减少，并伴乏力、精神不振、眼花头昏等症状。

方解：棉花根又名土黄芪，性温，味甘，它有补血之功效，同时对癌肿还有治疗作用。大枣甘润，性质平和，既能补脾生血，又能益气生津。

方 9：敷脐升白方

出处：莒县中医医院。

组成：干姜 10 克，肉桂 10 克，血竭 5 克，附子 10 克，当归 5 克，冰片 2 克。

用法：上药粉碎成细末，过筛后混匀，每次取 3 克药末置脐上，再用伤湿止痛膏外封固定，24 小时更换 1 次，连用 10 天。

功效：壮阳扶正，补血生髓。

主治：放疗、化疗后的白细胞减少症阳虚症状较著者。

方解：附子、干姜、肉桂属温热药，能壮阳，使机体功能恢复；当归、血竭补血活血，共用使机体气血旺盛；又利用冰片通窍走窜之性，使脐部皮肤通透性增强，促进药物的吸收。

方 10：芪胶升白胶囊

出处：柳州市中医院。

组成：阿胶、当归、黄芪、苦参、大枣、人参、淫羊藿、血人参。

用法：口服，每次4粒，共计2克，每日3次，连用15天为1个疗程。

功效：补血益气，温肾助阳，健骨生髓。

主治：放疗、化疗后白细胞减少诸症，倦怠乏力、精神不振等气血虚弱表现。

方解：方中黄芪补中益气，扶正固本，现代医学认为，黄芪能促进骨髓细胞脱氧核糖核酸及蛋白质的合成，加快有核细胞分裂，从而增加血细胞数。大枣、当归、阿胶均为补血药。其中大枣为健脾、益气、养血之佳品，在治疗脾胃虚弱的方剂中常有应用，大枣既补气又生血，有健脾专功，所含的大枣多糖对机体非特异性免疫、细胞免疫和体液免疫均有显著兴奋作用，可提高免疫，抑制小鼠腹腔巨噬细胞吞噬功能，促进溶血素溶血空斑形成，提高淋巴细胞转化率和外周血淋巴细胞百分率。当归补血活血，调经止痛，主治血虚头晕，面色不华。当归抗贫血作用的机制与其所含的维生素 B_{12}、烟酸、叶酸、亚叶酸、生物素、多糖等多种成分的综合作用有关。阿胶具有补血、滋阴、润燥、止血等功效，对缺铁性贫血有明显的补血作用，促进造血功能，明显提高红细胞及血红蛋白含量，对缺铁性贫血和失血性贫血有显著的疗效，有显著增强机体免疫功能的作用，对年老体弱、久病体虚、易患感冒者有很好的治疗与预防作用。黄芪与当归合用为有名的当归补血汤，能补气生血，使气旺血生，配合阿胶之血肉有情之物，以补气养血，调和肝脏，可缓解因放化疗后贫血而出现的神疲倦怠、自汗乏力、头晕目眩、记忆力减退、呼吸急促、心悸失眠等症状。淫羊藿具有补肝肾、强筋骨、祛风湿的功效，淫羊藿含有多种化学成分，主要包括黄酮类化合物、多糖、木脂素、生物碱、挥发油及一些必要的微量元素。近年药理研究表明，淫羊藿在免疫、生殖、核酸代谢、心血管及抗衰老方面具有多种药效功能。苦参具有清热燥湿、杀虫、利尿等功效，所含的生物碱具有抗病原微生物、抗炎、抗变态反应、提高免疫及抗肿瘤等作用，对于早幼粒白血病细胞，可显著诱导其向具有正常功能的单核巨噬细胞方向分化，抑制肿瘤细胞增殖。血人参化痰，利湿，活血行气。血虚则容易血瘀，而血瘀日久则可能因实致虚，使体虚加重，故行气活血可以达到补血的目的，同时保证全方补而不滞，补而不留邪。以上药物组成复方，通过补血益气、温肾助阳、健骨生髓的作用促进骨髓红系造血，减轻放、化疗所致的骨髓抑制和免疫抑制，达到快速恢复红细胞、提高血红蛋白含量、纠正贫血的目的。

化疗后血小板减少

方1：丹栀地黄汤

出处：陈安民血液病临证验方。

组成：牡丹皮15克，炒栀子15克，生地黄20克，熟地黄20克，黄芪30

克，当归 9 克，枸杞子 15 克，菟丝子 15 克，女贞子 15 克，仙鹤草 30，紫草 30 克，旱莲草 30 克，茜草 15 克，甘草 9 克

用法：日服 1 剂，水煎服，分 2 次温服。

功效：滋补肝肾，补益气血。

主治：放疗、化疗后血小板减少，症见不同部位不同程度的血证，如齿衄、口腔黏膜血泡、肌肤紫癜、视网膜出血等。

方解：白血病放、化疗后多见气阴两伤的证候，骨髓抑制也表现为血小板再生受挫而致血小板下降，所见全身症状也多表现气阴两虚之证，故而制方也当益气养阴，滋补肝肾。方中黄芪、当归益气生血；生地黄、熟地黄、枸杞子、女贞子滋补肝肾之阴生精化血；菟丝子温肾阳，生精血，取其阴得阳助，方能生化无穷；仙鹤草、紫草、旱莲草、茜草止血祛瘀且生新血；牡丹皮、炒栀子清热而除放疗、化疗之热毒；甘草和中解毒，调和诸药。

现代药理研究，能够对抗化疗对血小板毒副反应而提升血小板的中药有黄芪、女贞子、太子参、升麻、五味子、茜草、商陆、白及、藕节、鸡血藤、元肉、土大黄、石苇、杞果、鸡血藤、大枣、花生衣、水牛角、黄柏、肉苁蓉、狗脊。此外，现代药理研究显示，白及、阿胶有黏合吸附作用，增加血浆胶体渗透压，保护血管壁，用于血小板减少及创伤性出血效佳；阿胶尚能有效改善贫血，而具有补虚作用。临证之时，在辨证论治原则指导下可参照选用。

方 2：三子补血汤

出处：蔺彩娟、甘欣锦，自拟三子补血汤治疗化疗后骨髓抑制的经验，西部中医药。

组成：黄芪 24 克，当归 6 克，枸杞子、菟丝子、女贞子、仙鹤草、茜草、鸡血藤各 12 克，甘草 3 克。

用法：日服 1 剂，水煎服，分 2 次温服。

功效：健脾益肾，补益气血。

方解：方中菟丝子、女贞子、枸杞子益肾填精，化血充髓，阴阳双补；黄芪、当归补益气血，濡养百骸，使精盛血旺，以待正气恢复；鸡血藤养血活血；仙鹤草、茜草凉血止血；甘草解毒，调和诸药。

现代药理研究，黄芪能显著预防和治疗环磷酰胺对骨髓的抑制，使骨髓增生活跃；鸡血藤可刺激造血系统增殖，提高化疗、放疗所降低的白细胞、血小板数；茜草能缩短出血和凝血时间。

化疗后血红蛋白减少

方1：益气活血方

出处：广东省人民医院。

组成：生党参 30 克，陈皮 12 克，黄芪 60 克，生地黄、熟地黄各 15 克，白术 10 克，山茱萸 12 克，当归 12 克，枸杞子 15 克，女贞子 15 克，何首乌 30 克，黄精 15 克，阿胶 15 克，三七粉 4 克，知母 12 克，鸡血藤 30 克，石韦 30 克，大枣 5 枚。

用法：每日 1 剂，文火煎至 500 毫升，早晚 2 次温服。

功效：补脾益气，活血化瘀。

主治：化疗后血红蛋白降低，面色无华，心悸短气，倦怠乏力。

方解：《温病条辨》中说"血虚者，补其气而血自生"，益气活血法大剂量使用，黄芪便是取此用意，化疗后患者以气血两虚最为常见，注重气血双补，补气以固脱，则气旺而血生。当归具有促进造血，抗肿瘤的功效，当归中的当归多糖可以有效促进血红细胞的生成，对恢复血细胞数目有明显的促进作用。方中熟地黄、女贞子、黄精、阿胶、鸡血藤、枸杞子、山茱萸、制首乌等药物同时配伍，以达到滋阴养血，补精益髓之效；党参、白术、陈皮、大枣健脾益气；当归、三七参补血活血生血；知母润燥生津助健运脾胃；石韦凉血止血。共奏补脾益气，活血化瘀。

方2：参芪地黄汤

出处：张建英、刘亚爽等，参芪地黄汤加减治疗肾性贫血的疗效观察，中国煤炭工业医学杂志。

组成：党参 30 克，黄芪 24 克，熟地黄 24 克，山药 12 克，山萸肉 12 克，牡丹皮 10 克，茯苓 10 克。

用法：取汁浓缩 100 毫升，早晚分服。30 天为 1 个疗程，观察 2 个疗程。

功效：益气养阴，补肾固精。

主治：化疗后血红蛋白降低，面色无华，倦怠乏力；舌淡红、苔白，脉沉细稍数，两尺脉无力。

方解：清乾医家沈金鳌之《沈氏尊生书》所创参芪地黄汤系六味地黄丸加人参、黄芪。方中熟地黄滋肾阴、益精髓，在原方中为君药，山茱萸酸温滋肾益肝，山药滋肾补脾，共成三阴并补以收补肾治本之功。原方中配以少量泽泻、牡丹皮、茯苓三药，谓泽泻配熟地黄泻肾降浊，牡丹皮配山茱萸以泻肝火，茯苓配山药而渗脾湿，即所谓"三泻"，补中有泻。方中有"三补"又有"三泻"，是为防止滋补之品产生滞腻之弊，实则以补为主，共达滋补肝肾之阴之功。方中又配以补中益气、生津养血之党参，用黄芪补气升阳、益卫固表作用。本方旨在补肾以生精，益气以生血，从而促进血红蛋白提升。

方3：健脾补肾化瘀方

出处：张雅雯，健脾补肾化瘀法化疗后骨髓抑制保护作用的临床研究。

组成：党参20克，白术15克，当归10克，黄芪30克，赤芍10克，首乌15克，桃仁10克，红花10克，女贞子30克，陈皮10克，甘草6克。

用法：每日1剂，分2次温服，连服8周。

功效：健脾补肾，活血化瘀。

主治：化疗后血红蛋白降低，面色无华，心悸短气，倦怠乏力；舌淡黯、苔白稍腻，脉象沉缓无力或沉涩。

方解：方中党参、白术、黄芪补气健脾以利后天营卫化生和精血之间的转化；当归伍以黄芪加强了补气生血作用；枸杞子、女贞子、首乌滋补肝肾阴虚，补充化精血之物质；配以赤芍、桃仁、红花养血活血，既能生新，又能祛瘀防瘀。本方在健脾益肾的基础上辅以活血化瘀之品有利于改善骨髓血供，更加有利于造血生血，但需注意在有出血症状及血小板过低的情况下不宜加入活血化瘀之品。

方4：化疗补血方

出处：上海市中医医院。

组成：生黄芪60克，党参30克，白术10克，陈皮12克，生地黄、熟地黄各15克，山茱萸12克，当归12克，枸杞子15克，女贞子15克，何首乌30克，黄精15克，三七粉（冲服）4克，鸡血藤30克，石韦30克，阿胶（烊）15克，肥知母12克，大枣5枚。

用法：每日1剂，水煎2次，煎至500毫升，分早晚2次服用。

功效：补脾益气，活血化瘀。

主治：化疗后血红蛋白降低，面色无华，心悸短气，倦怠乏力。

方解：该方以六君子汤加减为底方，以行益气行气，复其运化收纳之功，从而推动气血运行，促其血生。方中重用黄芪，取其"血虚者，补其气而血自生"（清代吴瑭《温病条辨》），选用熟地黄、当归、何首乌、阿胶行补血之效。《景岳全书》有言："当归，其味甘而重，故专能补血，其气轻而辛，故又能行血，补中有动，行中有补，诚血中之气药，宜血中之圣药也。"现在研究证明，当归具有促进造血，抗肿瘤的功效，当归中的当归多糖可以促进血红细胞的生成，对血细胞数目的恢复有明显的促进作用。熟地黄善补阴血，性微温平和而不伤阳，方中选用熟地黄、枸杞子、山茱萸、何首乌、黄精、女贞子、知母等药物同时配伍，以达到滋阴养血，补精益髓之效；三七粉、鸡血藤补血活血，改善骨髓血运，促进造血；大枣健脾益气生血；石韦利水祛湿排化疗药物之热毒。诸药合用，共奏补脾益气生血，活血化瘀排毒之功，改善化疗患者骨髓造血功能，加快骨髓造血细胞的增殖。

方5：补虚升血汤

出处：符成杰，补虚升血汤，江苏中医药。

组成：黄芪20克，党参15克，白术10克，茯苓20克，当归10克，丹参10克，三七粉3克（冲服），怀山药15克，熟地黄10克，骨碎补15克，鸡血藤30克，石韦30克，何首乌15克，红枣10克。

用法：每日1剂，水煎服，2次分服。

功效：补益气血，健脾和胃，活血养血。

主治：化疗后血红蛋白降低，面色无华，心悸短气，倦怠乏力；舌淡红、苔白稍腻，脉象沉缓无力。

方解：黄芪、党参、白术、茯苓、山药益气健脾扶正；当归、丹参、三七粉养血活血，改善骨髓的微循环；熟地黄、骨碎补滋补肝肾；鸡血藤、何首乌、石韦、红枣养血凉血。

现代药理研究，鸡血藤、何首乌具有增加机体的细胞免疫及体液免疫功能，提高巨噬细胞的吞噬作用，对机体的神经体液调节系统具有良好的调节作用。本方补益气血，健脾养血，长期服用可达到提高血细胞，恢复体能的作用。

方6：鸡血藤生血方

出处：陈安民血液病临证验方。

组成：鸡血藤60克，党参30克，熟地黄30克，鹿角霜15克，炒山楂30克，生姜10克，红枣30克。

用法：每日1剂，水煎服，分2次温服。

功效：健脾补肾，活血生血。

主治：化疗后血红蛋白降低；舌淡红、苔白，脉沉缓。

方解：鸡血藤活血补血为方中主药。党参益气健脾生血；熟地黄滋补肾阴化生精血；鹿角霜温壮肾阳，助力生精，化血生机；炒山楂开胃纳食助运化，同时避免鸡血藤、熟地黄之滋腻；生姜、大枣和胃助脾健运，大枣还具补血作用。本方药简量重，但气血阴阳先天后皆获补益之效，故而具有健脾补肾活血生血之功。

方7：皂矾当归生血丸

出处：河南省驻马店市中医院。

组成：皂矾、西洋参、党参、黄芪、黄精、阿胶、当归、白芍、熟地黄、枸杞子、白术、茯苓、鸡血藤、山茱萸、龙眼肉、菟丝子、首乌、陈皮、枳壳、炙甘草、大枣。

用法：诸药和合制水丸，每次9克，每日3服（饭后服），连续应用8周。

功能：疏肝解郁，活血化瘀。

主治：化疗后血红蛋白降低，面色无华，心悸短气，倦怠乏力。尤宜小细胞低色素贫血者。

方解：皂参生血丸中皂矾主要成分是硫酸亚铁，铁是机体造血的主要原料，而皂矾本身尚具有消积补血之功；西洋参、党参、黄芪、黄精补气生血；鸡血藤、当归活血化瘀，和血补血，去瘀生新；阿胶、熟地黄、枸杞子、山茱萸、龙眼肉、菟丝子、首乌补肾，填精生髓，益精血；白术、茯苓、炙甘草、大枣益气健脾，养血生血；陈皮、枳壳、白芍疏肝理气和胃，补血敛阴。诸药合用，共奏益气健脾、补肾生血、疏肝活血之功，使补而不腻，补而不滞，标本兼治。

现代药理研究，补益活血类药物具有增强细胞免疫功能；对化疗所致肾上腺皮质和骨髓抑制具有兴奋作用，从而促进红细胞生成素的分泌；保护胃肠黏膜，改善食欲，促进营养物质及造血原料的吸收。

恶心呕吐

恶心是一种特殊的主观感觉，表现为胃部不适和胀满感，常为呕吐的前奏，多伴有流涎与反复的吞咽动作；呕吐是一种胃的反射性强力收缩，通过胃、食管、口腔、膈肌和腹肌等部位的协同作用，能迫使胃内容物由胃经食管、口腔急速排出体外。恶心、呕吐可由多种迥然不同的疾病和病理生理机制引起。两者可不相互伴随。

呕吐是由于胃失和降、胃气上逆所致，其证可分为虚实两类，实者由于外邪、饮食、痰饮、气郁等所致；虚者由于气虚、阳虚、阴虚等正气不足，胃失温养、濡润所致。一般而言，初病多实，久病多虚。呕吐的病位在胃，与肝脾有密切的关系。

血液病患者消化道呕恶纳呆是化疗后最常见的反应，或由化疗药物毒性伤及胃阴，胃不得濡润而失和降所致；或因化疗药物热毒与内湿蕴结，湿热中阻中焦，脾胃升降失常所致；或因化疗药物伤肝，肝功失常，传之于脾，胃失和降所致。临床治疗以和胃降逆为其根本治法。

方1：香砂六君麦冬汤

出处：陈安民血液病临证验方。

组成：太子参15克，白术9克，陈皮9克，姜半夏9克，茯苓15克，木香

9克，砂仁9克，北沙参20克，麦冬15克，石斛15克，枳壳15克，乌梅9克，焦三仙各15克，竹茹9克，甘草9克，生姜3克，大枣10克。

用法：每日1剂，水煎服，分2次服。

功效：健脾和胃，降逆止呕。

主治：毒热致伤胃阴，消化道反应常表现为腹胀、恶心呕吐、纳呆；舌红、苔白，脉沉缓。

方解：此为化疗热毒致伤脾胃，胃阴受损，脾胃不和，升降失司而致。太子参、白术、陈皮、半夏、茯苓、木香、砂仁乃香砂六君子汤，功效健脾和胃，调畅中焦气机，降逆止呕而能纳食，本方用太子参者乃因化疗药物多产生热毒灼阴之副反应，太子参不温不燥，补益气阴，契合病机；北沙参、麦冬、石斛、乌梅滋养胃阴；枳壳、焦三仙理气健胃增进食欲；竹茹清胃热止呕；甘草和中；生姜、大枣和胃。诸药合用则能起到健脾和胃，降逆止呕之功效而治化疗胃肠道反应。

方2：畅中三仁汤

出处：陈安民血液病临证验方。

组成：杏仁9克，白蔻仁9克，生薏苡仁30克，滑石30克，白通草9克，淡竹叶9克，厚朴9克，陈皮9克，姜半夏9克，茯苓30克，藿香9克。

用法：每日1剂，水煎服，分2次服。

功效：清热化湿，宣畅气机。

主治：化疗后湿热中阻，多为消化道霉菌感染。症见发热，身热不扬，午后热重，汗出黏腻不爽，神疲乏力，心下痞满，纳呆食少，口中黏腻，渴不欲饮，或乍饮即止。舌苔白腻微黄而厚，脉象濡数。

方解：本方由三仁汤化裁而成。杏仁、白蔻仁、生薏苡仁清热化湿，畅利三焦；陈皮、半夏、茯苓、藿香、厚朴健脾化湿和胃，畅达中焦气机；滑石、白通草、淡竹叶清利湿热由小便排出，诸药合用清热化湿，宣畅气机而治化疗后湿热中阻之证。

临床应用：舌苔垢腻、热重者，可加草果仁、青蒿、佩兰、石菖蒲以化浊辟秽，清热化湿。

方3：茵栀逍遥散

出处：陈安民血液病临证验方。

组成：茵陈30克，炒栀子15克，茯苓30克，柴胡15克，炒白芍15克，郁金15克，元胡15克，川楝子15克，枳壳15克，丹参30克，砂仁9克，陈皮9克，竹茹15克，车前子15克，半枝莲30克，淡竹叶9克。

用法：每日1剂，水煎服，分2次服。

功效：疏肝和胃，清利湿热。

主治：化疗后肝功能损伤"肝胃不和"之证。肝脏损害表现为肋痛，恶心呕吐，纳呆食少，黄疸，舌淡红，苔黄腻或黄白而腻，脉沉弦或数。查验肝功ALT、AST升高。

方解：茵陈、炒栀子、茯苓、车前子、淡竹叶清热利湿利胆，柴胡、白芍、郁金、元胡、川楝子、枳壳、丹参疏肝理气活血止痛，砂仁、陈皮、竹茹健脾和胃止呕，半枝莲清热解毒疏肝降酶。诸药合用疏肝和胃，清利湿热而治化疗后肝功能损伤。

此外，西洋参、当归、黄芪有保肝、提升白细胞的作用，可用于治疗化疗引起的肝脏损害、白细胞减少，以及预防和治疗感染并发症的发生，可随证选用。

方4：半夏泻心汤

出处：陈艳，半夏泻心汤辅助治疗化疗所致消化道反应。

组成：制半夏15克，党参15克，干姜8克，黄芩10克，黄连6克，大枣8枚，炙甘草8克。

用法：每日1剂，水煎服，分早晚2次温服。

功效：寒热平调，消痞散结。

主治：化疗后心下痞，但满不痛，或呕吐，肠鸣下利；舌苔腻而微黄。

方解：本方是由小柴胡汤去柴胡、生姜，加黄连、干姜而成。方中法半夏、干姜辛温除寒，和胃止呕；黄连、黄芩苦寒泄降除热，清肠燥湿；党参、大枣、炙甘草补中益气，养胃。

临床应用：恶心呕吐甚者加砂仁8克、陈皮10克、代赭石30克；厌食明显者加白术15克、茯苓15克、炒麦谷芽各15克；腹痛者加延胡索10克、白芍15克。

方5：加减柴胡疏肝散

出处：李影华，柴胡疏肝散加减治疗肝胃不和型反流性食管炎。

组成：柴胡15克，白芍15克，枳壳10克，川芎10克，香附10克，陈皮10克，炙甘草10克。

用法：每日1剂，水煎服，水煎取汁600毫升，每次300毫升，分早晚2次温服。

功效：疏肝和胃，降逆制酸。

主治：反酸、胃灼热，胁胀满或胀痛。舌淡、苔薄白或黄，脉弦。

方解：柴胡疏肝散方中柴胡疏肝理气解郁，调理气机为主药；香附、白芍助柴胡疏肝柔肝解郁，其中白芍养血柔肝，与柴胡两药合用疏柔相济，体用兼顾；陈皮、枳壳行气导滞，降浊和中，与柴胡相伍，一升一降，共同调节中焦脾胃之功能；川芎理气活血止痛；甘草配合白芍柔肝缓急止痛，和中调和诸药；全方共奏疏肝理气、和胃止痛之效。

临床应用：泛酸明显的加煅瓦楞子 15 克、海螵蛸 30 克、浙贝母 12 克；胃灼热明显的加蒲公英 20 克；胃脘痛，痛如针刺，舌紫有瘀斑者加延胡索 15 克、丹参 20 克。

方 6：加味吴茱萸汤

出处：曾麟，吴茱萸汤对化疗呕吐抑制的临床观察及其机制研究，中国当代医药。

组成：生姜 20 克，党参 15 克，半夏、大枣各 10 克，吴茱萸 6 克，砂仁3 克。

用法：每日 1 剂，水煎服，分早晚 2 次温服。

功效：温中补虚，降逆止呕。

主治：脾胃虚寒或肝经寒气上逆，而见吞酸嘈杂，或头顶痛、干呕吐涎沫；舌淡苔白滑，脉沉迟。

方解：方中吴茱萸既可祛寒降逆又能舒肝温胃；党参益气健脾，温中补虚；生姜温胃降逆，与吴茱萸有相得益彰之妙；大枣甘补，既能协助温中补虚又能甘缓调和诸药；半夏味苦降逆和胃，可抑制呕吐中枢而止呕；砂仁理气和胃止呕。诸药共同组成可散可降，既温又补之剂。

临床应用：伴头痛较甚者，加川芎以加强止痛之功；肝胃虚寒重证，加干姜、小茴香温里祛寒。

方 7：竹叶石膏汤

出处：沈建霞，竹叶石膏汤治疗肺癌胃阴亏虚型化疗呕吐。

组成：太子参 15 克，竹叶 8 克，生石膏 20 克，半夏 8 克，麦冬 15 克，甘草8 克，白花蛇舌草 10 克，半枝莲 10 克。

用法：每日 1 剂，水煎服，分早晚 2 次温服。

功效：清热生津，益气和胃。

主治：身热多汗，心胸烦热，气逆欲呕，口干喜饮，气短神疲，或虚烦不寐；舌红、少苔，脉虚数。

方解：方中竹叶、石膏清透气分余热，除烦止呕为君药；人参（以太子参代替）配麦冬，补气养阴生津，为臣药；半夏和胃降逆止呕，为佐药；甘草、粳米和脾养胃，为使药。白花蛇舌草味苦、淡，性寒，有清热解毒、消痛散结、利尿除湿之功；半枝莲性寒味酸，具有清热解毒、活血祛瘀、消肿止痛、抗癌等功能。二者既能清解肺热，又对癌症有良好的治疗作用，故方中用以为佐使。诸药合用，具有显著的止呕功效。

临床应用：火热太甚者，加黄连 3 克，知母 10 克；舌苔少、津伤较严重者，加芦根 20 克，乌梅 6 克。

方8：旋覆代赭汤

出处：李小峰，旋覆代赭汤加减防治恶性肿瘤患者化疗所致呕吐。

组成：旋覆花 9 克，炙甘草 9 克，半夏 9 克，代赭石 12 克，生姜 10 克，人参 6 克，大枣 12 枚。

用法：每日 1 剂，水煎服，分早晚 2 次温服。

功效：降逆化痰，益气和胃。

主治：胃气虚弱，痰浊内阻。心下痞硬，噫气不除，或反胃呕逆，吐涎沫；舌淡、苔白滑，脉弦而虚。

方解：方中旋覆花性温而能下气消痰，降逆止噫，是为君药；代赭石质重而沉降，善镇冲逆，但味苦气寒，故用量稍小为臣药；生姜于本方用量独重，一为和胃降逆以增止呕之效，二为宣散水气以助祛痰之功，三可制约代赭石的寒凉之性，使其镇降气逆而不伐胃；半夏辛温，祛痰散结，降逆和胃，与生姜并为臣药；人参、炙甘草、大枣益脾胃，补气虚，扶助已伤之中气，为佐使之用。

临床应用：胃气不虚者，可去人参、大枣，加重代赭石用量，以增重镇降逆之效；痰多者，可加茯苓、陈皮助化痰和胃之力。

发　热

发热是血液病最常见的症状，由于致热原的作用使体温调定点上移而引起的调节性体温升高（超过 0.5℃），称为发热。每个人的正常体温受许多因素（时间、季节、环境、月经等）的影响会略有不同，判定是否发热，最好是和自己平时同样条件下的体温相比较。如不知自己原来的体温，则腋窝体温（检测 10 分钟）超过 37.4℃可定为发热。

中医认为：发热是体温高出正常标准，或自有身热不适的感觉也为发热。发热原因，分为外感、内伤两类。外感发热，因感受六淫之邪及疫疠之气所致；内伤发热，多由饮食劳倦或七情变化，阴阳失调，气血虚衰所致。外感发热多实，见于感冒、伤寒、温病、瘟疫等病证，此类发热以体温计测之均高于正常体温。内伤多虚，有阴虚发热、阳虚发热、血虚发热、气虚发热、虚劳发热、阳浮发热、失血发热等，也有血瘀、痰郁、食积、食郁、气郁发热等，此类发热多为虚证及虚实夹杂证候，一般为低热或体温正常却自有热感。

化疗后发热是化疗热毒侵及脏腑、营血、骨髓所致，当属热毒之邪所致发热，似属外感发热，但其邪往往耗伤全身气血津液，因而在临床上会有多种虚象；同时，正气虚，免疫力下降又会招致外邪感染而致发热，其热或高出正常体温，甚至是高热，也或仅为身热不适之感，体温却在正常范围。其治宜益气养阴补血以扶正，同时又当清热解毒化湿以祛邪。

方1：银翘柴葛清热方

出处：陈安民血液病临证验方。

组成：生石膏60克（先煎），水牛角30克（先煎），羚羊角粉4克（冲服），知母15克，炒栀子15克，牡丹皮15克，生地黄30克，柴胡20克，葛根20克，黄芩20克，金银花30克，连翘30克，车前子15克，草决明18克，甘草9克。

用法：每日1剂，水煎2次，共取汁600毫升，分早、中、晚3次口服。方中药物有先煎、不宜久煎（柴胡、金银花）、不入煎而冲服，均需按操作规程办理。方中药量应根据病情轻重、热度高低可将之分为重剂、中剂、轻剂三个层次，重剂药相应较大，药味可适当多些，如生石膏可用至100~200克，水牛角可用至60克，柴胡、黄芩、银花均可用至30克，

功效：清热解毒，益气养阴。

主治：化疗后发热，多为中等热，间或高热，口渴，烦躁，便干溲赤；舌红、苔黄乏津，脉沉数或细数。

方解：生石膏、知母清气分之热，水牛角、牡丹皮、生地黄清血分之热，羚羊角粉清解肺经肝经之热，柴胡、黄芩、栀子、金银花、连翘清热解毒清无形邪热，葛根、知母清热生津，车前子清利膀胱使邪热由水道排出，草决明清泻大肠使邪热由谷道排出，甘草调和诸药。诸药合用共奏清热解毒，益气养阴而除化疗后发热。

此外，也可根据病情选用安宫牛黄丸、紫雪散、至宝丹、清开灵等配合使用。

方2：柴葛解肌汤加减方

出处：赵怀琼、胡子毅，柴葛解肌汤加减治疗外感高热。

组成：柴胡10克，葛根10克，黄芩12克，白芍10克，甘草6克，桔梗10克，白芷10克，羌活10克，石膏30克，金银花15克，连翘15克，生姜3片，大枣6枚。

用法：每日1剂，水煎服，分早晚2次温服。

功效：辛凉解肌，兼清里热。

主治：外感风寒，里已化热，症见恶寒渐轻，身热盛，无汗头痛，目疼鼻干，心烦不眠，咽干耳聋，眼眶痛；舌淡红，苔白而干或薄黄，脉浮数或微洪。

方解：本方的证候特点既有外感风寒所引起的头痛，肌肉酸痛，又有邪郁阳明经脉所致的目疼鼻干，故用羌活解太阳不尽之邪；白芷芳香通窍，止头痛、身痛；以柴胡、葛根解肌清热，且柴胡舒畅气机，使被郁之阳气得以宣泄；黄芩、

石膏清热泻火，生石膏为退热良药。张锡纯云："石膏生用以治外感实热，断无伤人之理，且放胆用之，亦断无不退热之理"，故石膏用量较大。桔梗宣通上下，使诸药通达内外；芍药、甘草、生姜、大枣调和营卫，协柴胡、葛根以解肌。

临床应用：恶寒甚者，冬日加用麻黄，夏日加用苏叶；烦渴甚者，加用芦根、知母；便秘者，加用全瓜蒌；头痛者，加大白芷用量；咳嗽者，加用款冬花、百部。

方3：清瘟败毒饮方

出处：冯霞，清瘟败毒饮治疗高热抽搐的临床观察。

组成：石膏10克，生地黄10克，水牛角6克，黄连6克，栀子10克，桔梗6克，黄芩10克，知母10克，赤芍10克，连翘10克，玄参10克，甘草6克，牡丹皮6克，淡竹叶6克。

用法：每日1剂，水煎服，分早晚2次温服。

功效：清热解毒，气血两清。

主治：血液病化疗后身壮热，气血两燔。症见高热狂躁，心烦不眠，或神昏谵语，头痛如劈，大渴引饮，咽痛干呕，发斑吐血，四肢或抽搐，或厥逆；舌绛唇焦，脉沉细而数，或沉数，或浮大而数。

方解：方中石膏、知母清阳明胃经之火；生地黄、赤芍、水牛角、牡丹皮、玄参能清血中之热，具有凉血作用；黄连、黄芩、栀子具有清泻三焦之火和解毒作用，使患者热退身凉，抽搐自停；桔梗、连翘具有载药上行，清气分热，利咽等作用；竹叶主要取其除烦作用；甘草具有调和诸药和清热的作用。根据病情需要，其用药剂量可适当加大。

临床应用：湿热并重者，加白蔻仁；湿重于热者，加茵陈、金钱草；热入营血者，加大黄、藕节、血余炭；热入心包者，肝风内动者，加安宫牛黄丸、紫雪丹；高热烦躁者，加青蒿、花粉；恶心呕吐者，加藿香、白蔻。

方4：加味银翘散

出处：郝艳新，加味银翘散治疗上呼吸道感染发热。

组成：牛蒡子8克，薄荷6克，生甘草10克，杏仁10克，淡豆豉10克，淡竹叶6克，连翘12克，荆芥穗8克，金银花15克，桔梗8克，桑叶10克。

用法：每日1剂，水煎服，分早晚2次温服。

功效：疏风解表，清透内热。

主治：血液病化疗后发热头痛，口干咳嗽，咽喉疼痛，小便短赤。

方解：方中重用金银花、连翘为君，既辛凉透表、清热解毒，又有芳香辟秽之功效。薄荷、牛蒡子味辛而性凉，疏散风热，清利头目，解毒利咽。荆芥穗，淡豆豉辛而微温，助君药发散表邪，透热外出，都为臣药。淡竹叶清热生津，桔梗、杏仁、桑叶宣肺止咳化痰，同为佐药。生甘草既可调和诸药，护胃安中，又可和桔梗清利咽喉，是属佐使之用。

本方配伍特点：一是辛凉之中配伍少量辛温之品，既有利于透邪，又不悖辛凉之旨；二是疏散风邪与发散郁热，清透宣散，清热解毒之品相配，具有外散风热、透邪解表，兼清热毒、散郁热之功。全方既能寒温并用，解肌透邪，清热解毒，又能宣降肺气，行气解郁使全身气血流畅，则火郁之邪，得以宣泄疏发。

方5：普济消毒饮

出处：王晶，普济消毒饮治疗急性病毒性上呼吸道感染临床研究。

组成：牛蒡子10克，黄芩15克，黄连15克，甘草8克，桔梗8克，板蓝根15克，马勃10克，连翘15克，玄参10克，升麻8克，柴胡10克，陈皮10克，僵蚕8克，薄荷8克（后下）。

用法：每日1剂，水煎服，分早晚2次温服。

功效：清热解毒、疏风散邪。

主治：血液病化疗后发热，咽喉不利，舌燥口渴，甚则头面红肿焮痛，目不能开。舌红、苔白而黄，脉浮数有力者。

方解：黄芩、黄连苦寒，清泻心肺之热为君；玄参、甘草泻火补气为臣；牛蒡子、连翘、薄荷、僵蚕、马勃、板蓝根散肿消毒为佐；升麻、柴胡升举少阳、阳明正气；桔梗上浮舟楫为载，不令热毒下行。方药罗盖少阳、阳明、少阴、太阴四经。凡上焦火毒热盛为病者，如颜面丹毒、流行性腮腺炎、流行性出血热、急性扁桃体炎、上呼吸道感染、急性化脓性中耳炎、急性淋巴结炎、带状疱疹等证属风热毒邪为患者，均可应用本方治之。

临床应用：大便秘结者，可加酒大黄以泻热通便；腮腺炎并发睾丸炎者，可加川楝子、龙胆草以泻肝经湿热。

方6：柴胡白虎汤

出处：史锁芳，根据运气理论运用柴胡白虎汤治疗季节性流感高热。

组成：柴胡30克，黄芩10克，法半夏10克，党参15克，炙甘草5克，大枣10克，生石膏50克（先煎），知母10克，生大黄10克（后下），厚朴10克，炒枳壳10克，六曲10克。

用法：每日1剂，水煎分2次服，每次150毫升。

功效：和解清热。

主治：血液病化疗后发热，以午后为甚，不恶寒，咳嗽，口干欲饮，口苦，恶心，大便干，腹胀。舌苔薄黄，舌质偏红，脉细滑。

方解：柴胡苦平，透解邪热，疏达经气；黄芩清泄邪热；法半夏和胃降逆；党参、炙甘草扶助正气，抵抗病邪；生姜、大枣和胃气生津。合用白虎汤辛寒清热。其中石膏辛甘大寒，善清解透热；知母苦寒质润，清热滋阴；大黄泻热通便，厚朴行气散满；枳实破气消痞，使邪气得解，少阳得和，上焦得通，津液得下，腑通满消，胃气得和。

临床应用：兼见腹泻者，当合葛根芩连汤化裁；如同时兼有大便秘结阳明腑证者，则合用承气汤。

方7：蒿芩清胆汤

出处：王艳威，蒿芩清胆汤治疗肺炎发热湿热内郁证的临床观察。

组成：青蒿 10 克（后下），黄芩 10 克，枳壳 10 克，竹茹 10 克，陈皮 6 克，法半夏 10 克，茯苓 10 克，滑石 20 克（包煎），青黛 10 克（包煎），桑白皮 15 克，苦杏仁 6 克，甘草 6 克。

用法：每日 1 剂，水煎服，分早晚 2 次温服。

功效：清透和解导邪。

主治：血液病化疗后见少阳湿热，痰浊内阻，三焦气化失司，少阳枢机不利。症见发热，口苦膈闷，吐酸苦水，或干呕呃逆，胸胁胀疼。舌红、苔白腻，脉数或弦滑而数。

方解：方中以青蒿、黄芩共为君药，既可清三焦湿热，又可透邪外出，给邪以出路；臣用竹茹、半夏清热燥湿化痰兼以止呕，陈皮、枳壳理气化痰以消痞、宽胸畅膈以利肺，使热清、湿化、痰除、气机通利；用碧玉散、茯苓清热利湿，导湿热下泄，给邪以出路，共为佐使，再加桑白皮、苦杏仁以泄肺止咳。诸药相合使湿去热清、气机通利、少阳枢机得运，脾胃气机得和，肺之宣肃相宜，正气恢复，则热退病自除。

临床应用：高热者，加钩藤、羚羊角粉或连翘、薄荷、石膏；湿重者，加薏苡仁、白蔻仁、藿香；咳嗽甚者，加厚朴、前胡、贝母；咯吐脓血者，加鱼腥草；胸痛者，加瓜蒌、桃仁、丝瓜络；口干甚者，加芦根、葛根；咽喉肿痛显著者，加岗梅根、桔梗；头痛者，加苍耳子、钩藤、羌活；上腹饱胀者，加香附、苏梗、厚朴；恶心呕吐者，加苏叶、旋覆花、代赭石。

方8：柴胡达原饮

出处：陈晓娟，柴胡达原饮治疗功能性低热。

组成：柴胡 10 克，厚朴 10 克，青皮 10 克，槟榔 10 克，枳壳 10 克，草果 10 克，荷梗 10 克，桔梗 10 克，黄芩 10 克，甘草 6 克。

用法：每日 1 剂，水煎服，分早晚 2 次温服。

功效：透表清里，和解三焦。

主治：化疗后低热，体温 37~38℃，可兼见多汗，情绪烦躁，头晕乏力，胸闷气短，失眠，脘腹痞满，胸胁不舒，身重倦怠，纳差，恶心，口苦口腻或口干不欲饮等。舌质多为淡红或红，舌苔白腻或黄腻，脉多弦滑数。

方解：方中柴胡、黄芩为君，柴胡透邪外出，黄芩清泄郁热，二者合用即透且清而能除热。枳壳、桔梗一升一降，既可疏导上焦胸膈之气，又利于祛痰湿；厚朴、草果、荷梗除痰湿，又可宣畅中焦之气；槟榔下气破结，消痰化湿，疏利下焦之气；甘草护胃气。诸药合用，透表清里，和解三焦，使湿化热清，膜原伏邪得除，三焦气机调畅，故热退病愈。

临床应用：失眠多梦者，加制远志、枣仁各15克，夜交藤30克；情志不舒者，加郁金10克，合欢皮20克；苔腻者，加藿香、佩兰各10克；便秘者，加火麻仁15克，大黄8克。

方9：青蒿鳖甲汤加减方

出处：谭红英，青蒿鳖甲汤加减治疗阴虚发热。

组成：青蒿12克，鳖甲30克，生地黄15克，知母10克，牡丹皮10克。

用法：每日1剂，水煎服，分早晚2次温服。

功效：清虚热，凉血滋阴。

主治：血液病化疗后发热午后或夜间为甚，手足心热，或骨蒸潮热，心烦，少寐，多梦，颧红，盗汗，口干咽燥，大便干结，尿少色黄。舌质干红或有裂纹，无苔或少苔，脉细数。

方解：方中鳖甲直入阴分，咸寒滋阴，以退虚热；青蒿芳香清热透毒，引邪外出。二合用，透热而不伤阴，养阴而不恋邪，共为君药。生地黄甘凉滋阴，知母苦寒滋润，助鳖甲以退虚热。牡丹皮凉血透热，助青蒿以透泄阴分之伏热。现代研究证实，本方具有解热、镇静、抗菌、消炎、滋养强壮的作用，并可抑制导化作用。

临床应用：口苦、口干，剑下烧灼者，加生石膏、黄连，以清热泻火，生津止渴；心悸难眠、易怒者，加连翘、栀子，以凉血清心安神；口腔溃疡、便秘者，加玄参、竹叶，以滋阴清热，导热下行；午夜发热、盗汗者，加地骨皮、麦冬，以清退虚热、滋阴液。

方10：补中益气汤加减方

出处：司明明、周军，补中益气汤加减治疗脾切除术后发热的临床观察。

组成：黄芪30克，党参20克，白术15克，当归20克，陈皮15克，升麻12克，柴胡12克，甘草6克。

用法：每日1剂，水煎服，分早晚2次温服。

功效：温中散寒，补气健运。

主治：化疗后阳虚发热。

方解：方中黄芪为君药，利用其长于走肌表的特性，补气升阳固表，与党参、白术、甘草等同用，共同达到益气健脾，治疗发热之源的作用；当归身使浮阳回归，依附在阴血当中；陈皮补而不滞，能理气醒脾，助脾胃之运化；浊阴向下，清阳向上，气虚则阳陷，气旺则阳升，升麻、柴胡可升举下陷之清阳，以助全方阳气之升发。

临床应用：自汗者，加龙牡蛎、麻黄根、浮小麦；时冷时热、汗出恶风者，加桂枝、芍药；胸闷脘痞、苔腻者，加苍术、厚朴、藿香。

口腔溃疡

口腔溃疡，历代医著中又称为"口疳""口舌生疮""口糜""口疮"，指以周期性反复发作为特点的口腔黏膜局限性溃疡性损害，多为圆形或椭圆形，有明显的灼痛，一般于7~10天自行愈合。血液病患者化疗后免疫功能低下，口腔溃疡非常常见。据报道，接受标准化疗剂量的患者口腔溃疡发生率约为40%，接受大剂量化疗的患者口腔溃疡发生率为100%。

白血病化疗后口腔溃疡的发生乃化疗药物"药毒"所致。化疗药物性烈刚燥，易生"毒火"，侵袭机体，耗气伤津，气阴两虚，虚火上炎，灼伤血络；或"毒火"循经上攻，直犯口腔，灼伤血络；或虚火夹"毒火"共同为患。因此，运用中医药治疗白血病化疗后出现的口腔溃疡应抓住虚火和"毒火"两大关键病理因素，以滋阴清热、解毒泻火为要。

方1：黄连五倍口糜方

出处：陈安民血液病临证验方。

组成：黄连9克，栀子15克，大黄9克，吴茱萸3克，地骨皮15克，白及9克，五倍子9克，甘草9克，淡竹叶9克，生地黄15克。

用法：每日1剂，水煎服，分2次服。

功效：清热泻火，燥湿解毒。

主治：化疗后口腔黏膜溃疡，疼痛，影响进食；舌尖红赤，苔黄白腻，脉沉稍数，或细数。

方解：黄连、栀子、大黄、淡竹叶泻火解毒，伍以生地黄则清血分邪热，血分火热得清则无肉腐糜烂之虞；吴茱萸、黄连、栀子、大黄之苦寒，且有制酸消除溃疡的作用；用地骨皮取其清热凉血作用，因口腔黏膜糜烂多与肺胃之热密切相关，黄连清心胃之热泻其实火，地骨皮清其肺热虚火；白及收敛止血消肿生肌，且其质黏可使药物黏合于溃疡创面充分发挥药效；五倍子性寒酸涩除湿敛疮，故可用以弥合溃疡创面；甘草调和诸药，甘草本身也具有修复糜烂创面的作用。故而诸药合用具有清热泻火，燥湿解毒治疗口糜之功效。

临床应用：若伴壮热不已，高热不退者，可加生石膏、知母以增强清热降温之力。

方 2：复方银菊合剂

出处：段赟、李雪松等，中医对白血病化疗后口腔溃疡的认识及治疗。

组成：金银花、野菊花、天花粉、甘草适量。

用法：上四味水煎至 400 毫升，于进食后清理口腔，取药汁含漱。

功效：清热解毒，滋阴降火，祛腐生肌。

主治：心脾热盛及虚火上炎之口疮均可使用。症见唇、舌、口腔黏膜局部红肿、疼痛、糜烂；舌红、少苔，脉细数。

方解：本方为含漱方，含漱的优点在于药物有效成分可直接接触口糜创面，反复含漱而不影响脾胃功能。方中金银花甘寒，归肺、心、胃经，清热解毒，为君药；野菊花苦、辛、微寒，清热解毒、消肿以增强主药之功效，为臣药；天花粉味苦微甘性寒，清热生津，消肿排脓，生肌疗疮，为佐药；甘草味甘，性平，归心、肺、脾、胃经，补气健脾，清热解毒，调和诸药，为使药。上述诸药相合，苦寒泻火以解毒，甘寒化阴以补虚，标本兼顾，共奏清热解毒、滋阴降火、祛腐生肌之效。

方 3：脾虚口糜方

出处：陈敏、王庆其等，王庆其辨治复发性口腔溃疡经验探析。

组成：黄芪 50 克，太子参 30 克，党参 30 克，炒白术 15 克，茯苓 15 克，茯神 15 克，夜交藤 30 克，柴胡 12 克，升麻 30 克，细辛 9 克，生地黄 15 克，熟地黄 15 克，远志 9 克，枳壳 12 克，佛手 9 克，大枣 9 克

用法：每日 1 剂，水煎服，分 2 次温服。

功效：益气健脾，甘温散火。

主治：脾胃气虚、中阳不足引起的口腔溃疡。表现为舌下及口腔内黏膜多处溃疡伴有疼痛，疮面色白。面色少华，倦怠乏力，纳谷不馨，大便欠畅，夜寐欠安；舌质淡、边有齿痕、苔薄白，脉濡。

方解：本方由东垣的补中益气汤加减化裁而来，补中益气汤是补气升阳，甘温除热的代表方。方中黄芪为君药，起到益气和营，流畅气血，使阳气通达血管末梢，血中之郁热散出之功效；党参味甘性平，可补脾肺之气，二者相须为用；升麻清热解毒，升举阳气，重用之，增强其解毒、散火之功；细辛通利九窍，宣泄郁滞，与升麻合用，一寒一热，相激相成；柴胡善引脾胃清阳之气上升；山茱萸补益肝肾。诸药配伍，益气健脾，甘温散火而口腔溃疡基本控制。

方 4：吴茱萸外敷方

出处：李时珍《本草纲目》。

组成：吴茱萸粉，食醋。

用法：吴茱萸捣碎，过筛，取细末加适量好醋调成糊状，涂在纱布上，敷于双脚涌泉穴，24小时后取下。疗程3~5天，治愈后停药。

功效：疏肝下气，引火归元。

主治：虚火上炎之口腔溃疡。症见口腔黏膜溃疡、舌面溃疡、烧灼样疼痛、进食困难、流涎，伴头晕目眩，腰膝酸软，口干咽燥；舌红、少苔，脉细或细数。

方解：明代著名医家李时珍《本草纲目》："咽喉口舌生疮者，以茱萸末醋调，贴两足心，移夜便愈。其性虽热，而能引热下行。"此即《灵枢》"病在上者下取之，病在头者取之足"之治法。吴茱萸性辛、苦温，辛开苦降且有引火下行的作用，而涌泉穴为肾经井穴。肾为先天之本，水火之脏，以吴茱萸外敷肾经之井穴，可以起到引火归元、引火下泻之效。醋调吴茱萸，以其酸收之性制约吴茱萸的辛散而增强疗效。应用该法治疗化疗后引的口腔溃疡效果较好，且取材方便，无不良反应，患者乐于接受。

方5：甘草泻心汤加减方

出处：吴晓红等，周平安应用甘草泻心汤加减治疗口腔溃疡经验。

组成：生甘草10克，半夏9克，黄连6克，黄芩10克，干姜6克。

用法：每日1剂，水煎服，分2次服。

功效：调节脾胃升降功能，调和阴阳。

主治：脾胃不和或阴阳失调、上实下虚之口腔溃疡。症见口腔溃疡反复发作，疮面大，疼痛剧烈，影响进食和睡眠，伴咽痛，大便干燥；舌红、苔薄黄、脉沉细。

方解：本方遵张仲景甘草泻心汤化裁而成。《金匮要略·百合狐惑阴阳毒病脉证治第三》："蚀于上部则声喝，甘草泻心汤主之。"本方将原方的主药炙甘草改为生甘草，以其"生用大泻火热"，且清热解毒，与黄芩、黄连合用，苦寒以清泄上中焦心脾之实火，药强力专，兼能顾护中焦脾胃，防寒凉太过。干姜、半夏辛温以通中焦之郁结，宣畅气机，使得上下得通，标火得清。另外，因口疮发作期以标实为主，又恐滋腻脾胃，故去原方中人参、大枣而不用。

结合现代中药药理学研究结果，以甘草调节机体免疫功能，并减少疮面渗出，缓解疼痛；以黄芩、黄连缓解疼痛，促进溃疡愈合；以干姜镇静、抗炎、抗凝和影响肾上腺皮质功能的作用，减少疮面渗出，缓解疼痛。细辛为黏膜麻醉药，对口腔黏膜有一定的麻醉作用，可以迅速缓解口腔溃疡引起的疼痛。

临床应用：常加银花、连翘、竹叶以透邪热外达；加紫花地丁、紫草、蒲公英以清热凉血解毒；加知母、生石膏以清胃泄热；加盐知母、盐黄柏以清上炎之虚热；加川牛膝、肉桂以引火归元；加细辛、白芷以止痛而促进疮面愈合；加牡丹皮、玄参以凉血养阴；加藿香、佩兰以芳化湿热；加枳壳、川芎以行气活血；加酒军以通便泻热；加女贞子、旱莲草以补肝肾之阴；加当归、生地黄以养血滋阴；加党参、生黄芪以补益中气。

按：凡口腔溃疡，均从"火热论治"是口腔溃疡的治疗的一个误区。临床上对于口腔溃疡的治疗多从火热立论，选方用药上多是苦寒清热之品，如黄连、石膏等，对于脾气亏虚、阳气不足的患者若单用苦寒清热之剂，不仅达不到治疗效果，还可能损伤脾胃引起腹痛腹泻，甚至加重口疮。正如《景岳全书》云："口舌生疮，故多由上焦之热，治宜清火，然有酒色劳倦过度，脉虚而中气不足者，又非寒凉可治，故虽久用清凉，终不见效，此当察其所由，或补其心脾，或滋其肾水……"对于此类口腔溃疡应以补为主，健脾益气，升阳散火。

咽喉肿痛

化疗后咽喉肿痛也多为扁桃体炎、急性咽炎、咽峡炎、慢性咽炎急性发作，此因化疗后正气亏虚，感受外邪所致。可伴有发热恶寒，扁桃体肿大或见脓点，吞咽疼痛，颌下及颈部淋巴结肿大疼痛，口干口苦；舌红、苔黄腻，脉象沉数。此乃肺胃火热毒邪壅滞咽喉所致，治宜清热解毒利咽。

赤芍灵仙甘桔汤

出处：陈安民血液病临证验方。

组成：柴胡15克，黄芩15克，炒栀子15克，连翘20克，僵蚕15克，马勃15克，板蓝根30克，山豆根9克，威灵仙15克，赤芍9克，升麻9克，桔梗9克，薄荷9克，甘草9克。

用法：每日1剂，水煎服，分2次服。

功效：清热解毒，疏风散邪，清利咽喉。

主治：化疗后咽喉肿痛，或为咽炎，或为扁桃体炎，发热，咽痛；舌红，苔黄腻或黄白厚腻，脉沉数。

方解：方中柴胡、黄芩、炒栀子、连翘、薄荷清热解毒；僵蚕、马勃、板蓝根、山豆根、威灵仙、赤芍、升麻、桔梗、甘草清利咽喉消肿止痛。此处用赤芍在于活血散瘀消肿，伍以威灵仙在于通利咽喉络脉，除哽噎消肿，现代药理研究表明其可治扁桃体炎。

临床应用：热重，咽喉肿痛甚者，可用重剂，头煎二煎混合，药量1 000毫升左右，1天内分4次服完，以求快速遏制病势。

皮肤化脓性感染

化疗药品热毒泛发肌肤，或因化疗后正气虚弱招致毒邪侵犯肌肤，气滞血瘀而为疖肿、病毒性疱疹等。证见发热，肌肤疖肿、疱疹，颈、胸、背疼，颈、胸、背、腰部发，伴局部疼痛，甚则疼痛难忍；舌红、苔黄白而腻，脉象沉数或弦数。此乃热毒泛发肌肤，或由肝胆湿热泛发肌肤所致。

方1：芩连蒲地解毒汤

出处：陈安民血液病临证验方。

组成：黄连9克，黄芩15克，黄柏15克，炒栀子15克，二花30克，连翘30克，蒲公英30克，紫花地丁30克，柴胡15克，车前子15克，生地黄18克，丹参30克，甘草9克。

用法：每日1剂，水煎服，分2次服。

功效：清热解毒，利湿消肿。

主治：化疗后热毒郁积肌肤，发为疖肿脓疱，或发热或不发热；舌淡红，苔白或黄，脉沉稍数。

方解：黄连、黄芩、黄柏、栀子清热解毒泻三焦火热毒邪；二花、连翘、蒲公英、紫花地丁清热解毒；生地黄、丹参凉血活血，消肿散结；柴胡清热；车前子利湿使热毒由小便排出；甘草解毒和中，调和诸药。诸药合用，共奏清热解毒，利湿消肿功效而消肌肤疖肿脓疱。

方2：十味消毒饮

出处：陈安民血液病临证验方。

组成：金银花15克，野菊花15克，蒲公英15克，紫花地丁15克，紫背天葵15克，赤芍15克，牡丹皮15克，生地黄15克，重楼9克，甘草9克。

用法：每日1剂，水煎服，分2次服。

功效：清热解毒，消散疔疖。

主治：血液病化疗后肌肤痈疮疖肿。

方解：方中金银花清热解毒，消散痈肿；紫花地丁、紫背天葵为治疗疖肿毒要药；蒲公英、野菊花清解热毒，消散痈肿；赤芍、牡丹皮、生地黄清热凉血，活血消肿；重楼清热解毒消肿止痛；甘草和中和药。各药合用，治疗热毒疖肿颇效。

临床应用：若见白血病细胞浸润而致肌肤包块甚则溃烂，加全虫、蜈蚣、炮山甲、浙贝母、牡蛎消肿散结。

肛周脓肿

　　肛周脓肿，中医称为"肛痈""脏毒""悬痈""坐马痈"等，是肛管直肠周围间隙发生急、慢性感染而形成的脓肿。主要表现为肛门周围疼痛、肿胀、有结块，伴有不同程度的发热等全身症状。

　　化疗期间肛周感染的发生率可高达40%～50%，即便是在隔离的层流病房中，这一比例也达到了20%。肛周感染在恶性血液病化疗过程中的发生率远远高于其他肿瘤。一方面是因为血液病患者化疗后，粒细胞持续严重缺乏，机体抵抗力明显下降，及大量使用糖皮质激素；另一方面是因为肛门自身特殊的解剖特点，病原体容易在肛门括约肌皱褶内隐藏，长期大、小便的污染，环境潮湿，患者本身若患有痔疮、肛裂等更易引发肛周感染。

　　中医学认为，肛周疾患多是热毒、湿热阻滞经络，气血凝滞而成。肛周感染轻则增加病痛，重则导致败血症，并导致下一周期化疗用药危及生命，延误病情。因此，重视预防肛周感染的发生，促进肛周感染的速愈，是保障血液病患者成功治疗的重要措施之一。

方1：大黄公英消毒饮

　　出处：陈安民血液病临证验方。

　　组成：牡丹皮15克，赤芍15克，生地黄30克，桃仁15克，冬瓜仁30克，金银花30克，野菊花30克，蒲公英30克，紫花地丁30克，紫背天葵15克，枳实15克，厚朴15克，大黄15克（后下），生薏苡仁30克，甘草9克。

　　用法：每日1剂，水煎服，分2次服。另外，上方煎取第三汁，熏蒸肛周会阴，待药液不烫时作局部湿热敷。

　　功效：清热利湿，泻火通便。

　　主治：血液病化疗后肛周脓肿。

　　方解：本方实由大黄牡丹皮汤、五味消毒饮及小承气汤三方化裁而成。牡丹皮、赤芍、生地黄、桃仁清热凉血，润肠通便；金银花、野菊花、蒲公英、紫花地丁、紫背天葵是为五味消毒饮，清热解毒，散郁消肿止痛；冬瓜仁、生薏苡仁利水除湿，消痈排脓；大黄、枳实、厚朴是为小承气汤通导大肠。甘草清热和中调和诸药。共奏清热利湿，泻火通便，消肿止痛而除肛周脓肿。

方2：消痈止痛饮

　　出处：梁冬旭、黄家桓，中草药内外并治早期肛痈临床研究。

　　组成：蒲公英、赤芍各30克，生黄芪15克，生地黄12克，金银花、连翘、黄芩、乳香、没药、皂角刺、穿山甲（以鳖甲代替）、草薢各10克，生甘草9克。

用法：内服+熏洗坐浴。上方先浸泡 1 小时，头煎煮开 20 分钟，取汁 200 毫升，二煎取汁 100 毫升，混匀后早晚各服 1 次。药渣加水 2 000 毫升，煮开后 5 分钟取汁，先熏后洗 30 分钟，也可坐浴，每日 2 次。

功效：清热解毒，消肿散结止痛。

主治：血液病化疗后肛痈初期属火毒蕴结证，主要表现为肛门周围突然肿痛，呈持续性胀痛伴阵发性加剧，视诊肛门周围有红肿区域，触之表面温热，疼痛明显。伴或不伴有恶寒发热、便秘、溲赤等全身症状。舌红、苔薄黄，脉数。

方解：方中蒲公英功善清热解毒，消肿散结，治一切痈疡红肿热毒诸证；赤芍清热凉血，活血祛瘀消肿；佐以生地黄增强清热凉血养阴生津，治疗津伤便秘，减轻患者排便时的痛苦。金银花清热解毒，凉血化瘀散瘀消肿；连翘清热解毒，散结消肿，长于治疗痈肿而未成脓肿者；连翘、金银花、蒲公英相配，增强清热解毒，散结消肿之功，促进痈肿消散于无形；辅以黄芩之苦寒，清热解毒之功尤佳。黄芪、皂角刺、穿山甲三药合用，取透脓散之意，溃坚托毒排脓。萆薢利湿泻浊消肿，生甘草清热解毒，调和诸药。诸药合用共奏清热解毒、消肿散结止痛之效。

现代药理研究，连翘对大肠杆菌、金黄色葡萄球菌、大肠埃希菌等多病病原微生物具有抑制作用，能够发挥较强的抗炎解热作用，同时具有抗肿瘤和调节机体免疫的作用，尤其是对肛周脓肿常见致病菌大肠杆菌的抑制，能够有效缓解临床症状，降低炎症水平。金银花对大肠杆菌、变形杆菌、葡萄球菌等具有较好的抗菌活性，能够抑制多种致炎菌的产生，通过肾上腺皮质激素的释放而发挥抗炎作用，同时能够抗菌、抗病毒、抗肿瘤及清除氧自由基。穿山甲具有较强的抗炎作用，对于痈肿初起或脓成不溃等症具有较好效果。赤芍的有效成分具有抑制机体炎症状态、镇痛、抗氧化、抗肿瘤及改善微循环等作用。全方配伍，通过中药复方的协同增效作用，发挥清热解毒，散结消肿功效，同时能够抑制病原微生物，减轻机体炎症反应。

临床应用：红肿热痛甚者，加黄连、黄柏；大便实者，加大黄；疼痛较甚者，加延胡索；苔黄腻者，加苦参。

方 3：仙方活命饮

出处：杨小毛、庞晓健，仙方活命饮加减坐浴对 35 例肛周脓肿术后创面愈合的临床观察。

组成：金银花 9 克，白芷 3 克，防风 6 克，贝母 6 克，赤芍药 6 克，当归尾 6 克，甘草节 6 克，天花粉 6 克，皂角刺 6 克，穿山甲 6 克，乳香 6 克，没药 6 克，陈皮 9 克，苦参 30 克，黄芪 50 克。

用法：上方水煎 800 毫升，分 2 次，每次 400 毫升，使用时将药液倒入盆中再兑入适量热水。每天坐浴前如有便意，排空大便后用清水将伤口清洗后再行药物坐浴，以免污物过多影响药效，然后给予相应的药液熏洗。药液准备好后，先熏后洗，先以药液的热蒸气熏蒸患部 5~10 分钟，待水变温（温度保持 40~45℃），再将患部浸泡坐浴 10~15 分钟，并嘱患者轻轻擦洗局部创面，让药液充分浸润，坐浴后再用灭菌纱布将局部擦干，外敷小棉垫保护创面，再行换药处理。每日早晚各 1 次。

功效：清热解毒，活血消肿。

主治：血液病化疗后肛痈热毒蕴结证。症见肛门周围突然肿痛，伴有恶寒、发热、便秘、溲赤；肛周红肿，触痛明显，质硬，皮肤焮热；舌红、苔薄黄、脉数。

方解：仙方活命饮为治疗热毒痈肿的常用方，临床运用于阳证而体实的各类疮疡肿毒，起到清热解毒、消肿溃坚、活血止痛之效。方中金银花性甘寒清热，芳香透达祛邪，既能宣散风热，还善清解血毒，用于多种热毒为患。《本草纲目》载："金银花，善于化毒，故治痈疽、肿毒 ……" "金银花，可解毒去胀，泻中有补，为痈疽溃后之圣药。"（《本经逢原》） 此方取其清热解毒之效，重用为君。"当归，其味甘而重，故专能补血；其气轻而辛，故又能行血。补中有动，行中有补，诚血中之气药，亦血中之圣药也。"（《景岳全书·本草正》） 本方取其活血止痛，消肿生肌。赤芍："泻肝火，降气，行血，破瘀，散血块，止腹痛，功痈疮。"（《滇南本草》） 本方取其凉血活血，散瘀止痛之效。乳香、没药解毒消肿，生肌止痛。白芷、防风辛散，通滞散结，使热毒从外透解，此外白芷还有消肿排脓止痛之效；气机阻滞每可导致液聚成痰，故配伍贝母。天花粉清热化痰，可使毒未成即消；穿山甲及皂角刺通行经络。以上六味药物共为佐药，辅助君、臣药加强功效。大剂量黄芪有托毒生肌之效，苦参燥湿杀虫，是各种妇科、外科洗剂常用药。

中药煎剂熏洗坐浴疗法乃是治疗肛门疾病的传统方法，其有疏通气血、散瘀化滞、解毒脱腐和消肿止痛的作用。现代研究认为，熏洗坐浴疗法能使皮肤局部的血管扩张，并通过促进局部和全身血液循环及淋巴循环，达到消除末梢神经恶性刺激的作用，从而提高治疗效果。中药坐浴一可直接作用于肛周局部，使得药物有效成分透过皮肤或创面组织直接吸收而发挥作用；二可让药物借助热力，湿润肛周局部气血经络，促进血液循环，增强局部细胞代谢，提高局部组织的抗病能力，使局部功能得以改善和恢复；三可保持局部清洁，促进伤口修复愈合。

本方可同时内服与坐浴熏洗并用，加速痊愈，其效更佳。

方4：托里消毒散并回阳玉龙膏

出处：安艳丽等，《外科正宗》肛痈治疗刍议。

组成：

（1）托里消毒散：人参、川芎、白芍、黄芪、当归、白术、茯苓、金银花各 3 克，白芷、甘草、皂角针、桔梗各 1.5 克。

（2）回阳玉龙膏：炒草乌 90 克，煨干姜 90 克，炒赤芍 30 克，白芷 30 克，煨天南星 30 克，肉桂 15 克。

用法：

（1）托里消毒散：每日 1 剂，水煎服，分 2 次温服。

（2）回阳玉龙膏：上药研细末，热酒调敷，亦可掺于膏药内贴之。

功效：温经活血，托毒排脓。

主治：肛痈之阴证，其主要表现为脓毒不易溃破反易软陷，痈肿经久不愈，致使变证易生。

方解：肛痈阴证乃患者机体功能低下、正气衰退、元气不足所致，正所谓："元气本虚，急宜投托里温中健脾之药，务要催托毒气在外，庶无变证矣。"

临床应用：

（1）托里消毒散：方中生黄芪甘温，能补益气血，并能托毒，鼓舞血气运行，为排脓托疮之圣药；党参补中益气，兼和脾胃；白术甘温健脾益气；茯苓淡渗利湿而益脾；白芷辛温除湿；金银花清热解毒以治脓肿；皂角刺辛温，消肿排脓，善治脓成不溃之证；当归养血活血；川芎为血中气药，能行气活血，通行十二经。

唯本方剂量较小，临床应用可根据证情酌加用量。

（2）回阳玉龙膏外用：方中草乌、干姜、白芷、肉桂温经散寒，又用赤芍、南星活血化痰，诸药合用共奏温经活血、散寒化痰之效。内托外透共同达到"托里则气血壮而脾胃盛，使脓秽自排，毒气自解，死肉自溃，新肉自生，饮食自进，疮口自敛"的效果。

热　淋

化疗后小便淋沥、短赤热痛多系湿热下注膀胱，呈现泌尿系感染。证见发热，小便频数短赤，淋漓涩痛，小腹窘迫拘急；舌红，苔薄黄或黄白而腻，脉象沉数或濡数。此乃化疗药物之热毒耗伤气阴，影响水液正常代谢，湿热下注膀胱，膀胱气化失司而成热淋。治当清热利湿，助膀胱气化而通淋。

清热通淋方

出处：陈安民血液病临证验方。

组成：栀子 15 克，车前子 15 克，瞿麦 15 克，萹蓄 15 克，滑石 30 克，甘草梢 6 克，白茅根 30 克，淡竹叶 15 克，怀牛膝 15 克，琥珀粉 9 克，乌药 9 克。

用法：每日 1 剂，水煎服，分 2 次服。

功效：清热利尿，通淋止痛。

主治：化疗后湿热毒邪蕴郁膀胱，致膀胱尿道发炎，而见小腹窘迫拘急，排尿不畅，小便短赤，淋漓热痛，或有发热或不发热。舌红、苔黄乏津，脉沉稍数。

方解：栀子清泻三焦之火热毒邪；车前子、瞿麦、萹蓄、滑石、甘草梢、白茅根清利下焦湿热，通利小便；怀牛膝利尿而治尿道涩痛；琥珀粉通淋利尿；乌药助膀胱气化而除小腹窘迫拘急。诸药合用共奏清热利尿，通淋止痛之功效。

临床应用：热重者，可加金银花、连翘、柴胡、黄芩等以助清热之力。

泄　泻

化疗后腹泻多为化疗药毒导致人体免疫力下降，进而感受外邪所致肠道感染，抑或化疗药毒伤脾，脾失健运所致。病机乃湿热下注肠间，泌别清浊之职失司所致。症见腹泻，腹痛，便溏黏腻不爽，或发热或无发热，治宜清热利湿，理气止痛。

葛根芩连芍药汤

出处：陈安民血液病临证验方。

组成：葛根 20 克，黄芩 18 克，黄连 9 克，赤芍 15 克，白芍 15 克，当归 9 克，槟榔 9 克，广木香 6 克，大黄 9 克，官桂 9 克，车前子 15 克，甘草 9 克。

用法：每日 1 剂，水煎服，分 2 次服。

功效：清热利湿，分清别浊。

主治：发热，或伴微恶风寒，肠鸣腹泻，腹痛，便溏黏腻不爽，或见黏液脓冻，一日数行，小便短赤；舌红，苔黄腻或黄白而腻，脉象濡数。

方解：本方实乃葛根芩连汤合芍药汤化裁而成。方中葛根清热生津止泻；黄芩、黄连清热解毒，燥湿止泻；当归、赤芍行血活血；广木香行气止痛；槟榔、大黄通腑行郁，由大肠排除湿热毒邪；车前子利尿由小便排除湿热毒邪；白芍、甘草缓急止痛；官桂性大热反佐而制芩连之寒，且能发挥其活血止痛之功效。诸药合用清热利湿，分清别浊，行气止痛止泻而治化疗后湿热泄泻。

便　秘

便秘是由于大肠传导功能失常导致的以大便排出困难，排便时间或排便间隔时间延长为临床特征的一种大肠病证。

血液病患者原本气血阴阳亏虚，加之化疗伤及胃肠，便秘是其常见病症。便秘有"实秘、虚秘、热秘、冷秘"四种不同类型。放、化疗后所见便秘多为气虚津亏热结大肠所致，故而治疗当选益气养阴、增液润下或辅以清泻为治。但是，患者过度虚弱脾肾阳虚也可冷秘虚秘，当予甄别治之。

方1：新加黄龙汤

出处：崔灵芝，新加黄龙汤治疗中晚期癌症便秘。

组成：玄参、麦冬各24克，当归、生地黄、党参各30克，枳实、厚朴各10克，芒硝6（冲服），大黄8克（后下）。

用法：每日1剂，水煎服，分早晚2次温服。

功效：益气养阴，泻热通便。

主治：血液病化疗后气阴两亏，大便秘结，腹中胀满而硬，神疲少气，口干咽燥，唇裂舌焦，苔焦黄或焦黑燥裂。

方解：大黄、芒硝清热泻火、软坚通便，玄参、麦冬养阴清热，生地黄、当归养血活血，党参补中益气，加用枳实、厚朴破气消积。全方共奏益气养阴，清热通便之功。

临床应用：腹胀者，加木香15克；高热者，加黄芩10克；腹痛者，加炙甘草6克；恶心、呕吐者，加焦三仙各8克，木香12克。

方2：王氏六磨汤

出处：陈新，王氏六磨汤治疗便秘。

组成：胖大海、海藻各20~30克，全瓜蒌、莱菔子各30克，玄明粉5~30克，枳实15克。

用法：每日1剂，水煎服，分早晚2次温服。

功效：下气通便。

主治：血液病化疗后气滞腹痛，大便秘结而有热者。

方解：方中胖大海清宣肺气，清肠通便；海藻消痰软坚利水；全瓜蒌润肠通便；枳实消痞导滞；玄明粉软坚散结，泻热通便；莱菔子消食导积，祛痰开气。全方为行气导滞，润肠通便之容积性通便剂。

临床应用：习惯性便秘者合用补中益气丸。结肠张力增高者加四逆散，腹痛甚者加延胡索止痛片；结肠张力低下者加槟榔、大腹皮；便秘与腹泻交替，若其舌苔正常者合用逍遥丸；若其舌边尖红者合用丹栀逍遥丸。大便稀而难解者合用升阳除湿汤或胃苓汤，若血虚者合用当归补血汤；若肾精亏虚者加肉苁蓉、火麻仁等。

方3：当归龙荟丸

出处：张琦，当归龙荟丸治疗老年性热结便秘。

组成：当归、龙胆草、黄芩、黄连、盐黄柏、栀子各20克，酒大黄、芦荟、青黛各15克，木香10克，麝香1克。

用法：每日 1 剂，水煎服，分早晚 2 次温服。

功效：清热燥湿，泻下通腑。

主治：用于治疗慢性粒细胞型白血病、胆囊炎、便秘等。其证肝胆火旺，心烦不宁，头晕目眩，耳鸣耳聋，胁肋疼痛，脘腹胀痛，大便秘结。

方解：方中龙胆草清热燥湿，泻肝胆实火，清下焦湿热。大黄、芦荟为攻下药，二者荡涤胃肠湿热积滞而推陈通便，大黄入血分既能泻血分实热而凉血，又能通利血脉以消散瘀血；芦荟又入肝经清泻肝经之实火，可泻下通便，清肝泻火。二者合用具有强烈的泻下作用，既能使积滞燥屎下泻而除，又可使热毒火邪随大便而解。另外还有抑菌、抗病毒及清除内毒素作用，与木香合用清除肠道积滞，加速有害物质的排除，腑气得通，肠胃功能恢复。

现代药理学研究：当归龙荟丸具有抑制肠道致病菌、解痉止痛、抗肿瘤、驱虫、镇静、抗菌、致泻、促进肠蠕动、软化大便、使大便排出通畅的作用。本方广泛应用于慢性粒细胞性白血病、胆道蛔虫、狂症、胆囊炎、便秘等症的治疗。

方 4：黄芪汤

出处：关瑞剑，黄芪汤治疗老年性慢性功能性便秘。

组成：陈皮 18 克，黄芪 30 克，火麻仁 20 克，白蜜 10 克，当归 10 克。

用法：每日 1 剂，水煎服，分早晚 2 次温服。

功效：益气行滞，泻火通便。

主治：血液病化疗后气虚便秘，大便并不硬，虽有便意，但排便困难，便后乏力，面白神疲，脉弱。

方解：黄芪、陈皮补气理气健脾，麻仁、白蜜、当归润肠通便。

临床应用：风热袭肺型（多见初期），加桑叶、菊花；痈脓型，加苇茎、冬瓜子、桃仁；正虚邪恋型（多见后期），加太子参、沙参、知母；热陷厥阴型，加犀角、生地黄、钩藤、羚羊角；正虚阳脱型，配合人参、附子、龙骨、牡蛎。

方 5：大黄附子汤

出处：李虹，大黄附子汤治疗老年人便秘。

组成：熟附子 10 克，大黄 10 克，芒硝 3 克，茯苓 9 克，白术 15 克，木香 9 克，炒柏子 9 克，当归 9 克

用法：每日 1 剂，水煎服，分早晚 2 次温服。

功效：温里散寒，通便止痛。

主治：血液病化疗后阳虚便秘。腹痛便秘，胁下疼痛，发热，手足厥冷；舌苔白腻，脉弦紧

方解：本证因寒邪与积滞互结于肠道所致。治疗以温里散寒，通便止痛为主。寒为阴邪，其性收引，寒入于内，阳气失于温通，气血被阻，故见腹痛；寒

邪阻于肠道，传导失职，故大便不通；寒邪凝聚于厥阴，则胁下偏痛；积滞留阻，气机被郁，故发热；阳气不能布达四肢，则手足厥逆；舌苔白腻，脉弦紧为寒实之征。治当温散寒凝以开闭结，通下大便以除积滞，立温阳通便之法。本方意在温下，故重用辛热之附子，温里散寒，止腹胁疼痛；以苦寒泻下之大黄，泻下通便，荡涤积滞，共为君药。细辛辛温宣通，散寒止痛，助附子温里散寒，是为臣药。大黄性味虽属苦寒，但配伍附子、细辛之辛散大热之品，则寒性被制而泻下之功犹存，为去性取用之法。三味协力，而成温散寒凝、苦辛通降之剂，合成温下之功。

临床应用：偏于寒盛如大便艰涩、腹痛、呃逆、手足不温、怕冷者，加附子、干姜，以温中散寒；若偏于气虚如倦怠乏力、气短、脉弱无力者，加大黄芪用量为60克，再加白术以健脾益气；若偏于血虚如面色苍白，头晕目眩、指甲不荣者，加当归、生地黄，以滋阴养血；偏于阳虚如手足不温、倦怠乏力者，加附子、肉苁蓉，以温补肾阳。

方6：济川煎

出处：付皓，济川煎益火补土法治疗慢传输型便秘。

组成：当归15克，川牛膝10克，肉苁蓉30克，泽泻10克，升麻9克，枳壳9克。

用法：每日1剂，水煎服，分早晚2次温服。

功效：肾虚精亏，肠道失润。

主治：血液病化疗后肾气亏虚，大便秘结，小便清长，腰酸足软，背冷畏寒，

方解：方中君药为肉苁蓉温补脾肾，益精润肠；当归养血润肠，川牛膝补肾以通便，二者为臣药；佐以枳壳宽肠下气而通便，升麻轻宣升阳以助脾阳，泽泻入肾泄浊，三者使浊降腑通而大便得下。本方用药轻巧，重在脾、肾，共奏温肾健脾、润肠通便之功。其妙处在于补中有泻，降中有升，温肾益脾，服之可使脾肾得温，肾阳充旺则脾土健运，五液并行，气机开合有序，肠得濡润而大便自调。

临床应用：若肾虚重者，可加熟地黄、何首乌等补肾滋阴、润肠通便；兼气虚者，加人参补气；腰膝酸痛、筋骨软弱者，加杜仲、桑寄生、续断等强筋壮骨；小便清长频数者，加益智仁、桑螵蛸涩精止遗；虚甚者，去枳壳以免伤气。

自汗、盗汗、多汗

化疗药物作用人体大多呈现热毒伤阴之症，常致患者精神倦怠，全身乏力，或自汗，或盗汗，或自汗盗汗皆有之，是为多汗。血汗同源，汗乃心之液，出汗

过多则心悸短气，动则尤甚。此乃气虚不能固摄，阴液泄漏于外。治宜补益气阴，固表敛汗。

敛汗饮

出处：陈安民血液病临证验方。

组成：黄芪30克，白术15克，防风15克，煅牡蛎50克，麻黄根15克，生地黄15克，生白芍15克，浮小麦30克，太子参15克，麦冬15克，五味子9克，霜桑叶15克。

用法：每日1剂，水煎服，分2次服。

功效：益气养阴，固表敛汗。

主治：化疗后自汗，盗汗，多汗，倦怠乏力；舌淡红、少苔，脉沉缓或沉细稍数。

方解：当补气固表，同时适当补益阴液。常用方剂为玉屏风散、牡蛎散、生脉饮，也或当归六黄汤诸方化裁治之。

方中黄芪、白术、防风乃玉屏风散，固表敛汗；煅牡蛎、麻黄根、浮小麦、黄芪乃牡蛎散，固涩敛汗；霜桑叶清热敛汗；生地黄、生白芍、太子参、麦冬、五味子益气调养阴和营止汗。自汗、盗汗、多汗之证皆因阴液外泄常致气阴两伤。本敛汗饮益气养阴固表敛汗，恰切病机，方证合拍，故可用治化疗后气阴两伤之汗证。

临床应用：若头颈汗多者，可酌加荷叶、薄荷；若前胸汗多者可酌加黄芩、栀子；全身多汗者酌加知母、地骨皮。

咳　嗽

化疗后咳嗽多是化疗药品之热毒伤肺，肺气不得宣发肃降而反上逆发为咳嗽，临床常见痰热咳嗽与肺燥咳嗽两个证型。痰热咳嗽实为化疗药品之热毒伤及肺阴，灼津为痰，痰热蕴肺阻塞气道所致；肺燥咳嗽则是化疗药品之热毒伤及肺阴，肺脏不得滋润，肺气上逆致咳。痰热咳嗽症见咳嗽咯吐黄痰，痰液稠黏难咯，伴发热、胸闷等症；治宜清热化痰，宣肺止咳。肺燥咳嗽症见干咳少痰，或痰少胶固难咯，或伴低热或不发热；治宜养阴润肺，清燥止咳。

方1：清气化痰苇茎汤

出处：陈安民血液病临证验方。

组成：黄芩15克，陈皮9克，半夏9克，茯苓30克，杏仁15克，全瓜蒌15克，胆南星9克，枳实9克，苇茎30克，生薏苡仁30克，冬瓜仁20克，桃仁15克，鱼腥草30克，桔梗15克，甘草9克。

用法：每日 1 剂，水煎服，分 2 次服。

功效：清热解毒，清肺化痰。

主治：化疗后发热咳嗽，咯吐黄白稠厚黏痰；舌淡红、苔黄白厚腻，脉弦滑而数。

方解：本方由清气化痰丸与千金苇茎汤加减化裁而成。陈皮、半夏、茯苓、杏仁、黄芩、全瓜蒌、鱼腥草、胆南星清热化痰，苇茎、生薏苡仁、冬瓜仁、桃仁清肺除湿祛瘀化痰，枳实泻大肠而清肺热，桔梗、甘草清利咽喉止咳祛痰。诸药合用清热解毒，清肺化痰而治化疗后肺经蕴结痰热之肺部感染之症。

临床应用：肺热壅盛，高热不退，可加生石膏、知母以助退热之功；若痰黏难咯，可加鲜竹沥汁清热化痰。

方 2：沙参甘桔汤

出处：陈安民血液病临证验方。

组成：南沙参 20 克，麦冬 15 克，天冬 15 克，胡麻仁 15 克，生石膏 50 克（先煎），地骨皮 15 克，枇杷叶 15 克，桑叶 15 克，瓜蒌 15 克，桔梗 9 克，甘草 9 克，鲜竹沥 30 克（毫升）。

用法：每日 1 剂，水煎服，分 2 次服。

功效：清燥养阴，润肺止咳。

主治：化疗后肺燥咳嗽，症见干咳无痰，气逆而喘，咽喉干燥，鼻燥，胸满胁痛，身热，心烦，口渴；舌红、少苔乏津，脉细或数。

方解：方中南沙参、麦冬、天冬、胡麻仁、鲜竹沥清热润肺化胶固黏痰；桑叶轻宣肺燥，地骨皮清肺降火，生石膏清肺胃燥热，瓜蒌、枇杷叶清热化痰、宽胸理气；桔梗、甘草是为甘桔汤，祛痰止咳清利咽喉。各药合用，清燥润肺止咳。

脱　发

化疗后脱发之症较为常见，此因化疗药物热毒入于血分导致血热并肝肾阴伤、气血受损所致。治宜清热凉血，滋补肝肾之阴。

方 1：凉血养血生发方

出处：陈安民血液病临证验方。

组成：生地黄 30 克，熟地黄 30 克，当归 15 克，制首乌 15 克，丹参 30 克，旱莲草 15 克，女贞子 15 克，侧柏叶 15 克，桑叶 15 克，赤芍 9 克，牡丹皮 9 克，盐黑豆 30 克，补骨脂 9 克，甘草 9 克，生姜 3 克，大枣 10 克。

用法：每日 1 剂，水煎服，分 2 次服。

功效：滋补肝肾，养血生发。

主治：放疗、化疗后头发脱落，神疲乏力；舌红、少苔，脉细无力。

方解：发乃血之余，血液充盛发得滋养自可生发旺发。"肾者……精之处也，其华在发"，可见发之状态、其生其长、稀疏浓密、柔细粗壮均与血脉旺盛、肾精充盛与否密切相关。化疗药物多具热毒之性，伤阴抑髓，入血耗血，故致脱发。治化疗后脱发，需得滋补肝肾之阴清热凉血活血养血发则生矣。故用生地黄、熟地黄、当归、首乌滋补肾阴生血养血，丹参、赤芍活血增强发根血运，旱莲草、女贞子、盐黑豆滋补肝肾之阴化精化血促进毛发生长，牡丹皮、侧柏叶、桑叶凉血清热，甘草和药，姜、枣和胃。诸药合用共奏滋补肝肾，养血生发之效。

方2：滋肾活血生发汤

出处：陈安民血液病临证验方。

组成：黄芪30克，制首乌15克，生地黄15克，熟地黄15克，女贞子15克，当归15克，白芍15克，丹参30克，桃仁9克，红花9克，菟丝子15克，黑芝麻30克，核桃仁15克，牡丹皮9克，夏枯草20克，炒栀子15克，连翘15克，甘草9克。

用法：每日1剂，水煎服，分2次服。

功效：清解血分热毒，滋补肝肾，益气养血，促生毛发。

主治：化疗后头发脱落，头发稀疏，直至全脱，倦怠乏力，精神不振，面色不华；舌淡或淡红，苔薄或少苔、无苔，脉沉缓或沉细无力。

方解：黄芪、当归、白芍、制首乌、熟地黄、女贞子、黑芝麻益气养血，滋补肾精生发养发；菟丝子、核桃仁温煦肾阳，促发生机；丹参、桃仁、红花、生地黄、牡丹皮、夏枯草、栀子、连翘清解血分热毒，凉血活血生发；甘草调和诸药。共奏清解血分热毒，滋补肝肾、益气养血，促生毛发之效。

临床疗效：在化疗期间服用本方，可防止和减少脱发；对已脱发患者，可加速头发再生。

指端、口唇麻木

有些化疗药物可致手指、脚趾、口唇麻木，此为化疗热毒伤及络脉，指/趾端经络阻滞肌肤失养所致。治宜益气养血，活血通络。

丹参桂枝通络汤

出处：陈安民血液病临证验方。

组成：黄芪30克，当归15克，桂枝9克，赤芍9克，酒白芍15克，生地黄

15 克，熟地黄 15 克，女贞子 15 克，鸡血藤 30 克，丹参 30 克，细辛 3 克，麻黄 3 克，通草 9 克，丝瓜络 15 克，甘草 9 克。

用法：每日 1 剂，水煎服，分 2 次服。

功效：活血通络，滋阴养营。

主治：化疗后见指/趾尖、口唇口周麻木；舌淡红，苔薄白或薄黄，脉沉缓或沉细无力。

方解：本方由黄芪桂枝五物汤合当归四逆汤化裁而成。黄芪、当归、桂枝、赤芍、鸡血藤、丹参、细辛、通草、丝瓜络、麻黄益气活血通络，酒白芍、生地黄、熟地黄、女贞子滋阴养营，甘草和药。血活络通，气血营阴通达四末，肌肤得养，指/趾尖、口唇口周麻木不适自除。方中丝瓜络伍以麻黄走窜发表则具加强通络的作用。

虽为化疗指端、口唇、口周麻木，但患者体质病情轻重各不相同，表虚、气虚者，应辅以玉屏风散（黄芪、白术、防风）治之；若血虚需辅以当归补血汤（当归、黄芪）治之；若气阴不足则辅以生脉饮（人参、麦冬、五味子）补益气阴；若阳虚可配伍温阳之品，元阳不足者配伍制附子、肉桂温补肾阳；中阳不足配伍干姜温补脾阳。体质壮实者可施以重剂，禀赋薄弱者宜用轻剂。

移植物抗宿主病良方

现代医学治疗血液病的最新最好疗法是造血干细胞移植术，异基因造血干细胞移植（allo-SCT）通常是治愈某些血液、遗传或免疫疾病的重要方法，特别对于那些侵袭性血液恶性肿瘤患者已成为其治疗的选择。然而，无论是急性还是慢性移植物抗宿主病（GVHD）仍然是 allo-SCT 后提高移植效果的主要障碍，阻碍了这项技术更广泛的临床应用。目前针对移植物抗宿主病的治疗方案效果有限，糖皮质激素和环孢素的有效率仅为 50%~60%。新型免疫抑制剂的应用，去除供者移植物中 T 淋巴细胞的策略，虽能在一定程度上降低急性移植物抗宿主病的发生率或减轻发作程度，但同时也增加了移植后白血病的复发、继发肿瘤、致死性感染等多种并发症发生的可能，且移植患者的长期生存率并无明显提高，仅为30%左右。

中医学认为移植后患者出现的 GVHD 的表现，多为肺脾亏虚，卫外不固，易感受邪毒，从而出现一系列临床症状，采用中药固护正气，利于消除毒邪，起到邪去而正复的作用，从而达到减轻排异反应的目的。中医药具有整体辨证和低副作用等特点和优势，与现代医学相结合，中医药治疗 GVHD 的疗效及可能的机制，对于解决移植后并发症具有重要的临床价值。

方1：扶正固本解毒逐湿方

出处：田猛、王磊等，扶正固本防治非清髓移植后移植物抗宿主病。

组成：蒲公英15克，防风12克，僵蚕15克，黄芪20克，党参15克，生地黄15克，蝉蜕6克，茯苓15克，白术15克，甘草6克。

用法：每日1剂，水煎服，分2次服。

功效：扶正，固本，祛湿毒。

主治：急性移植物抗宿主病之湿热/毒型。

方解：黄芪、党参、白术补脾益肺，蒲公英清热解毒，茯苓、生地黄凉血化湿，防风、僵蚕、蝉蜕据文献报道有较好抗变态反应作用。已有的临床实践及研究报道发现，僵蚕可以抑制机体的细胞免疫，防风、蝉蜕可以平衡体液免疫，提高抗感染能力。

方2：知柏地黄汤加减

出处：陈伟等，滋阴清热中药预防小鼠单倍体移植后慢性移植物抗宿主病实验研究。

组成：熟地黄24克，山茱萸、山药各12克，牡丹皮、泽泻、茯苓各9克，知母、黄柏各6克。

用法：每日1剂，水煎服，分2次服。

功效：滋阴降火。

主治：慢性移植物抗宿主病之阴虚型。

方解：熟地黄、山茱萸、山药可滋肾填精，牡丹皮、泽泻、茯苓清热解毒，知母、黄柏滋阴降火。诸药合用固护正气，消除毒邪，而减轻排异反应。